Lutz Heim Li 11,80 29061T

Genetik

3. Auflage

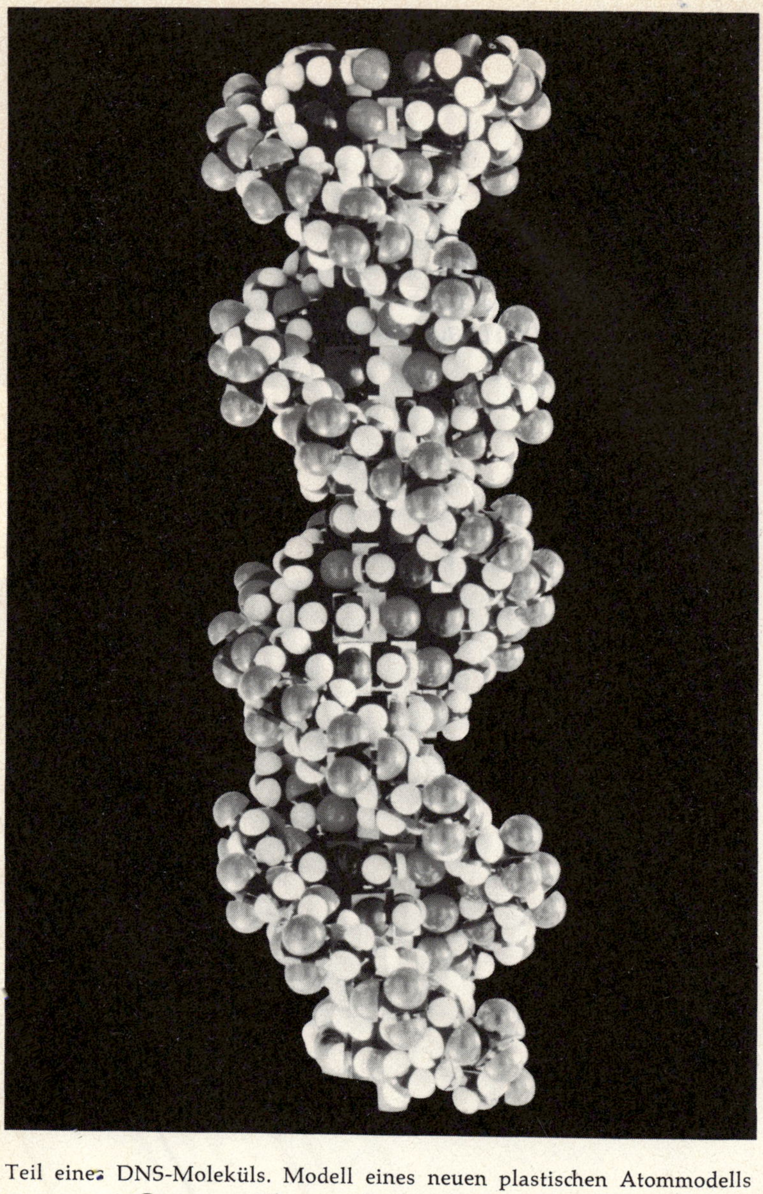

Teil eines DNS-Moleküls. Modell eines neuen plastischen Atommodells von Courtald. (Photographie von Griffin und George.)

Hans Kalmus

Genetik

Ein Grundriß

Deutsche Übersetzung von Anna Kalmus

3. unveränderte Auflage

31 Abbildungen und 5 Tafeln

Georg Thieme Verlag Stuttgart 1976

Titel der Originalausgabe: Genetics
Heinemann Educational Books, Ltd., London W1
2., verbesserte Auflage 1973

Kalmus, H., Prof., M. D., D. Sc.,
The Galton Laboratory, Dept. of Human Genetics and Biometry,
University College London, 4 Stephenson Way, London NW 1, England

Übersetzerin:
Anna Kalmus, 13, Milton Road, Harpenden (Hertfordshire) England

1. Auflage 1966
2. Auflage 1973

Printed in Germany

Satz und Druck: Druckhaus Dörr, Inhaber Adam Götz, Ludwigsburg

ISBN 3 13 357603 8

Vorwort zur 1. Auflage

Im Jahre 1948, zur Zeit der ersten Auflage dieses Buches in der Pelikanserie, befand sich die Vererbungslehre am Anfang einer Periode schnellen und aufsehenerregenden Wachstums. Dies hatte zur Folge, daß heute mehr denn je Laien, Wissenschaftler und selbst Biologen dem Fortschritt nicht mehr folgen können. Viele sind sich bewußt, Zeugen außerordentlicher Entdeckungen zu sein, aber allzuviele geben es auf, diese zu verstehen.

Und doch beruht der schlechte Ruf der Genetik, daß sie nämlich unklar und sehr schwer verständlich sei, mehr auf ihrer in Zeiten schnellen Fortschritts unübersichtlichen Entwicklung, als auf irgendwelchen prinzipiellen Schwierigkeiten. Gewisse Teile der Genetik sind so klar geblieben wie manche klassischen Zweige der Mathematik, während andere die Eleganz der Theorien von Information und Geheimschrift zeigen. Die Enträtselung der chemischen Struktur des genetischen Substrats und die Entdeckung vieler biochemischer Folgen der Genwirkungen haben eine neue, großartige Einheit des Lebens enthüllt und gleichzeitig seine immer noch überwältigende Mannigfaltigkeit vermindert.

Nun ist es wahr, daß, wer genetische Forschung betreiben will, spezieller Sachkenntnisse bedarf auf einem oder mehreren Gebieten der Biologie – sei es Mikrobiologie, Zoologie, Botanik, Anthropologie oder klinische Medizin – und daß er auch etwas von Statistik und Biochemie verstehen muß. Um jedoch die Grundprinzipien der Genetik zu begreifen, bedarf es keiner großen Ansammlung von Kenntnissen, sondern nur einer gewissen geistigen Bemühung.

Das Studium der Genetik erfordert aber den Gebrauch einer erheblichen Zahl technischer Ausdrücke. Ich habe versucht, die Zahl in diesem Buch niedrig zu halten, aber ein gewisses Minimum ist nicht zu umgehen. Das Verständnis der Terminologie führt andererseits halbwegs in das Gebiet der Genetik ein, und dem Leser ist anzuraten, das technische Wörterverzeichnis am Ende des Buches zu benützen, wenn er der Bedeutung eines Wortes nicht sicher ist.

Das Studium der Genetik bringt nicht nur eine erhebliche geistige Befriedigung, sondern ist auch infolge der so erworbenen Kenntnisse von wachsender praktischer Bedeutung. Die Anwendung genetischer Prinzipien in der Pflanzen- und Tierzucht sowie auch in der industriellen Mikrobiologie hat bereits zu wichtigen ökonomischen Fortschritten geführt. Auch in der Medizin gewinnt die Genetik immer mehr an Bedeutung, was zur Folge hat, daß Entscheidungen des Arztes in zunehmendem Maße durch seine genetischen Kenntnisse bestimmt werden. Andererseits werden im Lichte der neuen Erkenntnisse manch eingefleischte Irrtümer und auch einige gefährliche Utopien richtiggestellt.

Mein Dank gebührt einigen Kollegen für ihre konstruktive Kritik. Frau SHEILA MAYNARD SMITH, Dr. W. HAYES und Frau Dr. URSULA MITTWOCH haben Verbesserungen einiger Kapitel vorgeschlagen. Frau SMITH hat außerdem noch das ganze Manuskript kritisch durchgesehen; meine Frau, ANNA KALMUS, hat das Inhaltsverzeichnis geschrieben.

Den Herausgebern und Autoren danke ich für die Bewilligung der Wiedergabe einer Anzahl von Abbildungen; die Quellen dieser Abbildungen sind in den Beschreibungen angeführt.

University College, London HANS KALMUS

Inhaltsverzeichnis

1.
Einleitung

Die Genetik befaßt sich herkömmlicherweise mit den angeborenen Eigenschaften der Organismen zum Unterschied von den Eigenschaften, die ihnen die Umwelt aufzwingt; dieser Unterschied zwischen Vererbung und Milieu stand am Anfang aller genetischer Fragestellungen. Während man aber früher dachte, daß jedes einzelne Merkmal entweder als vererbt oder als milieubedingt erklärt werden könne, hat man jetzt eingesehen, daß diese zwei Erklärungsprinzipien einander nicht ausschließen, und daß es nicht nur keine Organismen ohne ein Milieu gibt, sondern daß auch jedes Merkmal und jede Eigenschaft eines jeden Lebewesens das Produkt zahlreicher angeborener und umweltlicher Faktoren ist.

Es gibt aber Merkmale, die praktisch sehr wenig durch die übliche Variation von Milieufaktoren beeinflußt werden können – z. B. die Augenfarbe und die Fingerabdrücke des Menschen – andererseits gibt es viele Merkmale, darunter auch viele von ökonomischer Bedeutung, die von der Behandlung, welche ihre Träger erfahren, sehr stark verändert werden. Die beste Milchkuh produziert nur wenig Milch schlechter Qualität, wenn sie unterernährt ist, und das beste Saatgut kann nur eine armselige Weizenernte hervorbringen, wenn man es in Sand sät. Es zeigt sich also, daß zwar die hervorragenden Eigenschaften sicherlich erblich sind, daß sie aber nur unter einigermaßen günstigen Umständen in Erscheinung treten. Daher muß jede brauchbare Analyse der Eigenschaften und Leistungen eines Organismus beide, Genetik und Umwelt, in Betracht ziehen.

Eine genauere Beschreibung der Vererbung wäre auch gleichzeitig von größerem Wert für den Forscher, wenn sie sich mit den angeborenen, einem inneren Bauplan entstammenden *Unterschieden* zwischen sehr nahe verwandten Organismen befaßt. Solche Unterschiede bestehen zwischen einer gefleckten und einer schwarzen Katze, einer weißen und einer roten Rose oder einem Neger und einem Chinesen. Entferntere Verwandschaften etwa zwischen einem Tiger und einer Katze, einem Apfel und einer Birne oder einem Menschen und einem Schimpansen können zur Zeit kaum mit genetischen Methoden untersucht werden, obgleich dies in der Zukunft geschehen könnte. Speziell genetische Homologien zwischen den genannten und auch noch zwischen weiter entfernten Arten werden zu Tage kommen, wenn die genetische Analyse Forschritte macht.

Die Existenz angeborener Unterschiede – d. h. von Unterschieden, die sich im gleichen Milieu entwickeln, kann man erklären, indem man annimmt, daß sie durch verschiedene Gene bedingt sind. Gene sind unterscheidbare Elemente von ultramikroskopischen Ausmaßen, die in den Chromosomen (s. S. 67) der Zellkerne liegen und sich im allgemeinen kurz vor den Zellteilungen vermehren bzw. verdoppeln. Chemisch entsprechen die Gene Abschnitten sehr langer polymerer Moleküle, den sogenannten Kernsäuren (Nukleinsäuren). Die Unterschiede zwischen genetisch verschiedenen Stämmen sind durch eine plötzliche Veränderung oder Mutation in einem oder mehreren Genen entstanden. Diese Mutationen können zur Zeit der identischen Verdoppelung oder des Kopierens oder auch während einer anderen Phase des Kernzyklus entstehen. Ein mutiertes Gen pflanzt sich in seinem neuen veränderten Zustand fort, vorausgesetzt, daß nicht eine andere Mutation es nochmals verändert; diese zweite Mutation kann entweder einen dritten Gentypus produzieren oder das veränderte Gen wieder in das ursprüngliche verwandeln.

Der erste Schritt einer genetischen Untersuchung besteht darin, aufzuzeigen, daß ein beobachteter Unterschied als ein Ganzes vererbt wird; das geschieht durch weitgehende Standardisierung des Milieus und durch Kreuzung der verschiedenen Typen. Das Ergebnis kann dann in der Fachsprache so ausgedrückt werden, daß man sagt, der Stamm A unterscheidet sich vom Stamm B durch einen Faktor (Gen) x, oder besser, daß der eine Stamm ein Gen x_1 besitzt und der andere ein Gen x_2. Diese Theorie der Gene hat eine gewisse Ähnlichkeit mit der Atom- und Molekulartheorie in der Chemie. Gene sind zwar weder Atome noch Moleküle aber der Unterschied zwischen einem Gen und seiner Mutante ist die Folge eines Unterschiedes in der Molekularstruktur in einem Nukleinsäureabschnitt. Auf diesem Gebiet sind die Untersuchungen der letzten Zeit besonders erfolgreich gewesen (s. S. 12). Ein weiterer Schritt genetischer Forschung versucht den eigentlichen Charakter des Gens und seine Wirkung auf Aussehen und Leistung des sich entwickelnden Lebewesens zu erfassen.

Die Träger mutierter Gene, die man auch etwas ungenau als Mutanten bezeichnet, sind daher die wichtigsten Studienobjekte des Genetikers, und gleichzeitig, weil sie der natürlichen Auslese unterliegen, von praktischem Interesse für die Züchtung. Mutationen – die Änderungen der Gene – werden offensichtlich nicht von den Erfordernissen der Umgebung eines Organismus beeinflußt, und das heißt, daß die alten Vorstellungen unmittelbarer genetischer Adaptation, die man heute gewöhnlich Lamarckismus nennt, in der Genetik keine Stütze finden. Stammesentwicklung ist das Ergebnis von Versuch und Irrtum, und zwar liefern die Genmutationen Darwins erbliche Abarten während die Umweltfaktoren diejenigen Individuen auslesen, die das Ergebnis günstiger Genkombinationen sind.

In manchen Fällen ist es einfach, zwischen den genetisch verschiedenen Klassen einer Population zu unterscheiden – z. B. zwischen roten und weißen Nelken; in anderen Fällen muß man sich komplizierter statistischer Methoden bedienen, um solche Unterschiede nachzuweisen. Dies trifft besonders auf Merkmale zu, die wie Körpergröße und Gewicht oder wie die Anzahl von Schuppen oder Borsten das Produkt mehrerer verschiedener Gene sind. Mathematische Methoden muß man auch in den Fällen anwenden, in denen Kombinationen vieler Gene Wirkungen auf verschiedene Merkmale ausüben. Das Studium der Ausbreitung und des Gleichgewichts mutierter Gene in einer Bevölkerung hat sich zu einem weiteren neuen Zweig der Mathematik entwickelt, und die Methoden der Beweisführung für die komplizierten Ableitungen und Hypothesen genetischer Forschung haben zu einem neuen Zweig der Statistik geführt. Dieses Gebiet kann hier jedoch nur gestreift werden.

Mannigfaltige biochemische Unterschiede kommen erwiesenermaßen mit einer großen Zahl genetischer Verschiedenheiten zusammen vor und wahrscheinlich liegen sie diesen zugrunde. Beispiele dafür finden sich an vielen Stellen dieses Buches.

Schließlich findet die Theorie der Vererbung eine wichtige Stütze in den Befunden der Zytologie. So kann man z. B. die Verteilung von Genen in bestimmten Kreuzungen durch die Zahl und Struktur der Chromosomen erklären, auf denen sie vermutlich liegen, und dies kann manchmal unmittelbar durch mikroskopische Beobachtung bewiesen werden. Eine gewisse Kenntnis der Zytologie ist daher eine Voraussetzung für das Verständnis genetischer Evidenz. Die notwendigen zytologischen Grundbegriffe werden im 12. und 13. Kapitel dieses Buches erklärt.

2.

Was wird vererbt?

Die Wissenschaft entlehnt ihre Wörter aus der Umgangssprache, und dabei verändert sich die Bedeutung dieser Wörter. Da das gleiche auch in anderen Zweigen des Wissens geschieht, ist es unvermeidlich, daß ein und dasselbe Wort sehr verschiedene Bedeutungen erhält, je nach dem Zusammenhang, in dem es gebraucht wird, und je nach der Person, die es gebraucht. Ein Beispiel dafür ist das Wort „Erbgut“. In der Rechtssprache sind Erbgüter Geld, Boden oder anderer Besitz, alles Dinge, die man dem Besitzer wegnehmen kann; und es ist gerade diese Tatsache, die eine Erbgesetzgebung nötig macht. In der Biologie dagegen sprechen wir von Vererbung, wenn wir das Wiedererscheinen elterlicher oder großelterlicher oder Eigenschaften noch entfernterer Vorfahren in den Nachkommen wiederfinden – wie z. B. blaue Augen oder Farbenblindheit – und diese vererbten Eigenschaften kann man im allgemeinen ihrem Träger nicht wegnehmen. Solche Merkmale zeigen eine eigentümliche Unterbrechung in ihrem Auftreten; nicht nur haben das menschliche Ei, der Samen oder der junge Embryo keine Augen, deren Farbe man feststellen könnte oder deren Farbentüchtigkeit fehlerhaft sein könnte, sondern die vererbten Merkmale, die sich im Erwachsenen voll entwickelt finden, können auch über eine oder mehrere Generationen verschwinden, um dann plötzlich völlig unverändert wieder aufzutauchen. Auf dieses Verhalten wurde zum ersten Male von MENDEL hingewiesen, der annahm, daß irgend etwas Materielles von Generation zu Generation weitergegeben wird, das die Entwicklung eines Organismus in bestimmter Weise lenkt, so daß er z. B. blaue oder braune Augen entwickelt.

Man glaubt heute, daß dieses materielle Substrat aus kleinen Teilchen besteht; und man bezeichnet ein solches Teilchen als ein Gen. Die Gene haben die Fähigkeit der Vermehrung und sie sind linear in den Chromosomen angeordnet; diese bleibenden Strukturen finden sich in den Kernen der Eizellen, der Spermien und der meisten anderen Zellen. Die Chromosomen sind leicht anfärbbar und werden dadurch unter dem Mikroskop sichtbar.

In früheren Zeiten waren die Vorstellungen über die Vererbung unbestimmter als heute, doch gibt es auch jetzt noch auf diesem Gebiet viel Verwirrendes. So glauben manche Leute, daß Adelsprädikate angeborene hervorragende Eigenschaften verbürgen, während sie doch offensichtlich mehr von der Art eines erworbenen Besitzes sind, als von der einer angeborenen persönlichen Qualität wie etwa die Farbenblindheit.

Manchmal wird auch versucht, einen Unterschied zwischen der Vererbung sogenannter körperlicher, geistiger und seelischer Merkmale zu machen, und die Seele wird dann meist als vom Körper gesonderte Schöpfung betrachtet, die daher den Gesetzen der Vererbung nicht unterliegt. Es bestehen jedoch eindeutige Anzeichen dafür, daß die Erbfaktoren alle Lebenssphären beeinflussen und daß z. B. die menschlichen Temperamente, die man als Attribute der Seele betrachtet, mit bestimmten körperlichen Konstitutionstypen zusammen vorkommen und ebenso vererblich sind wie Körpermerkmale. Die Vererbung von Schwachsinn ist schon im Jahre 1256 vom hl. Thomas von Aquino beschrieben worden. Das folgende Beispiel soll zeigen, was in der geistigen Sphäre vererbt werden kann. Ein normales Kind beginnt mit etwa einem Jahr zu sprechen. Daß dies angeborener Eigenschaften bedarf, kann man daraus ersehen, daß es Kinder gibt – z. B. idiotische Kinder – die in diesem Alter nicht zu sprechen anfangen und die niemals etwas einer richtigen Sprache Ähnliches erreichen, obgleich sie die selbe Gelegenheit dazu haben wie ihre Geschwister. Aber was für eine Sprache spricht ein normales Kind? Es wird stets die Sprache seiner Eltern nachahmen, oder die anderer Leute, in deren Obhut es ist.

Man kann sich die interessante Frage stellen, was für eine Art von Sprache ein normales Kind annehmen würde, wenn niemand zu ihm sprechen würde; und es wurden im Laufe der Zeit verschiedene Antworten hierzu gegeben. So z. B. gibt es einen Bericht über einen schottischen Prinzen, der vor vielen Jahrhunderten völlig allein auf einer einsamen Insel aufwuchs; und der fromme Chronist berichtet, daß der Knabe hebräisch zu sprechen begann; offenbar weil dies die Sprache Gottes ist. Noch viel früher erhielt die gleiche Frage in Ägypten eine andere Antwort. Einem Bericht von Herodot gemäß, wollte der ägyptische König Psammetichus wissen, ob die Ägypter wirklich das älteste Volk seien. Er veranlaßte daher die Isolierung zweier neugeborener Kinder, zu denen niemand während ihrer Kindheit sprechen durfte, um zu sehen, welche Sprache sie schließlich gebrauchen würden. Zum Ärger des Königs wurde ihm berichtet, daß die Kinder im Alter von 2 Jahren häufig das Wort „Bekos" gebrauchten, was man als das phrygische Wort für Brot auslegte. Wir wissen heute aus Gerichtsverfahren, besonders aus ländlichen Gegenden, daß so ein unglückliches isoliertes Kind nur eine armselige Reihe von Lauten entwickelt, daß es aber die Kunst der Sprache erlernen kann, wenn es mit sprechenden Menschen in Berührung kommt; vorausgesetzt natürlich, daß es sich um ein normales Kind handelt.

Wir kommen daher zu dem Schluß, daß die Fähigkeit, zu sprechen, durch angeborene Faktoren bedingt ist, daß aber, was gesprochen wird, insbesondere welche Sprache, welche besonderen Wörter und Grammatik benützt wird, durch die Umgebung bestimmt wird. Diese Folgerung bringt wiederum das grundlegende Problem der Biologie ans Licht, nämlich das Verhältnis zwischen Vererbung und Milieu oder Veranlagung und Erziehung. Im Falle des Kindes, das sprechen lernt, ist es klar, daß das Ergebnis, nämlich ein Kind, das die Sprache seiner Eltern spricht, aus dem Zusammenwirken von Vererbung und Umwelt hervorgegangen ist.

Für die Erforschung der Vererbung ist es charakteristisch, daß sie sich mehr mit Verschiedenheiten als mit Ähnlichkeiten befaßt. Wenn alle Blüten einer Art rote Blütenblätter hätten, so wäre es offenbar sehr schwer, herauszufinden, wie dies zustande kommt. Wenn aber einige Pflanzen weiße Blütenblätter haben, und wenn außerdem die Blütenfarbe nach bestimmten Regeln vererbt wird, so kann man vergleichen, was in den verschiedenen Pflanzen vorgeht und auf diese Weise in die Entwicklung der roten Farbe eine bessere Einsicht gewinnen. Dieses Prinzip vom Lernen an Unterschieden ist keineswegs auf die Vererbungslehre beschränkt: ein gesunder Mensch ist gewöhnlich nicht sehr an der Arbeitsweise seiner Organe interessiert, wenn aber sein Herz oder seine Nieren krank sind, so bemerkt er die Störung, und dies führt ihn dazu, einiges über die normale Funktion dieser Organe herauszufinden.

Man kann beobachten, daß hochgewachsene Eltern auch große Kinder haben und blauäugige Eltern Kinder mit blauen Augen; das kann durch Untersuchungen an den Mitgliedern vieler Familien bewiesen werden. Danach ist zu vermuten, daß Hochwuchs – zumindest zum Teil – ein erbliches Merkmal ist. So ein Verdacht ist immer dann berechtigt, wenn eine bestimmte Eigenschaft in manchen Familien häufiger ist als in anderen. Jedoch haben die Mitglieder einer Familie außer ihren erblichen Besonderheiten im allgemeinen noch viele andere Dinge gemeinsam, nämlich viele umweltbedingte Faktoren. In einer wohlhabenden Familie wird jedermann mehr und besser zu essen haben als in einer armen Familie, und dies wird die Körpergröße beeinflussen. Andererseits gibt es nichts, was die Augenfarbe eines Kindes ändert. Daraus geht hervor, daß es erbliche Merkmale gibt, die sich bis zu einem gewissen Grad unabhängig vom Milieu entwickeln, während andere zu sehr unterschiedlichen Resultaten führen, je nach dem, ob sie günstigen oder ungünstigen Bedingungen ausgesetzt sind.

Es gibt noch ein anderes Unterscheidungsprinzip für verschiedene erbliche Merkmale, nämlich die Einteilung der Mitglieder einer Population in scharf definierte Klassen, wie z. B. Männer und Frauen, oder rotblühende und weißblühende Pflanzen, oder wir haben es mit allmählichen Übergängen zu tun wie z. B. zwischen den größten und kleinsten Kindern einer Schulklasse oder den verschiedenen Gewichten von Schweinen einer Rasse.

Wenn man die Wirkung der Vererbung beobachten will, muß man die Nachkommen von Eltern studieren, die sich in ihren erblichen Eigenschaften unterscheiden und womöglich die Untersuchung auf eine zweite oder dritte Generation ausdehnen. Dieses geschieht am einfachsten, indem man Individuen der gleichen Art kreuzt, die sich in einem oder zwei Erbmerkmalen unterscheiden. Man kann z. B. eine rote Wicke mit dem Pollen einer weißen bestäuben, oder eine weiße Tanzmaus mit einer gewöhnlichen Hausmaus paaren. Individuen verschiedener Arten zu kreuzen ist schwieriger, und Bastarde solcher Kreuzungen können sich gewöhnlich nicht fortpflanzen. Niemand weiß genau, in welchen Erbanlagen sich Pferde und Esel unterscheiden. Es gibt zwar Nachkommen aus beiden Kreuzungen – nämlich zwischen einem Hengst und einer Eselin wie auch zwischen einem Esel und einer Stute – aber beide Bastarde sind im allgemeinen steril, sie haben keine Nachkommen und das macht es unmöglich, die Unterschiede zwischen Esel und Pferd im einzelnen zu erkennen. Bei manchen Kreuzungen zwischen zwei Arten gibt es jedoch fruchtbare Nachkommen, wie z. B. die Loganbeere, ein Kreuzungsprodukt zwischen Himbeere und Brombeere, die selbst fruchtbar ist und auch mit beiden Elternarten rückgekreuzt werden kann.

An dieser Stelle sei nochmals betont, daß nicht die sichtbaren Eigenschaften lebender Individuen vererbt werden, sondern nur die Fähigkeit, unterschiedliche Eigenschaften zu erzeugen; nicht das rote Haar oder das gelbe Blütenblatt wird vererbt, sondern nur die Anweisung, rotes Haar bzw. gelbe Blütenblätter unter bestimmten Bedingungen hervorzubringen. Die materiellen Träger dieser verschiedenen Anweisungen sind die Gene, die wir näher im nächsten Kapitel besprechen wollen.

Erbmasse oder Milieu können ähnliche Erscheinungsbilder erzeugen. So kann das Untergewicht eines Ochsen die Folge einer schwachen Erbkonstitution oder von Unterernährung sein; ein krummbeiniger junger Hund stammt entweder von einem Dackel ab oder ist Vitamin D-frei aufgezogen. Ein noch krasseres Beispiel wäre blondes, glattes Haar, das entweder natürlich gewachsen sein kann oder künstlich durch Bleichen und Glätten erzeugt wurde.

Die Wechselbeziehungen zwischen Erb- und Milieufaktoren sind manchmal sehr merkwürdig. Auf der Insel Man gibt es eine Katzenrasse ohne Schwänze, aber es gibt keine schwanzlosen Hunde. Es ist jedoch üblich, die Ohren und Schwänze der jungen Hunde mancher Rassen zu stutzen, und die Entscheidung, ob man diese Operation vornehmen soll, hängt von der genetischen Konstitution – von der Rasse – des Hundes ab. Daß die Nachkommen solcher Hunde niemals schwanzlos oder auch nur kurzschwänzig geboren werden, sollte die Lamarckianer davon abgehalten haben, durch viele Generationen die Schwänze von Mäusen abzuschneiden, um so eine schwanzlose Mäuserasse zu erhalten. Ein weniger grober Versuch, eine erbliche Veränderung durch den Nichtgebrauch eines Organes herbeizuführen, wurde an der Taufliege *Drosophila melanogaster* ausgeführt. Kulturen dieser Fliege wurden durch 70 Generationen im Dunkeln gehalten, aber das Ziel dieses Versuches wurde nicht erreicht, und Änderungen in den Lichtreaktionen der Fliegennachkommenschaft konnten nicht festgestellt werden.

3.

Moderne Ansichten über das Gen

Man muß wissen, was ein Gen ist, wenn man die Genetik verstehen will; andererseits bedarf es erheblicher genetischer Kenntnisse, um die Eigenschaften eines Gens zu beschreiben. Ein Weg aus diesem Dilemma ist es, den Inhalt mancher Teile späterer Kapitel vorwegzunehmen, und so dem Leser eine vorläufige Darstellung zu geben.

Das Wort „Gen" wurde von dem dänischen Botaniker JOHANNSEN geprägt, um MENDELS Erbfaktoren, die *Einheiten der Übertragung*, zu beschreiben. Die Gene sind also für die Entwicklung von Merkmalen, wie Blütenfarbe oder Form der Frucht verantwortlich, die, obgleich sie sich nicht immer bemerkbar machen, dennoch mehr oder minder unverändert von Generation zu Generation weitergegeben werden. Der Unterschied zwischen einer weißblühenden wilden Erdbeere und einer rosablühenden kann durch den Besitz zweier solcher einander ausschließender Einheiten (alleler Gene) erklärt werden und muß offenbar während der Entwicklung entstehen. Diese Gene werden also durch ihre *Funktion* definiert; und technisch ausgedrückt könnten wir sagen, daß die zwei Erdbeerpflanzen ihre Blüten nach verschiedenen Einzelangaben oder Anweisungen entwickeln.

Wie später ausgeführt werden soll (s. S. 67), finden sich die Gene aneinander gereiht wie etwa die Buchstaben einer Druckzeile in langen bzw. spiraligen Gebilden, den Chromosomen. Jedes einzelne Gen kann daher topographisch dadurch charakterisiert werden, daß es einen bestimmten Platz (locus) zwischen zwei anderen funktionell verschiedenen Genen eines bestimmten Chromosoms einnimmt.

Wir werden später sehen (s. S. 56), daß Gene mehr oder minder benachbarter Loci sich trennen können und in folgenden Generationen neu kombiniert auftauchen. Daher kann man ein Gen auch als eine *Rekombinationseinheit* beschreiben.

Da ein Individuum einer Art die Hälfte der Gene einer großen Anzahl von Nachkommen liefert, müssen die Gene die *Fähigkeit zur Vermehrung* besitzen. Diese Fähigkeit wird auch Selbstreproduktion oder Selbstverdoppelung genannt und sie setzt die Gabe des Kopierens voraus.

Endlich sind die Gene auch die *Einheiten der Mutation*, ob diese nun aus unbekannten Gründen (spontan) oder als Folge chemischer oder radiologischer Einflüsse entstehen (induziert werden). Ein auf diese Weise mutiertes Gen pflanzt sich dann in der veränderten Form fort, als ein neues Allel, so lange nicht eine neue Mutation es nochmals verändert. Der Mutationsvorgang ist die Hauptquelle genetischer Verschiedenheit.

Die aufgezählten verschiedenen Eigenschaften der ursprünglich als Gene beschriebenen Einheiten sind das Ergebnis sehr verschiedener Überlegungen und Untersuchungsmethoden und es wäre überraschend, wenn die verschiedenen Einheiten dieser unterschiedlichen Methoden leicht zu einer einzigen Einheit, dem „Gen“ zusammengefaßt werden könnten. In der Tat ist das auch nicht der Fall, und die altmodische Vorstellung vom Gen hat viel von ihrer Geltung verloren. Aus Untersuchungen an Mikroorganismen und besonders an Bakterien und ihren Parasiten, den Bakteriophagen (s. das nächste Kapitel), wissen wir, daß ein Chromosomenstück, das einem funktionellen Gen entspricht, und jetzt „Cistron“ genannt wird (s. S. 84) in viele kürzere Unterabschnitte, die „Mutons“ unterteilt werden kann, die Einheiten der Mutation; oder auch in „Recons“, Einheiten der Rekombination.

Bevor wir mit der Schilderung fortfahren, müssen wir den besonderen chemischen Aufbau der Chromosomen besprechen, der materiellen Träger der genetischen Information.

Die Chromosomen sind vorwiegend aus langen polymerisierten Kettenmolekülen, den Nukleinsäuren oder Polynukleotiden aufgebaut, die wiederum aus sehr vielen Elementareinheiten, den Nukleotiden, bestehen, deren Zahl in Viren zwischen 6000 und 7000 liegt und in den höheren Lebewesen bis zu 4×10^9 beträgt. Jedes Nukleotid ist ein Komplex aus drei Komponenten, einem Zucker, einem Phosphorsäureradikal und einer Stickstoffbase. Man unterscheidet zwei Typen von Kernsäuren oder Nukleinsäuren, nämlich Desoxyribonukleinsäure (DNS) und Ribonukleinsäure (RNS), die sich hauptsächlich in ihren Zuckerkomponenten (Desoxyribose bzw. Ribose) unterscheiden.

Eine Nukleinsäurekette wird durch die chemischen Kräfte zusammengehalten, die das Phosphat eines Nukleotids mit dem Zucker des nächsten verbinden, wie folgt:

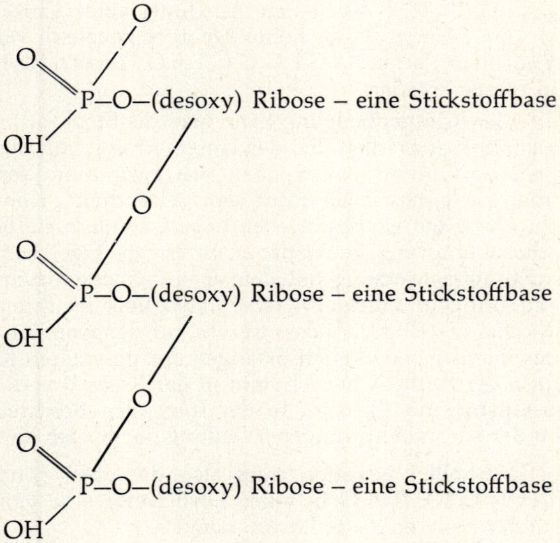

Das lange, aus Phosphat und Zucker bestehende „Rückgrat" der DNS oder RNS wiederholt sich monoton, aber die „Rippen" variieren; es können vier verschiedene Stickstoffbasen in den einzelnen Nukleotiden vorkommen, nämlich:

2 Purinbasen: Adenin (A) und Guanin (G)
und
2 Pyrimidinbasen: Cytosin (C) und Thymin (T) *

* In der RNS tritt Uracil an die Stelle des Thymins.

Genetische Unterschiede werden nur durch die Reihenfolge der verschiedenen Stickstoffbasen in den Nukleotiden bestimmt; und wenn wir das ganze Nukleinsäuremolekül mit dem langen Papierband eines altmodischen Morsetelegraphen vergleichen, so entsprechen diese Stickstoffbasen den Punkten, Strichen und Pausezeichen auf dem Morseband. Die Punkt-, Strich- und Pausefolge auf zwei Morsebändern muß sich zumindest an einer Stelle unterscheiden, um zwei verschiedene Botschaften zu vermitteln. Analog dazu wird der Unterschied zwischen zwei Allelen wenigstens auf dem Austausch einer Stickstoffbase in einem DNS-Molekül beruhen.

Wir wollen die komplizierte chemische Struktur jetzt einmal außer acht lassen und die Chromosomen einfach als sehr lange Folgen einer kleinen Zahl von Einzelbausteinen betrachten und diese Bausteine einfach mit den Anfangsbuchstaben der vier Stickstoffbasen bezeichnen.

Wenn A C T T G C T A G einen Abschnitt eines Chromosoms darstellen, dann kann z. B. der homologe aber genetisch veränderte Abschnitt auf dem Partner A C T G G C T A G lauten; Thymin ist durch Guanin ersetzt worden.

Mit Hilfe der Röntgenbeugung kann man die Struktur langer Kettenmoleküle sichtbar machen. Bei der Untersuchung von DNS oder RNS verschiedener Organismen ergaben sich zwar charakteristische Muster, aber sie entsprachen nicht der „einfachen" Konstitution der Kernsäure, wie wir sie beschrieben haben, sondern sie bestanden aus zwei schraubenförmig gewundenen Strängen. Der Versuch, die chemische Zusammensetzung mit dem Röntgenbeugungsmuster in Einklang zu bringen, führte WATSON und CRICK zu ihrem berühmten DNS-Modell (Titelbild). Dieses beruht auf der Annahme, daß in den zwei umeinander gewickelten Strängen der polymeren Ketten jeweils Adenin in der Kette A mit Thymin in der Kette B verknüpft ist und ebenso Guanin mit Cytosin. In der folgenden Beschreibung wollen wir von der schraubenförmigen Windung der beiden Ketten absehen.

Gemäß dem oben gesagten muß also die oben genannte Basenfolge A C T G G C T A G in einer DNS-Kette eine ganz bestimmte Folge in der anderen Kette haben, nämlich:

Erste Kette	Zweite Kette
A	T
C	G
T	A
G	C
G	C
C	G
T	A
A	T
G	C

Jeder Kette stehen nur vier „Buchstaben" zur Verfügung, die in den beiden Ketten verschieden angeordnet sind; man nimmt aber an, daß jede Kette die gleiche genetische Information liefert.

Wenn sich die beiden Ketten voneinander trennen, kann jede eine neue Kette anlagern, deren Buchstabenfolge der des alten Partners gleicht; Adenin bindet sich an Thymin und Guanin an Cytosin. Die neuen Kettenpaare sind also von der gleichen Art wie das ursprüngliche Kettenpaar; es bedarf aber zweier Verdoppelungsschritte damit eine Einzelkette sich reproduziert. Die Verdoppelung der DNS geht wahrscheinlich während der sogenannten „Kernruhe" vor sich, der Interphase, zwischen den sichtbaren Chromosomenveränderungen bei der Kernteilung. Wie die beschriebenen Doppelschrauben in die Chromosomen eingepaßt sind, ist zur Zeit noch unklar. Die Chromosomen können ein bis zwei tausendstel mm dick sein, während die DNS-Schrauben viel dünner, nämlich etwa zwanzig Ångström $= 20 \times 10^{-8}$ cm dick sind. Es ist möglich, daß viele Doppelschrauben parallel neben einander liegen, wie in den Riesenchromosomen der Speicheldrüse von *Drosophila* (s. S. 67); es kann aber auch sein, daß nur wenige DNS-Schrauben sehr eng in den Chromosomen aufgerollt sind, vielleicht sogar zweifach aufgerollt. Die meisten Chromosomen enthalten offenbar neben der DNS auch noch etwas RNS und ein wenig Eiweiß.

Die genetische Information wird nicht nur von einer Zellgeneration zur anderen weitergegeben, sie muß auch, wenn sie von Nutzen sein soll, die Entwicklung und Erhaltung des Organismus kontrollieren. Zu diesem Zweck muß die Information von den DNS-Schrauben auf andere Strukturen übertragen werden. Da sich RNS gleichfalls in den Chromosomen findet – und in manchen Fällen sogar die Stelle der DNS einnimmt – so mag diese ähnliche „Substanz" der erste Empfänger der buchstabierten Information sein. Diese RNS könnte dann der Bote werden, der die Information an extranucleare kleine Körperchen weitergibt, die unter dem Elektronenmikroskop sichtbar und reich an Eiweiß und RNS sind. In diesen „Ribosomen" werden wahrscheinlich die Eiweißstoffe aus den in der Zelle verfügbaren Aminosäuren aufgebaut. Die „Boten-RNS" oder messenger-RNS scheint ein vergängliches Produkt zu sein, das je nach den augenblichlichen Bedürfnissen der Zelle gebildet wird.

Wie auf S. 14 angedeutet werden soll, ist es sehr wahrscheinlich, daß die Gene, sei es mit Hilfe der Ribosomen oder auch in anderer Weise, eine Reihe verschiedener Zellvorgänge kontrollieren; jedoch sind die Einzelheiten der Eiweißsynthese am besten bekannt. Eiweißstoffe oder Proteine, die Grundsubstanzen des Lebendigen, schließen so wichtige Verbindungen in sich wie Enzyme, Antikörper, Blutpigmente, Hormone und viele andere. Es ist jetzt sicher, daß Eiweißkörper sich nicht vermehren können. Wenn man die RNS und das Eiweiß von zwei verschiedenen Stämmen des *Tabak-Mosaikvirus* trennt und miteinander vertauscht, dann folgt das Eiweiß der beiden Neukombinationen in seiner Zusammensetzung der RNS-Komponente und nicht der Eiweißkomponente.

Eiweißmoleküle sind aus langen Polypeptid-Ketten aufgebaut, die auf komplexe Weise – etwa nach der Art komplizierter Knoten – miteinander verbunden sind. Die Nukleinsäuren des genetischen Materials bestimmen unmittelbar wahrscheinlich nur die Aufeinanderfolge der Aminosäuren, nicht aber deren Verknüpfung. Diese ist vielleicht automatisch eine Folge der wechselseitigen Affinitäten der verschiedenen Aminosäuren.

Trotz ihrer außerordentlichen Mannigfaltigkeit bestehen alle Eiweißstoffe der Tiere, Pflanzen und Mikroorganismen nur aus etwa 20 verschiedenen Aminosäuren; und wir wissen, daß bestimmte Aminosäuren, bestimmte Positionen in den Polypeptidketten spezifischer Proteinmoleküle einnehmen, wie etwa im Insulin oder in den verschiedenen Hämoglobinen. Wir wissen auch, daß eine Mutation eine Aminosäuresubstitution in einem Eiweißkörper zur Folge hat, z. B. in einem Hämoglobin (s. S. 93), oder im Tabak-Mosaikvirus.

Rekombinationsversuche zwischen Bakterienmutanten, in denen die gleiche Aminosäure eines Enzyms (Tryptophansynthetase A) durch eine Reihe anderer verschiedener Aminosäuren ersetzt wurde, haben gezeigt, daß die Mutation auf ein Stickstoffbasenpaar einer Nukleinsäure zurückführbar ist, und daß benachbarte Basenpaare durch Rekombination getrennt werden können. Diese Folgerung ist durch die Analyse von Mutationen in Bakteriophagen erhärtet, die durch salpetrige Säure induziert oder durch chemische Analoga der natürlichen Stickstoffbasen hervorgerufen worden sind.

Aus dieser Tatsache ergeben sich zwei Fragen: erstens, wie wird die genetische Information, die in der Basenfolge der DNS enthalten ist, in die Aminosäurensequenz der Eiweißstoffe übertragen und zweitens, wie viele Basenpaare sind das Codewort für die Anlagerung einer Aminosäure?

Über den Mechanismus der Nachrichtenübertragung ist noch nicht viel bekannt. Der DNS-Code der Gene muß zuerst in die RNS-Sprache übersetzt werden. Die messenger-RNS bringt die Nachricht von den Chromosomen im Zellkern zu den Ribosomen im Zytoplasma, in denen je nach dem Bedarf der Zelle die Eiweißsynthese stattfindet. Über die Regeln der Übersetzung vom Nukleinsäurealphabet in die Eiweißsprache wissen wir etwas mehr. Da in den Nukleinsäuren nur vier verschiedene Basen vorkommen, könnten diese nur vier Aminosäuren in einem Protein bestimmen, wenn eine Base einer Aminosäure entsprechen würde. Wenn die Kombination von zwei Basen eine Aminosäure bestimmen würde, könnten insgesamt 16 Aminosäuren „ausgedrückt" werden. Da es aber mindestens 20 Aminosäuren gibt, sind wenigstens drei Basen nötig, um eine bestimmte Aminosäure zu bezeichnen. Eine solche Nukleotidgruppe wird „Codon" genannt. Aus den 4 RNS-Basen können 64 solcher Dreiergruppen gebildet werden.

Wenn wir annehmen, daß ein Text oder eine Funktionseinheit eines Gens, eines „Cistrons“, durch eine ziemlich lange (500–1000 Paare) Folge von Stickstoffbasen gegeben ist, dann kann das Hinzufügen oder der Verlust einer einzigen Base die Entzifferung der ganzen Botschaft stören, vorausgesetzt, daß diese von einem Ende des Cistrons gelesen wird. Eine solche Störung tritt auch ein, wenn zwei nahe beieinander gelegenen Basen verloren gehen oder hinzugefügt werden. Durch drei zusätzliche oder fehlende Basen nahe dem Ende des Cistrons entsteht zwar im nachfolgenden Teil ein Fehler, aber die Sequenz wird nicht verschoben. In ähnlicher Weise können einander auch eine zusätzliche und eine fehlende Base unschädlich machen. Diese Befunde stehen mit der Annahme im Einklang, daß die Einheit der RNS- und DNS-Sprache, das Codon, eine Dreierfolge von Nukleotidpaaren ist (oder möglicherweise einem Vielfachen von drei, nämlich von sechs oder neun Paaren usw.). Die Befunde zeigen auch, daß die Code-Wörter sich nicht überlagern, und daß die ganze Folge der Dreiergruppen fortlaufend von einem Ende des Cistrons gelesen werden muß (Abb. 1 und 2).

Wenn all dies stimmt, d. h. wenn aus vier Nukleotidpaaren 64 Dreierkombinationen gebildet werden – und es nur etwa 20 natürliche Ami-

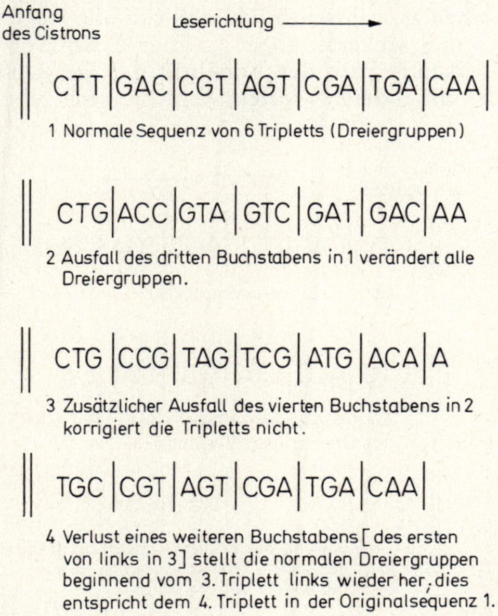

Abb. 1 Teilweise Wiederherstellung der durch den Ausfall eines Nukleotidenpaars gestörten Funktion durch zwei benachbarte Ausfälle. Die Buchstaben zeigen die Nukleotide nur für einen Strang der Doppelkette an.

nosäuren gibt – dann bedeuten entweder nicht alle Dreiergruppen Wörter oder aber, und das wäre wahrscheinlicher, mehrere solcher Dreiergruppen müßten den Einbau der gleichen Aminosäure bei der Eiweißsynthese zur Folge haben. In der Terminologie der Geheimschriften nennt man so ein Signalystem degeneriert. Diese Situation hat eine gewisse Ähnlichkeit mit der Schreibweise des Englischen, in dem der gleiche Laut durch ganz verschiedene Buchstaben oder Buchstabenfolgen dargestellt wird. Derartig „unordentliche" Zustände kann man als eine Folge der opportunistischen Natur der organischen Entwicklung verstehen.

Daß die Übersetzung aus der DNS- in die Eiweißsprache den beschriebenen Regeln gehorcht, ist durch hochinteressante Versuche im Reagenzglas bewiesen worden. Es war möglich, eine künstliche RNS herzustellen, in der nur eine Stickstoffbase, das Uracil, vorkommt; diese Substanz bildete in der Anwesenheit verschiedenster Aminosäuren nur ein ungewöhnliches Protein, nämlich Poly-Phenylalanin. Mit ähnlichen und komplizierteren künstlichen RNS-Typen wurde eine Reihe von Proteinen aufgebaut. Verschiedene Forscher haben mit diesem Alphabet ein „Wörterbuch" für die RNS-Sprache vorgeschlagen. Reaktionen zwischen der RNS einer Art mit Peptiden einer anderen Art, machen es wahrscheinlich, daß sich alle lebenden Organismen ähnlicher und vielleicht sogar gleicher Code-Wörter bedienen, wenn sie Eiweißstoffe nach der Vorschrift der Stickstoffbasenfolgen herstellen, oder mit anderen Worten, wenn sie genetische Information

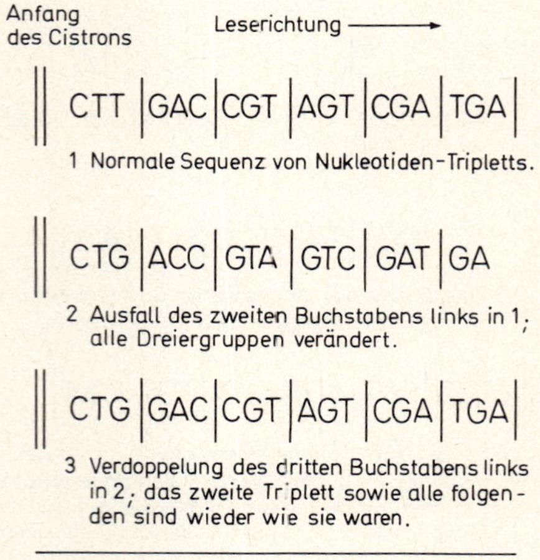

Abb. 2 Kompensation eines kleinen Ausfalls durch eine benachbarte Verdoppelung.

von den Genen auf die Eiweißstoffe übertragen. Falls dies zutrifft, hätten wir die Universalsprache des Lebens entdeckt.

Die gerade beschriebenen Hypothesen erklären natürlich nicht die gesamte Genetik. Es ist wahrscheinlich, daß die DNS-Information auch Anweisungen für andere Prozesse enthält als nur die der Eiweißsynthese. Solche Instruktionen mögen z. B. die Eiweißbildung fördern oder unterdrücken (derepressor und repressor genes), oder benachbarte Chromosomenabschnitte zum Zwecke komplizierter Synthesen koordinieren, oder sonstige räumliche oder zeitliche Zusammenarbeit regeln (operator genes). Auf dieser Ebene können auch außerzelluläre Kräfte wirksam werden, etwa in dem Sinne, daß benachbarte Zellen entscheiden, ob eine bestimmte Genwirkung aktiviert wird oder latent bleibt. Natürliche Wechselwirkungen dieser Art dürften die Gewebsdifferenzierung während der Embryonalentwicklung bestimmen.

4.

Virus- und Bakteriengenetik

Bis vor etwa 20 Jahren spielten die Mikroorganismen nur eine bescheidene Rolle in der Genetik, ja es wurde sogar allgemein die Meinung vertreten, daß Bakterien, die keinen deutlich sichtbaren Zellkern besitzen, auch der Sexualität entbehren. Heute jedoch wissen wir über die Genwirkungen in Bakterien und sogar in noch kleineren Organismen mehr als über die Genwirkungen in größeren einzelligen Organismen und in Zellen im allgemeinen. Diese Kenntnis ist hauptsächlich dem Fortschritt allgemeiner Methoden wie der Elektronenmikroskopie, der Chromatographie und der Verwendung von radioaktiven Isotopen zuzuschreiben, wie auch der Verfeinerung von Spezialmethoden. In der Tat sind die Feststellungen im vorigen Kapitel das Ergebnis von Untersuchungen an Mikroorganismen, die sich für den Austausch und die Übertragung genetischen Materials ganz unerwartet geeignet erwiesen haben. Diese „parasexuelle" Art des Nukleinsäureaustausches ist den höher organisierten, vielzelligen Organismen verlorengegangen und fehlt auch manchen Einzellern.

Die einfachsten uns bekannten Organismen sind wahrscheinlich die Viren, ultramikroskopische, manchmal geschwänzte Körperchen, die sich nur innerhalb tierischer oder pflanzlicher Zellen vermehren können und dort manchmal Krankheiten verursachen. Viren, die in Bakterien eindringen und sie häufig zerstören, heißen Bakteriophagen. Ein Virus oder Bakteriophage besteht fast ausschließlich aus spiralisierter DNS (manchmal RNS) und einer Eiweißhülle. Sehr viele interessante

Experimente wurden an einem bestimmten Bakteriophagen, dem T-Stamm, ausgeführt, der das Bakterium *Escherichia coli* angreift und gewöhnlich zerstört; Escherichia coli ist ein normaler Bewohner des menschlichen Darms. Die Bakteriophagen dringen in den Bakterienkörper ein und zwingen ihre eigenen genetischen Befehle für die Eiweißbildung und sonstige synthetische Prozesse dem Wirtsorganismus auf mit dem Ergebnis, daß nicht mehr Bakterienmaterial gebildet wird sondern Bakteriophagenmaterial. Der Bakteriophage teilt sich dann wiederholt und wenn der ganze Bakterienkörper voll neugebildeter Phagenpartikel ist, platzt er, und die Bakteriophagen sind bereit, in neue Wirtsbakterien einzudringen. Dieser Vorgang wird Bakteriolyse genannt.

Bakteriophagen, die sich innerhalb eines Bakteriums vermehren, paaren sich miteinander, was unter anderem aus der Rekombination von Genen abgeleitet werden kann, nachdem Bakteriophagen von zwei verschiedenen Stämmen in eine Zelle eingedrungen waren. Austauschschemen, sogenannte Rekombinationspläne (s. S. 67), zeigen, daß die DNS linear angeordnet ist, so daß man etwa sagen könnte, daß dieses Virus aus einem einzigen, von ein wenig Eiweiß umhüllten Chromosom besteht. Das Nukleinsäurezentrum bestimmter Viren hat sich als infektiös erwiesen, auch nachdem das Eiweiß zum großen Teil entfernt worden war. Es war daher möglich, dieses Nukleinsäurezentrum unmittelbar mit salpetriger Säure anzugreifen und so festzustellen, daß bestimmte Nukleotide, z. B. Adenin und Guanin, besonders empfindlich gegenüber spezifischen Chemikalien sind. Bis zu einem gewissen Grade korrigiert dieser Befund unser Vorstellungen von der völligen Zufälligkeit der Mutationen (s. S. 88).

Man kann heute nicht mehr bezweifeln, daß sich viele Bakterienarten paaren können. Dies wird ohne weiteres klar, wenn man Bakterienpaare unter dem Mikroskop sieht. Aber Bakterien eines Stammes vereinigen sich nur selten miteinander, und nicht jeder Bakterienstamm einer Art (z. B. von *Escherichia coli*) paart sich mit jedem anderen Stamm derselben Art. Lederberg entdeckte als erster, daß in einem Gemisch bestimmter Stämme von *E. coli* Nachkommen dieser Stämme auftraten, die Merkmale beider Elternstämme in sich vereinigten. Diese Neuordnung war eine Folge der Konjugation, die den Austausch genetischen Materials zwischen den zwei Eltern vermittelte. Unter anderem hat Lederberg bei E. coli auch die Konjugation eines geißeltragenden mit einem geißellosen Stamm beschrieben (Abb. 3).

Genetische Beobachtungen von Hayes zeigten, daß gewöhnlich kein wechselseitiger Austausch von Nukleinsäurematerial stattfindet sondern nur Materialübertragung in einer Richtung. Einer der Partner hat Gene beider Bakterienstämme in sich vereint, aber der andere zeigt nur die Gene eines Stammes. Daraus kann man schließen, daß der

Abb. 3 Übertragung von Genen während der Konjugation eines geißeltragenden und eines nackten Bakteriums *Escherichia coli* verschiedener Stämme. Die Übertragung erfolgt von Hfr nach F (nach LEDERBERG, 1956).

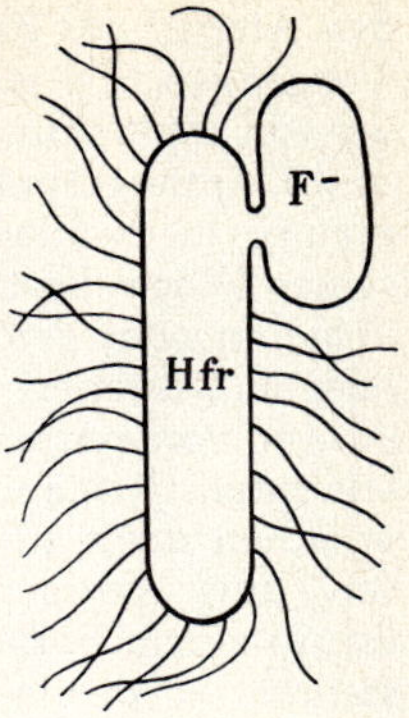

eine Bakterientyp Spender genetischen Materials ist und der andere Empfänger. Meisten erhalten jedoch die Empfänger nur einen Teil des Geninhalts, weil die DNS-Kette des Spenders gewöhnlich während der Übertragung zerreißt.

Dieser Umstand ermöglichte ein höchst interessantes Experiment von JACOB und WOLLMAN, aus dem hervorgeht, daß die Gene in der von einem Bakterium zum andern übertragenen DNS-Kette linear angeordnet sind*. Es stellte sich heraus, daß die geöffnete DNS-Kette immer mit dem gleichen Ende voran in die Empfängerzelle eindringt und daß die Übertragung eine Weile dauert. Wenn man einen Spenderstamm benützt, der eine Anzahl Markierungsgene enthält und ihn mit einem Empfängerstamm mischt, so kann man das Eindringen der DNS-Kette nach bestimmten Zeitintervallen unterbrechen, indem man Portionen der Mischung zu verschiedenen Zeiten schüttelt. Dadurch werden die Bakterienpaare getrennt und es zeigt sich, daß je nach Dauer ihrer Vereinigung, eine kürzere oder längere Reihe von Markierungsgenen vom Spender auf den Empfängerstamm übertragen wurde und daß die zur Übertragung bestimmter Gene notwendigen Zeitspannen nur auf eine einzige Anordnungsfolge hindeuten, nämlich auf eine lineare Anordnung der Gene.

Manchmal beteiligen sich Bakteriophagen und Bakterien an Vorgängen, die man infektiöse Vererbung genannt hat. So etwas kommt z. B. vor, wenn ein Bakteriophage beim Eindringen in ein neues Bakterium ein Bruchstück des genetischen Materials seines vorherigen Bakterienwirtes mitbringt. Dieses Bruchstück kann in das genetische Material einbezogen werden und ein Bestandteil eines neuen Stammes werden, aber natürlich nur dann, wenn der ursprüngliche Empfänger

---

* und zwar nicht als offene Kette, sondern in einem geschlossenen Ring.

den Angriff des Bakteriophagen überlebte. Bei solchen und ähnlichen Vorgängen, die man Transduktion, Transformation oder auch Konversion nennt, unterscheiden sich Spenderbakterium, Bakteriophage und Empfängerbakterium erheblich, je nach dem Ausmaß der Vereinigung der Nukleinsäure des Bakteriophagen und der Nukleinsäuren seiner Wirte. Bestimmte Stadien spezifischer Viren, die sogenannten Proviren oder Prophagen, kommen in den Zellen vieler Organismen oder in Bakterien vor, ohne dort Schaden zu stiften, und sie sind oft schwer von normalen Zellbestandteilen zu unterscheiden. Unter bestimmten Umständen jedoch werden diese Stadien aktiviert und verursachen dann schwere Schädigungen. So kann aus einem „harmlosen" oder „temperenten" Bakteriophagen oder Prophagen, der friedlich in einem Bakterienstamm lebt, plötzlich eine virulente Form entstehen, die die Wirtsbakterien durch Bakteriolyse zerstört.

In Mäusen werden submikroskopische Partikel, die man Milchfaktor nennt, durch die Muttermilch oder während des Koitus übertragen. Diese Partikel haben in manchen Mäusestämmen keine sichtbare Wirkung, während sie in anderen Brustkrebs erzeugen. Je mehr Proviren als regelmäßige Bestandteile verschiedener Gewebszellen entdeckt werden, um so schwerer wird es, eine Grenze zwischen „Vererbung" und „Ansteckung" zu ziehen, jedenfalls was Zellen betrifft. Es ist nützlicher, die verschiedenen Situationen in ihren Einzelheiten zu untersuchen und zu beschreiben, als sich mit der veralteten Gegenüberstellung von Vererbung und Infektion zu befassen.

Jedenfalls ist allen beschriebenen Partikeln, wie immer man sie auch bezeichnet, ein hoher Gehalt an DNS oder RNS gemeinsam.

5.

Genetik der Pilze

Die höheren Pilze bilden eine artenreiche Organismengruppe, die in mancher Weise eine Zwischenstellung zwischen den Bakterien und den echten vielzelligen höheren Lebewesen einnehmen. Ihr Körper besteht meistens aus Hyphen, langen Fäden, die gewöhnlich keine Querwände haben und in denen die chromosomentragenden Kerne sich ziemlich frei bewegen können und auch miteinander reagieren.

Manche Pilzarten haben sich als besonders geeignet für genetische Untersuchungen erwiesen. Sie lassen sich mühelos in großen Mengen züchten, man kann bequem mit ihnen arbeiten und oft reagieren sie in unerwarteter Weise mit einander. Außerdem ist es möglich, die Produkte individueller meiotischer Teilungen vollzählig zu gewinnen. Dies ist weder bei Bakterien möglich, hier muß man die Resultate aus riesigen Zahlen ableiten, noch bei Tieren oder Pflanzen, bei denen in der Regel nur jeweils eine weibliche oder eine männliche Geschlechtszelle von einer Reifeteilung zur Befruchtung kommt. Das hat zur Folge, daß die Mendelschen Zahlenverhältnisse (s. S. 48 und S. 56) bei höheren Organismen fast nie genau stimmen sondern Zufallsschwankungen unterworfen sind oder sogar eine Abweichung zu Gunsten des einen oder anderen Typs von Nachkommen zeigen. Bei manchen Pilzen dagegen, wie z. B. dem Ascomyzeten (Schlauchpilz) *Neurospora crossa,* dem roten Brotschimmel, und anderen Arten (Abb. 4) sind alle vier primären Produkte einer Meiose – nämlich

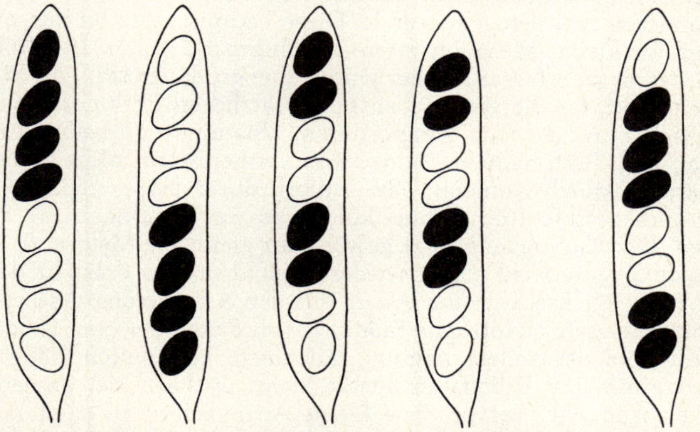

Abb. 4 Aufspaltung in helle und dunkle Sporen bei *Soldaria.* Vier Sporenschläuche (Asci) zeigen die regelmäßige 4 : 4 Aufspaltung, der fünfte (rechts) zeigt unregelmäßige Aufspaltung.

acht Sporen – der Reihe nach in einem schlauchförmigen Sporangium, dem Ascus, enthalten. Gewisse Merkmale, wie besondere Pigmentierung, können direkt unter dem Mikroskop beobachtet werden, so daß man eine vorherrschende 1 : 1-Aufspaltung oder auch kompliziertere Zahlenverhältnisse unmittelbar sehen kann und so die seltenen Ausnahmen herausfindet. Hier können wir also den Mechanismus der meiotischen Zellteilungen sowie sein gelegentliches Versagen direkt studieren.

Die interessantesten an Ascomyzeten gewonnenen Ergebnisse liegen auf dem Gebiet des Stoffwechsels, und es scheint, daß eine erhebliche Anzahl von Substanzen und biochemischen Prozessen Pilzen und Menschen gemeinsam sind, ja sogar wahrscheinlich in allen Lebewesen vorkommen. Viele dieser biochemischen Abläufe und Enzymreaktionen wurden zum ersten Mal mit der Hilfe von Pilzmutanten untersucht.

Eine „Wildtyp"-Kultur von *Neurospora* und auch von anderen Pilzen oder Bakterien kann auf einem Nährboden gedeihen, der keine organischen Substanzen oder doch nur ein Minimum solcher enthält. Offenbar können solche *„prototrophen"* Stämme alle organischen Substanzen, die sie brauchen, aus einfachen Verbindungen selbst herstellen. Es kommt jedoch vor, daß Ernährungsmutanten auftreten, die „auxotroph" sind (vom griechischen auxo = ich helfe), die nicht auf einem so einfachen Nährboden wachsen können, sondern nur mit der Hilfe einer anderen zusätzlichen Verbindung gedeihen. Wenn wir eine große Zahl asexueller Sporen einer solchen auxotrophen Mutante in einer Petrischale auf einem Nährboden aussäen, der Glukose, Salze und das Vitamin Biotin enthält, wachsen nur wenige der Sporen zu Kolonien heran, nämlich die mit der Rückmutation zur Prototrophie, alle anderen aber gehen zugrunde. Diese Technik gestattet uns, außerordentlich kleine Mutationsraten – manchmal 1 unter 10 Millionen unmittelbar zu erfassen. Bisher wurde eine große Anzahl von Mutanten entdeckt, die die verschiedensten zusätzlichen Verbindungen zum Wachsen brauchen, wie Aminosäuren, Vitamine und selbst Arzneimittel, z. B. Sulfonamide. *Neurospora* vermehrt sich nicht nur ungeschlechtlich durch Konidien oder einfach durch Hyphenteilung, sondern auch geschlechtlich. Dabei kommt es zur Verschmelzung zweier Zellen. Der Karyogamie folgt gewöhnlich gleich die Meiose, d. h. die diploide Zygote wird sofort wieder haploid und es entsteht der bereits (s. S. 19) beschriebene Ascus mit den 8 haploiden Ascosporen. Wenn man zwei auxotrophe Stämme, von denen der eine Riboflavin braucht und der andere Arginin, auf einem kompletten Nährboden mit Arginin und Riboflavin aussät, dann wachsen sie, paaren sich und bringen Asci hervor. Eine kleine Anzahl der neu entstandenen Ascoporen enthält dann infolge von Rekombination der Gene die normalen Allele, die die Unabhängigkeit von Riboflavin und Arginin gewährleisten. Diese Sporen, wieder fähig zur Eigensynthese von

Riboflavin und Arginin, wachsen daher auf dem einfachen Substrat, dem „Mangelmedium", zu Kolonien aus. Die Austauschhäufigkeit der verschiedenen auf diese Weise wiederhergestellten Prototrophen kann direkt ausgezählt werden durch Bestimmung der aus zwei verschiedenen Mangelmutanten wieder hervorgegangenen Typen. Auch Chromosomenkarten können mit Hilfe der Rekombinationszahlen gezeichnet werden, die denen auf S. 67 ähnlich sind. Pilzgeflechte (Mycelien), die aus verschiedenen solcher Ernährungs-Mangelmutanten zusammengesetzt sind, können manchmal auf einem Mangelmedium wachsen. Offenbar kompensiert jede Komponente die Unzulänglichkeit der anderen, so daß beide in einer Art Symbiose leben. Dies nennt man „Komplementation".

Die Rekombinierung zweier Stämme, die die gleiche zusätzliche Nährsubstanz brauchen, ergibt gewöhnlich keine prototrophen Individuen, es sei denn als Folge sehr seltener Rückmutationen. Es zeigt sich jedoch, daß sie manchmal imstande sind, auf Substraten zu wachsen, die zwar verschiedene jedoch verwandte Zusatzverbindungen enthalten. Manche Argininbedürftige Stämme wachsen z. B. nur in der Anwesenheit von Arginin, während andere auch in der Anwesenheit von Ornithin oder Citrullin – zwei verwandten Verbindungen– wachsen. Man ist heute allgemein der Ansicht, daß die einzelnen mutierten Gene, die an diesen Vorgängen beteiligt sind, bestimmte Schritte in einer Stoffwechselkette blockieren, die vom Ornithin über das Citrullin zum Arginin führt. Die Vorstellung, daß ein „Gen" die Synthese eines Enzyms kontrolliert und so die Bildung eines bestimmten Stoffwechselproduktes unterbinden kann, was zur anormalen Anreicherung eines anderen führt, wurde vor 60 Jahren von Garrod entwikkelt, der auf dem Gebiet menschlicher Stoffwechselkrankheiten gearbeitet hat. Diese Idee hat sich in vielen Zweigen der Genetik als sehr fruchtbar erwiesen, ist aber wahrscheinlich zu einfach; denn die Stoffwechselvorgänge in lebenden Zellen und Organismen laufen nicht in getrennten Bahnen ab, sie greifen vielmehr sehr eng ineinander.

6.

Ein wenig Mathematik — Wahrscheinlichkeit und Verteilung

Man kann die Vererbung nur an Gruppen untersuchen, deren Mitglieder gemeinsame Ahnen haben, wie Familien, Sippen und Stämme. In solchen Nachkommenschaften sind erbliche Unterschiede gemäß einfacher mathematischer Gesetzmäßigkeiten verteilt, die man bei einigen Organismen (s. S. 19) unmittelbar beobachten kann, die aber in den meisten anderen Fällen durch Zufallsverteilung kompliziert sind. Das Wirken des Zufalls kann durch die Gesetze der statistischen Wahrscheinlichkeit beschrieben werden und es ist notwendig, ein wenig von dieser Wissenschaft zu verstehen, wenn man die Bedeutung einer bestimmten Merkmalverteilung abschätzen will.

Wenn man eine Münze in die Luft wirft, so fällt sie entweder mit der Bildseite oder der Zahlseite nach oben auf den Boden, und es kommt nur ganz selten vor, daß sie auf ihrer Kante stehen bleibt. Wenn man diese Möglichkeit außer acht läßt, dann lehrt die Erfahrung, daß „Bild" und „Zahl" ungefähr gleich häufig geworfen werden. Die Wahrscheinlichkeit, daß „Bild" oben ist, kann man als die relative Häufigkeit des Vorkommens in einer sehr großen Anzahl von Würfen definieren, d. h. man dividiert die Zahl der „Bildwürfe" durch die Gesamtzahl aller Würfe. In unserem Falle ist die Wahrscheinlichkeit, daß die Bildseite geworfen wird, einhalb. Es ist der Mühe wert, so ein Experiment auszuführen und das Resultat aufzuzeichnen. Das Ergebnis einer solchen Wurfserie zeigt die folgende Tabelle:

Zahl der Würfe	„Bild"	Prozent
0	0	0
2	0	0
3	1	33,3
5	2	40,0
10	4	40,0
20	7	35,0
50	20	40,0
100	49	49,0
200	95	47,5
500	253	50,6
1 000	504	50,4
15 000	7 457	49,9

Diese Ergebnisse machen deutlich, daß man im großen und ganzen dem erwarteten Resultat, nämlich daß die Hälfte der Würfe „Bild" ergeben, umso näher kommt, je länger man zu werfen fortfährt.

Ein anderes Beispiel soll die Kombination verschiedener Spielkarten in einem Kartenspiel zeigen. Die Wahrscheinlichkeit, eine Figurenkarte (Bube, Dame, König) aus einem gut gemischten Kartenspiel zu ziehen, ist $^{12}/_{52}$ und die Wahrscheinlichkeit, eine der Zahlen von 1 bis 10 zu ziehen ist $^{40}/_{52}$. Da es andere Karten nicht gibt, so ist die Wahrscheinlichkeit, entweder eine Figur oder eine Zahl zu ziehen, $^{12}/_{52} + {}^{40}/_{52} = 1$, d. h. wir sind sicher, daß einer dieser Fälle eintreten muß.

Aus dem Spiel mit Münzen kann man noch mehr lernen, wenn man die Ergebnisse der Würfe in Gruppen einteilt. Man kann z. B. die Ergebnisse von 100 Gruppen aufschreiben, deren jede aus 10 einander folgenden Würfen besteht und die Ergebnisse je nach der Anzahl der „Bildwürfe" in jeder Gruppe anordnen. Die Münze kann in einer Serie von 10 Würfen 0–10mal auf die Bildseite fallen; wie oft in einem solchen Versuch von 100 Gruppen die Bildseite geworfen wird, zeigt die folgende Tabelle:

Anzahl der „Bildwürfe" in je 10 Würfen	Anzahl der Gruppen
0	0
1	0
2	6
3	11
4	16
5	32
6	19
7	10
8	4
9	1
10	1
	100

Wie zu erwarten, kommen die Gruppen mit der gleichen Anzahl von „Bild" und „Zahl" am häufigsten vor, während Gruppen ohne „Bild" oder „Zahl" selten sind. Weiter kann man sehen, daß das Maximum der Verteilung in der Mitte liegt und daß die Anzahl von Gruppen die den gleichen Abstand von der Mitte haben, etwa gleich ist. Die Verteilung ist also symmetrisch. Die einzelnen Klassen sind durch Sprünge voneinander unterschieden, es gibt keine Klasse von $6^1/_2$ „Zahlwürfen"; die symmetrische Verteilung ist also sprunghaft oder diskontinuierlich.

Eine diskontinuierliche asymmetrische oder schiefe Verteilung kann man leicht mit Hilfe eines Spielwürfels herstellen und es mag den Leser interessieren, wie ein Versuch dieser Art ausgefallen ist. In Serien von je 6 Würfen soll die Häufigkeit, mit der die „eins" geworfen wird, ermittelt werden. Die Theorie des Versuchs ist folgende: die Wahrscheinlichkeit, daß der erste Wurf in einer Serie ein „Einser" ist, beträgt $^1/_6$, und die Wahrscheinlichkeit, daß alle 6 Würfe „Einser" sind, beträgt $(^1/_6)^6$. Die Wahrscheinlichkeiten, Serien zu erhalten, die 0, 1, 2 . . . 6 „Einser" enthalten oder mit anderen Worten, die Häufigkeit dieser Kombinationen in einer sehr langen Beobachtungsreihe herauszufinden, sind folgende:

6 Einser	$(^1/_6)^6$	0,00002143
5 „	$6\ (^1/_6)^5 \cdot {^5/_6}$	0,00064300
4 „	$15\ (^1/_6)^4 \cdot (^5/_6)^2$	0,00803755
3 „	$20\ (^1/_6)^3 \cdot (^5/_6)^3$	0,05358368
2 „	$15\ (^1/_6)^2 \cdot (^5/_6)^4$	0,20093879
1 „	$6\ (^1/_6) \cdot (^5/_6)^5$	0,40187757
0 „	$(^5/_6)^6$	0,33489798
		1,00000000

Aus diesen Zahlen geht hervor, daß unter 100 000 Gruppen von je 6 Würfen im Durchschnitt nur zweimal alle 6 Würfe „Einser" sind, und 40 188 Gruppen mit nur einem „Einser" und 33 490 mit keinem „Einser" in je 6 Würfen vorkommen. Abb. 5 gibt eine graphische Darstellung dieser schiefen Verteilung wieder. Die Abb. 8 zeigt am Beispiel menschlicher Körpergewichte eine beobachtete schiefe Verteilung.

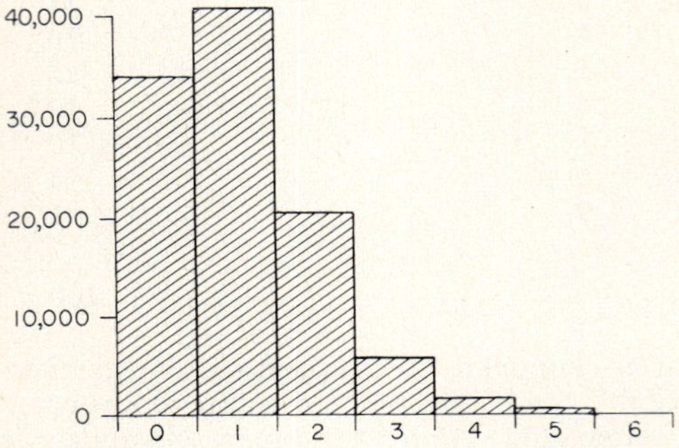

Abb. 5 Verteilung von 100 000 Gruppen von je 6 Würfen mit einem Würfel. Die Anordnung erfolgte von 0 bis 6.

Bisher haben wir uns mit der Verteilung deutlich verschiedener Einheiten befaßt, es ist aber auch möglich, kontinuierlich ineinanderübergehende, d. h. graduell variierende Eigenschaften in Klassen einzuteilen, die dann allerdings künstlich sind. Dabei ist es vorteilhaft, die Zahlen dieser Klassen auf einer Kurve darzustellen. Ein Beispiel dieser Art gibt die Abb. 6, hier ist die Verteilung der Anzahl der Schulknaben in einer großen Stadt nach ihrem Alter dargestellt.

Aus dieser Kurve kann man ablesen, daß keiner der Knaben jünger als 3 Jahre oder älter als 19 Jahre ist und daß das häufigste Alter etwa 7 Jahre beträgt. Das ist der *modale* Wert. Die Zahl der Knaben, die älter oder jünger als 10,5 Jahre sind ist etwa gleich groß und dieser Wert ist der *mediane* Wert. Das mittlere Alter aller Schulknaben jedoch beträgt 10,69 Jahre (arithmetisches Mittel). Wenn man die Kurve in der Abb. 6 auf ein Stück Karton kopiert und ausschneidet und die so erhaltene Figur auf der Schneide eines Messers balanciert, so findet man das Gleichgewicht, wenn das Kartonstück ein wenig links vom 11-Jahr-Wert auf der Schneide steht. Wenn man wissen will, wie groß die Wahrscheinlichkeit ist, daß einer der Knaben, dessen Name ausgelost wurde, ein bestimmtes Alter hat, so muß man die Häufigkeit der Knaben dieses Alters mit der Häufigkeit des Alters

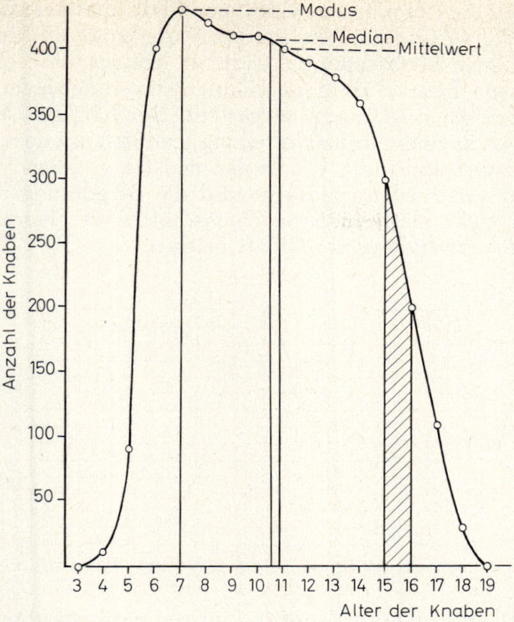

Abb. 6 Altersverteilung von Schulknaben in einer großen Stadt. Die Wahrscheinlichkeit, daß ein beliebig ausgesuchter Knabe im Alter zwischen 10 Jahren, 6 Monaten und 10 Jahren, 11 Monaten steht, gleicht dem Verhältnis der schraffierten Fläche zur Gesamtfläche. Letztere wählt man gewöhnlich als die Rechnungseinheit.

aller Knaben vergleichen. Diese Häufigkeiten sind nicht nur durch die Zahl der Knaben gegeben, sondern auch durch die relativen Größen der Flächen dieser graphischen Darstellung zwischen z. B. 10 Jahren, 6 Monaten und 10 Jahren, 11 Monaten im Verhältnis zur gesamten Fläche. Das ist für das Studium kontinuierlicher Verteilungen von Bedeutung. Die komplizierte geometrische Bestimmung der Flächen solcher Kurven kann man umgehen; es gibt nämlich mathematische Tafeln, in denen diese Werte stehen.

Bisher haben wir Beispiele von diskontinuierlichen symmetrischen und asymmetrischen, sowie von asymmetrischen (schiefen) kontinuierlichen Verteilungen beschrieben; die wichtigste Verteilung in Biologie und Genetik ist jedoch die symmetrische kontinuierliche Verteilung, die unter dem Namen „normale“ oder GAUSS'sche Kurve bekannt ist, nach dem berühmten Göttinger Mathematiker. GAUSS benutzte diese Kurve ursprünglich, um die Verteilung von Meßfehlern in physikalischen Beobachtungen sichtbar zu machen; sie ist in Abb. 7 in einem Beispiel über die Häufigkeit verschiedener Körperlängen von britischen Männern dargestellt. Der häufigste Wert, der Medianwert, ist in einer Normalverteilung identisch mit dem arithmetischen Mittelwert und nicht, wie in den meisten anderen Verteilungen, von ihm verschieden; dadurch wird die Berechnung einfacher. Es gibt noch mehr mathematische Eigenschaften der Normalverteilung, die ihre Verwendung vorteilhaft machen.

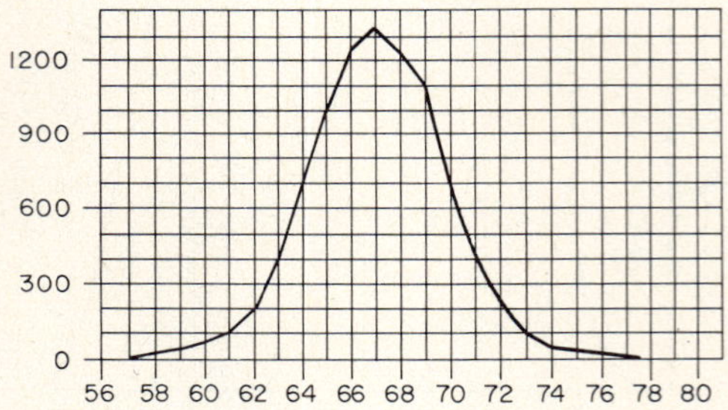

Abb. 7 Verteilung der Körperlänge in Zoll von 8585 erwachsenen Männern in Großbritannien im Jahre 1883. Die Abszissenwerte entsprechen den verschiedenen Größenklassen. 1 Zoll = 2,54 cm (nach KENDALL, 1943).

Wenn man Messungen an einer großen Zahl organischer Objekte vornimmt, indem man z. B. das Gewicht der Früchte einer bestimmten Pflanze oder die Höhe von Pflanzen einer Art gleichen Alters, oder die Flügelfläche der Individuen einer Insektenart mißt, so findet man häufig, daß die einzelnen Meßwerte ungefähr einer Normalverteilung folgen.

Die Symmetrie und Gestalt einer Verteilungskurve hängt von der Art der gemessenen Einheit ab: so kann man z. B. bei Männern entweder ihre Körperhöhe oder ihr Gewicht bestimmen. Wenn sich die Verteilung der Körperlänge in einer Bevölkerung einer normalen Verteilung nähert wie in Abb. 7, dann braucht die Verteilung des Gewichts der gleichen Personen nicht genauso auszusehen, denn die Masse eines Mannes kann im Verhältnis zu seiner Länge erheblich schwanken. Die Abb. 8 zeigt tatsächlich eine asymmetrische oder schiefe Gewichtsverteilung einer Bevölkerung. Die Kurven in Abb. 7 und 8 geben Meßwerte englischer Männer wieder. Aus mathematischen Gründen

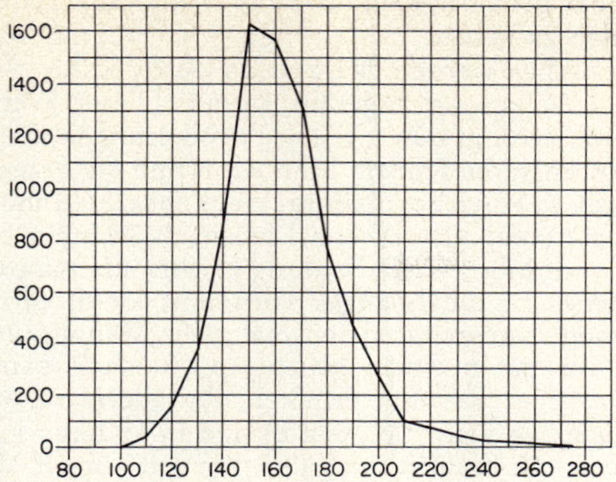

Abb. 8 Gewichtsverteilung in Pounds (lbs) bei 7749 Männern in Großbritannien. 1 Pound (lb) = 453,5 g (nach KENDALL, 1943).

ist es vorteilhaft, möglichst diejenige Maßeinheit auszuwählen, die sich einer Normalverteilung am meisten nähert.

Wenn die Verteilung der Meßwerte in einem Material von der Normalverteilung sehr stark abweicht und nicht leicht in eine solche transformiert werden kann, dann ist der Verdacht berechtigt, daß es sich um kein einheitliches Material handelt; so kann z. B. ein Gemisch von Früchten zweier Pflanzenrassen, von Samen verschiedener Pflanzen oder von Fliegen verschiedener Konstitution vorliegen. Manchmal findet man eine bimodale Verteilung, d. h. eine Kurve mit zwei Gipfeln, z. B. durch das Vorhandensein zweier verschiedener Altersgruppen in dem untersuchten Material. In all solchen Fällen kann man auch sagen, die Beobachtungen sind nicht von einer einheitlichen Population gewonnen (s. Abb. 9 und 30).

In der Genetik wie in anderen biologischen Disziplinen ist es oft wichtig, zu ermitteln, ob zwei Gruppen von Messungen wirklich verschieden sind. Diese Frage kann man auch folgendermaßen stellen: stammen diese Beobachtungen aus derselben Population oder nicht? Das wiederum ist nur ein Spezialfall eines noch allgemeineren statistischen Problems, ob nämlich bestimmte vorliegende experimentelle Zahlen mit einer Hypothese übereinstimmen oder nicht; oder auch ob die Zahlen besser mit der einen Hypothese vereinbar sind als mit einer anderen. Die für die Lösung solcher Probleme benötigte Mathematik ist oftmals schwierig, doch wollen wir hier zwei einfache, der Genetik

entnommene Beispiele bringen, um eine Vorstellung von den verwendeten Methoden zu geben.
Wie wir später sehen werden, beträgt das Geschlechtsverhältnis in der menschlichen Bevölkerung ungefähr 1 zu 1. Dieser Wert stimmt jedoch nicht ganz, denn in den meisten Bevölkerungen überwiegen unter den Erwachsenen die Frauen. Man kann nun die Frage stellen, wie viele Individuen in einer Bevölkerung man auszählen muß, um sicher zu sein, daß sie mehr erwachsene Frauen als Männer enthält. Niemand würde vermutlich einer Zählung trauen, die man etwa an den Passagieren eines Eisenbahnzuges vornimmt, denn es ist klar, daß zu verschiedenen Tageszeiten manchmal mehr Männer und manchmal mehr Frauen reisen. In einem beliebigen Haushalt kann man auch kein beweiskräftiges Resultat erhalten, da jedermann weiß, daß es in manchen Familien mehr Söhne gibt und in anderen mehr Töchter. Wie viele Menschen braucht man also, um mit einiger Verläßlichkeit festzustellen, daß es mehr Frauen als Männer gibt? Dieses Problem kann in einer Weise gelöst werden, die eine gewisse Ähnlichkeit mit dem auf S. 22 geschilderten Münzenwerfen hat. Wenn man die Zahlen von Männern und Frauen in einer gegebenen Bevölkerung mit denen vergleicht, die man erwarten würde wenn die Zahl der Geschlechter gleich wäre, so zeigt sich, daß die zwei Zahlenreihen sich signifikant voneinander unterscheiden. Setzt man die Auszählung lange genug fort, findet man, daß das Verhältnis von Männern zu Frauen sich nicht dem Werte 50:50, sondern eher einem anderen Wert nähert, z. B. 47 % Männer und 53 % Frauen. Wird die Streuung dieser Prozentwerte sehr klein, so kann man daraus entnehmen, daß man dem wahren Zahlenverhältnis sehr nahe gekommen ist. Außerdem kann die Signifikanz eines solchen Ergebnisses gemessen werden, und zwar kann es durch die Wahrscheinlichkeit ausgedrückt werden, mit der man das beobachtete Resultat lediglich auf Grund des Zufalls erhalten würde. Dabei wird folgendermaßen argumentiert: unter zwei Menschen können entweder beide Männer, beide Frauen oder ein Mann und eine Frau sein, und die Wahrscheinlichkeit, entweder zwei Männer oder zwei Frauen zu finden, beträgt jeweils 25 %, die Wahrscheinlichkeit, ein gemischtes Paar anzutreffen ist doppelt so groß, nämlich 50 %. Wenn in einer Gruppe von zwei Menschen lediglich durch Zufall in einem Viertel aller Fälle nur Frauen gefunden werden, so kann dieses Ergebnis nicht die Hypothese unterstützen, daß es mehr Frauen als Männer in der Bevölkerung gibt aus der die Paare stammen. Wenn man andererseits 200 Frauen nacheinander zählen würde, so müßte der Verdacht aufkommen, daß wir unsere Untersuchung in einem Nonnenkloster, einer Mädchenschule oder einer ähnlichen Institution durchführen, denn in einer gemischten Bevölkerung würde man so ein Ergebnis nur einmal in 2^{200} Zählungen erhalten oder ungefähr einmal in 10^{60}. Würde man aber alle gegenwärtig lebenden Menschen heranziehen, könnte man nur ungefähr $1{,}5 \times 10^7$ solcher Beobachtungsreihen erhalten. Die Wahrscheinlichkeit, 200

Frauen nacheinander zu zählen, ist so klein, daß man sie außer acht lassen kann, und es ist daher ganz sicher, daß man niemals eine Stichprobe dieser Art erhalten wird, wenn man eine aus ungefähr gleichen Zahlen von Personen beiderlei Geschlechts zusammengesetzte Bevölkerung untersucht. Kehren wir nunmehr zum Problem der Geschlechterproportion zurück, so können wir fragen ob z. B. der Befund von 110 Frauen und 90 Männern in einer Stichprobe beweist, daß es in der Gesamtbevölkerung, der diese Menschen rein zufällig entnommen sind, mehr Frauen als Männer gibt.

Statistische Berechnungen – zu kompliziert um sie hier zu erklären – zeigen, daß es sich nicht so verhält. Denn eine so schlechte Übereinstimmung mit dem Verhältnis 1 : 1 oder sogar eine noch schlechtere muß man in ungefähr jeder sechsten Stichprobe erwarten, wenn man sehr oft zählt. Ein überzeugendes Resultat würde man jedoch erhalten, wenn man dasselbe Verhältnis, nämlich 11 : 9 in einer unausgewählten Folge von 2000 Leuten findet. Die Wahrscheinlichkeit, 1100 Frauen in einer Gruppe dieser Größe zu finden, wenn die Bevölkerung aus gleichen Zahlen von Männern und Frauen besteht, beträgt weniger als 1 : 1000. Man kann daher schließen, daß in dieser Bevölkerung die Frauen tatsächlich überwiegen. Schwieriger ist es, zu untersuchen, wie gut dieses Ergebnis übereinstimmt mit der Annahme verschiedener Prozentzahlen des Frauenüberschusses.

Die Wahrscheinlichkeit, daß ein bestimmtes Ergebnis rein zufällig zustande gekommen ist, ist ein Maß für seine Beweiskraft. Der Zahlenwert für diese Signifikanz kann willkürlich festgesetzt werden. Man kann z. B. sagen, daß ein Resultat mit einer Hypothese übereinstimmt, wenn die Wahrscheinlichkeit, daß diese Übereinstimmung rein zufällig ist, weniger als 1 % oder weniger als 1 Millionstel beträgt. Für die meisten praktischen Zwecke und besonders auch in der Vererbungslehre erklärt man ein Resultat für signifikant oder beweiskräftig, wenn es nicht häufiger als einmal in zwanzig Fällen durch Zufall erwartet werden kann.

In der Genetik muß man häufig untersuchen, ob zwei Merkmale gekoppelt sind, ob sie gemeinsam miteinander vorkommen oder nicht. Man kann z. B. feststellen, ob blonde Menschen häufiger helle Augen haben als dunkelhaarige oder umgekehrt, ob dunkelhaarige Menschen eher dunkle Augen haben als helle. Es wird allgemein angenommen, daß diese beiden Behauptungen zutreffen. Wenn man die Schwierigkeiten bei der befriedigenden Klassifizierung von Haar- und Augenfarbe außer acht läßt, könnte man z. B. die folgende Verteilung antreffen: unter 100 Menschen finden sich 63 blonde, davon haben 52 helle und 11 dunkle Augen; unter den verbliebenen 37 dunkelhaarigen Personen sind 30 mit dunklen und 7 mit hellen Augen. Beweist so ein Resultat bereits die Wahrheit der allgemeinen Annahme? Um dies zu prüfen, ist es zweckmäßig, die Zahlen in folgender Weise anzuordnen:

beobachtete Zahlen

Augen	helles Haar	dunkles Haar	insgesamt
helle Augen	52	7	59
dunkle Augen	11	30	41
insgesamt	63	37	100

Angenommen, daß Haar- und Augenfarbe unabhängig voneinander in jedem Individuum auftreten, so würde man unter diesen 100 Personen die folgenden Zahlen erwarten:

erwartete Zahlen

Augen	helles Haar	dunkles Haar	insgesamt
helle Augen	37,17	21,83	59
dunkle Augen	25,83	15,17	41
insgesamt	63,00	37,00	100

Diese zwei Zahlenverteilungen sind nicht miteinander vereinbar, da man z. B. dreimal mehr helläugige dunkelhaarige Leute rein zufällig erwarten müßte als man tatsächlich beobachten kann. Berechnungen, auf die wir hier nicht eingehen können, zeigen, daß der obige Unterschied zwischen beobachteten und erwarteten Zahlen nur einmal unter 1000 Fällen durch Zufall vorkommen sollte und daß daher die allgemeine Meinung zu Recht besteht, daß helles Haar und helle Augen sowie dunkles Haar und dunkle Augen meist zusammen vorkommen.

7.

Die Einteilung von Dingen und Lebewesen und die Gründe für ihre Verschiedenheit

Unser Studium der Vererbung begann mit einer Betrachtung der Unterschiede zwischen den Lebewesen, und wir wollen jetzt herausfinden

1. durch welche Eigenschaften sich natürliche Objekte unterscheiden;
2. wie man sie in bezug auf diese Unterschiede anordnen kann und
3. welches die Gründe dieser Mannigfaltigkeit sind.

Naturforscher haben stets den Drang empfunden, Ordnung in die sie umgebenden Dinge und Ereignisse zu bringen. Dies wurde immer dann besonders deutlich, wenn neu entwickelte Methoden zur Ansammlung einer großen Zahl neu gefundener Tatsachen geführt hatten. So war z. B. das periodische System der chemischen Elemente das Ergebnis eines Jahrhunderts wachsender Erkenntnisse in der

Chemie. Vor etwa 200 Jahren lieferte der große schwedische Naturforscher und Arzt LINNÉ in seinem Buch *Systema Naturae* eine Einteilung der Mineralien, der Pflanzen und Tiere, die noch heute grundlegend für die moderne Systematik ist. Es ist jedoch nützlich, vor einer Diskussion des Systems der Pflanzen und Tiere, wie es die Biologen aufgebaut haben, eine Einsicht über die Anordnung von Dingen im allgemeinen zu gewinnen.

In einer wolkenlosen Nacht kann man am Himmel ein paar sehr helle Sterne sehen, nämlich Vertreter der großen Planeten, wie etwa Venus, Mars oder Jupiter. Andere Sterne, die Fixsterne, sind viel zahlreicher und weniger hell und manche von ihnen kann man gerade noch wahrnehmen. Unter diesen sind die kleineren Sterne des Großen Bären und die Plejaden. Mit einem Feldstecher kann man noch mehr Sterne sehen und ihre Zahl wächst, wenn man ein starkes Fernrohr benützt, oder wenn man mittels eines der großen Reflektoren photographische Aufnahmen macht. Der größte dieser Reflektoren befindet sich auf der Sternwarte am Mount Palomar in Kalifornien. Wenn man den Sirius und ein paar andere besonders helle Fixsterne außer acht läßt, so kann man z. B. tausend Fixsterne so anordnen, daß man von den ziemlich hellen zu den gerade noch photographierbaren derart fortschreitet, daß der erste gerade ein wenig heller ist als der zweite, dieser ein wenig heller ist als der dritte usf. bis zum tausendsten Fixstern. Auf diese Weise erhalten wir eine Fixsternfolge von den hellen zu den dunklen, in der die Unterschiede zwischen zwei nebeneinander gestellten Sternen sehr gering sind und die Helligkeit allmählich abnimmt. So eine Folge von Sternen ist beinahe kontinuierlich in bezug auf ihre Helligkeit und die Helligkeitsabnahme kann noch weiter abgestuft werden, wenn man 10 000 Sterne in der gleichen Spanne ihrer Leuchtkraft anordnet. Die Astronomen haben alle Fixsterne in bezug auf ihre Helligkeit klassifiziert und sie in etwa 20 Klassen eingeteilt, von denen die ersten sechs oder sieben mit dem unbewaffneten Auge sichtbar sind. Da die Helligkeit in diesem System allmählich abnimmt, versteht es sich, daß diese Klassen willkürlich sein müssen und so wurden sie von den Astronomen ausgewählt.

Viele Dinge auf der Erde kann man ebenso in kontinuierlichen Folgen anordnen. Kieselsteine oder Stücke von Schokolade kann man ihrem Gewicht nach anordnen, Töne nach ihrer Höhe, Licht nach der Farbe, Wasserbehälter nach ihrer Temperatur und unzählige andere Dinge nach allen möglichen Eigenschaften. Aber einige andere Dinge kann man nicht kontinuierlich anordnen, besonders solche, die etwas mit Zahlen zu tun haben. Die ganzen Zahlen 1, 2, 3, 4 ... usf. machen jeweils einen Sprung um eins und gehen nicht allmählich in einander über: zwischen 6 und 7 oder zwischen 1008 und 1009 gibt es keine ganzen Zahlen. Normalerweise haben die Individuen einer Fischart etwa 70, 71 oder 72 Wirbel, aber nicht 70,5. An einem Fuß hat man 1, 2, 3, 4, 5 oder selbst 6 Zehen, aber nur selten $3^1/_2$. Wenn wir Kristalle nach der Zahl ihrer Flächen anordnen wollen, so gibt es keinen der etwa 11,37 Flächen hat; ein Kristall muß unter allen Umständen eine ganze Zahl von Flächen, Kanten und Ecken aufweisen. Außerdem kommen durchaus nicht alle Kristalle, die man sich geometrisch ausdenken könnte, in der Natur vor; es gibt z. B. keine Pyramiden- oder Säulenkristalle, die aus 5, 7, 9, 10 oder 11 gleichen Flächen bestehen. Überhaupt zeigt es sich, daß nur 32 Kristallklassen möglich sind, die man gewöhnlich in sieben Ordnungen einteilt. Aber einige Kristallformen dieser Klassen sind bisher nur künstlich im Laboratorium hergestellt worden. Aus all dem geht hervor, daß es zwar Kombinationsformen von Einzelkristallen gibt, daß aber alle in eine bestimmte Anzahl natürlicher Symmetrieklassen eingeteilt werden können und zwar in einem notwendigerweise diskontinuierlichen System. Allerdings gibt es in manchen Mineralien auch Übergangsformen, wie man aus den Achsenwinkeln von Kristallen ähnlicher chemischer Zusammensetzung ersehen kann; der Feldspat ist ein Beispiel dafür.

Das periodische System der chemischen Elemente ist auch absolut diskontinuierlich. Es ist zwar richtig, daß wir heute viel mehr als die ursprüngliche Zahl von 92 postulierten Elementen kennen, aber zwischen je zwei Elementen gibt es keine anderen. Zwischen Wasserstoff und Helium gibt es keine reinen Gase und zwischen Gold und Quecksilber keine reinen Metalle. Die moderne Physik hat gezeigt, daß es ganze Gruppen ähnlicher Elemente gibt, die zusammen das bilden, was man früher als ein Element angesehen hat, aber auch diese Isotopen sind säuberlich von einander getrennt.

Diskontinuierliche Verteilungen findet man auch unter den Produkten der Industrie, wenn auch nicht immer. So gibt es vielleicht vier oder fünf Größen von Löffeln oder Gabeln und keine dazwischen, Milchflaschen werden nur in einigen wenigen Größen hergestellt usw. Wenn man allerdings den Inhalt von 1 Liter-Milchflaschen sehr genau messen würde, so dürfte sich eine gewisse Variabilität zeigen: die Verteilung um den Literwert würde sich dann als kontinuierlich erweisen, jedoch gäbe es einen großen Sprung von den Liter- zu den Halbliter-Flaschen. Messungen an natürlichen Produkten oder Lebewesen drängen sich gleichfalls um bestimmte Mittelwerte. Das Gewicht von Eiern, die Flügelfläche oder die Blattoberfläche der Mitglieder einer Art können in sehr engen Grenzen variieren, während die gleichen Messungen an Mitgliedern verwandter Arten ganz verschieden von einander sein können, wenn auch häufig eine erhebliche Überlagerung vorkommt.

Oft kann man die gleichen Gegenstände sowohl kontinuierlich als auch diskontinuierlich anordnen und zwar je nach dem Ordnungsprinzip. So wäre es z. B. möglich, eine ziemlich kontinuierliche Reihe aller Lebewesen in bezug auf ihr Gewicht aufzustellen. Ein solches System hätte natürlich nur einen beschränkten Wert, da z. B. ein Flußkrebs und eine Tulpe ohne weiteres Nachbarn sein könnten und auch ihre

Plätze tauschen könnten wenn man einen größeren Krebs durch einen etwas kleineren ersetzt. Daher verwendet man andere Kriterien als das Gewicht, wenn man Pflanzen und Tiere systematisch anordnen will, z. B. den Körperbau, die Wohnstätte oder die Nützlichkeit für den Menschen.

Vielfältigkeit ist eine auffallende Eigenschaft der Organismen und dies galt früher auch für vom Menschen hergestellte Dinge, bevor nämlich die moderne Industrie Standardprodukte eingeführt hat. Es ist fast unmöglich, zwei völlig gleiche Eichenblätter auf einer Eiche zu finden, obwohl alle Blätter einer Eiche offensichtlich Eichenblätter sind und sich leicht von Ahornblättern unterscheiden lassen. Der Zweig der Biologie, der sich mit der Anordnung lebender Objekte befaßt und zwar in einer im Hinblick auf ihre Struktur diskontinuierlichen Weise, heißt Systematik. Die Methoden dieser Wissenchaft zeigen uns zunächst große Gruppen, wie z. B. Vögel und Insekten, oder Moose und Algen und zwischen diesen Gruppen kaum etwas, was sie verbindet. Innerhalb dieser Gruppen gibt es kleinere aber auch völlig gesonderte Gruppen wie z. B. Eulen und Singvögel unter den Vögeln oder Käfer und Libellen unter den Insekten. Es gibt aber auch Gruppen von Lebewesen, die Arten, innerhalb derer man graduelle Übergänge oder vielfältigere Verwandtschaftsbeziehungen findet und die daher von verschiedenen Fachleuten unterschiedlich gruppiert werden. Ein Beispiel ist der Gletschermohn, eine Gattung, deren verschiedene Arten sich in Blütenfarbe, Höhe, Blattanordnung und anderen Merkmalen unterscheiden und zwar so, daß Arten, die sich in bezug auf ein Merkmal gleichen, in bezug auf andere verschieden sind. Das macht es natürlich unmöglich, diese Pflanzen in einer einzigen gültigen Weise anzuordnen und man erhält verschiedene Gruppierungen, je nachdem, welches Merkmal man für entscheidend hält.

In einer ähnlichen Lage befindet sich der Anthropologe, der versucht, viele verschiedene Charakteristika, wie etwa die Pigmentation von Haut, Haaren und Augen, mit der Schädelform oder der Körperlänge zu korrelieren. Wenn man Stichproben aus allen Bevölkerungen der Erde miteinander vergleicht, so findet man kaum eine Wechselbeziehung zwischen Schädelform und Haarfarbe oder zwischen Augenfarbe und Gewicht. Solche Ergebnisse zeigen, wie vergeblich die Bemühungen sind, das Bestehen reiner Menschenrassen nachzuweisen. Merkmale dieser Art werden am besten von Biometrikern untersucht, die komplizierte mathematische Methoden verwenden, wenn sie meßbare Unterschiede zwischen Bevölkerungsgruppen untersuchen.

Die wichtigste aber auch die am meisten umstrittene Einheit des Systematikers ist die Art. Da jedoch die Artmerkmale in so verschiedenen Lebensgruppen wie den Bakterien, Insekten oder Säugetieren notwendigerweise sehr verschieden sind, so erweist sich auch die Definition der Art, je nach den Objekten, als verschieden. Trotzdem nimmt man im allgemeinen an, daß eine Art einen höheren Grad von Realität besitzt als die übergeordneten systematischen Einheiten, die Gattungen, Familien oder Klassen. Man kann eine Art als eine Gruppe von Lebewesen definieren, die sich miteinander paaren und vermehren können und die im Sinne der Statistik eine kontinuierliche Population bilden. Von den Unterschieden zwischen Gattungen und Familien nimmt man an, daß sie sich aus Artunterschieden entwickelt haben.

Da es unmöglich ist, in diesem kleinen Buch das Artproblem vollständig zu behandeln, wollen wir die zahlreichen Ausnahmen von der obigen Definition nicht diskutieren und auch nicht die verschiedene Weise in der z. B. der Kurator eines Museums oder ein Tierzüchter das Artproblem betrachtet.

Die Arten von Mücken, Ameisen, Bakterien und vieler anderer Organismen werden von verschiedenen Biologen auf recht unterschiedliche Weise angeordnet, was darauf schließen läßt, daß es keine eindeutigen „natürlichen Klassen" gibt. In manchen Fällen sind zwei Arten deutlich verschieden, während in anderen Fällen, Verschiedenheiten nur durch sorgfältige Messungen sichergestellt werden können oder auch nur durch Unterschiede in der Lebensweise. Unter den Individuen einer Art gibt es immer eine gewisse Variationsbreite. Wenn man eine große Zahl von Pflanzen oder Tieren der gleichen Art in bezug auf ein meßbares Merkmal, wie Größe oder Gewicht oder ein zählbares Merkmal, wie die Zahl von Borsten oder Schuppen sortiert, so findet man die Zahlen in den verschiedenen Größen- oder Zahlenklassen häufig gemäß der auf S. 26 beschriebenen Normalverteilung angeordnet. Wenn es sich anders verhält und man statt dessen z. B. zwei oder mehr Klassen mit maximalen Individuenzahlen findet, die durch eine oder mehrere niedrigere Klassen getrennt sind, so sagt man, daß die untersuchte Population nicht homogen sondern gemischt (polymorph) ist und aus zwei oder mehreren Subpopulationen besteht. In Abb. 9 ist die Länge der Zangen in einer Ohrwurmpopulation dargestellt und man sieht, daß zwei Maxima vorliegen.

Bevor man aus so einem Ergebnis schließt, daß ein genetischer Polymorphismus vorliegt, muß man jedoch andere Möglichkeiten ausschließen. Man könnte z. B. ein ähnliches Resultat erhalten, wenn man es mit einem Gemisch zwei- und dreijähriger Individuen zu tun hat, oder vielleicht mit Individuen zweier verschiedener Arten die nur geringe Unterschiede zeigen aber sexuell und genetisch zu trennen sind. In polymorphen Arten können die verschiedenen Varianten, z. B. hellere und dunklere Schmetterlinge oder Marienkäfer mit verschiedenen Zahlen von Punkten, entweder gleichzeitig oder zu verschiedenen Jahreszeiten, am gleichen Ort oder in verschiedenen Gegenden, vorkommen. Bei manchen Arten kann man einen Polymorphismus leicht entdecken, aber bei den meisten ist er schwer zu erkennen. Poly-

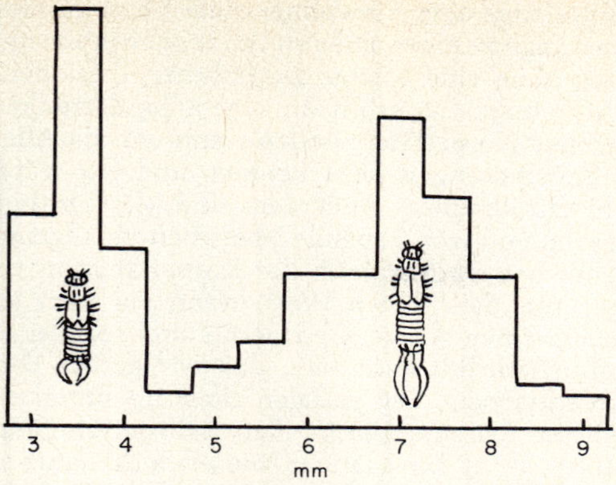

Abb. 9 Länge der Zangen in einer Population von Ohrwürmern (nach BABCOCK und CLAUSEN, 1927).

morphe Arten sind manchmal, aber nicht immer, im Begriff sich aufzuspalten.

Es gibt zwei Ursachen der Variation in einer Bevölkerung: eine innere, die gewöhnlich gleichbedeutend mit der Vererbung ist und eine äußere, milieubedingte. Wenn wir Proben trockener Weizenkörner, d. h. von Weizenembryonen messen und wägen, so können wir finden, daß eine dieser Proben aus größeren und schwereren Körnern besteht als die andere. Dies könnte dadurch bedingt sein, daß die erste Probe in einem besseren Jahr geerntet wurde oder auf besserem Boden gewachsen ist, oder auch weil diese Weizensorte bessere erbliche Eigenschaften hatte. Wollen wir die wahre Ursache ermitteln, müssen wir Weizen von beiden Proben auf dem gleichen Boden und zur gleichen Zeit aussäen oder noch besser, die beiden Sorten auf mehreren Böden wachsen lassen. Solche Versuche können mannigfaltige Ergebnisse zeitigen. Es kann z. B. sein, daß die eine Sorte auf allen verwendeten Böden eine reichere Ernte hervorbringt, als die andere; es kann aber auch vorkommen, daß der eine Samen auf fruchtbarem Boden erfolgreicher ist und der andere auf kargem Boden. Aus einem solchen Ergebnis können wir schließen, daß es wenig Sinn hat, die eine oder die andere Weizensorte als die bessere zu bezeichnen. Wenn man eine Aussage dieser Art machen will, so muß man die Bedingungen, unter denen sich die Pflanzen entwickeln, genau beschreiben. Der Unterschied, d. h. die Überlegenheit der einen Sorte zeigt sich nur unter bestimmten definierten Bedingungen.

Ein Forscher wird meist versuchen, die augenfälligsten Störungsfaktoren von seinen Experimenten fern zu halten. Es hätte z. B. wenig

Sinn, die Körperlänge aller Einwohner einer Stadt zu messen und sie mit der Körperlänge in einer anderen Stadt oder in einem Landbezirk zu vergleichen, ohne eine Menge zusätzlicher Tatsachen zu berücksichtigen. Wir würden natürlich an einem kinderreichern Ort eine niedrigere mittlere Körperlänge finden wenn wir die Altersverteilung in den zwei Bevölkerungen nicht kennen, und wir würden zu ganz falschen Schlüssen kommen. Außerdem sind Männer durchschnittlich größer als Frauen und wohlhabende Menschen im allgemeinen größer als arme. Daher hat ein Vergleich der Körperlänge in verschiedenen Bevölkerungen nur dann einen Wert, wenn wir über große Zahlen von Menschen gleichen Alters, Geschlechts und sozialer Stellung verfügen. Es kann natürlich auch sein, daß wir gerade den Effekt des Alters, Geschlechts oder der sozialen Stellung untersuchen wollen. Messungen dieser Art sind fast in allen zivilisierten Ländern für Rekruten erhältlich, d. h. für Männer, die etwa 20 Jahre alt sind. Ein Studium dieser Werte zeigt, daß in den meisten europäischen Ländern die Körperlänge während der letzten 80 Jahre um etwa 1 cm pro Jahrzehnt zugenommen hat. Die in Kalifornien lebenden Japaner sind um 5 bis 7,5 cm länger als ihre Eltern, die als Erwachsene aus Japan ausgewandert waren. Offenbar ist dies eine Folge besserer Lebensbedingungen in der Neuen Welt, insbesondere besserer Ernährung und Wohnverhältnisse.

Einige Kritiker haben eingewendet, daß gute Ernährung und Wohnung zwar das menschliche Wachstum beschleunigen, daß aber die letzten Endes erreichte Körpergröße unterernährter und schlecht untergebrachter Menschen durchaus nicht um so viel tiefer liege, als man gemeinhin annimmt. Es besteht jedoch kaum ein Zweifel darüber, daß wirklich ungünstige Lebensumstände zu Verkümmerung führen.

Nahrung, Wohnverhältnisse, Klima, Bodenbeschaffenheit und andere ähnliche Faktoren machen die Umwelt eines Lebewesens aus. Es ist leicht, Beispiele dafür zu finden, wie derartige Lebensbedingungen meßbare Eigenschaften von Pflanzen und Tieren beeinflussen. Jeder weiß, daß Pflanzen mit zu wenig Wasser, Tiere ohne ausreichendes Futter oder Kinder, die dauernd Infektionen ausgesetzt sind, nicht so gut gedeihen und wachsen wie ihre Artgenossen unter günstigeren Umständen. Milieueinflüsse haben jedoch ihre Grenzen und zwar nach beiden Richtungen: wie gut man auch ein Insekt füttern mag, es wird doch niemals die Größe eines Walfisches erreichen und andererseits kann man zwar ein Küken durch völligen Futtermangel schließlich töten aber niemals wird ein Miniaturhuhn daraus werden.

Manchmal ist es schwer, zu entscheiden, ob Variabilität inneren oder äußeren Faktoren entspringt. Bei unserer Ohrwurm-Population mit den zwei Maximalwerten für die Zangengröße können wir uns nicht recht vorstellen, was für Umweltfaktoren die Ursache sein könnten, und daher haben wir den Verdacht, daß wir es mit genetisch verschiedenen Individuen zu tun haben. Sehr häufig sind meßbare oder zählbare Merkmale, wie z. B. Größe oder Pigmentierung oder die Anzahl kutikulärer Anhänge, durch viele genetische Faktoren bestimmt; man nennt dies vielgenige Kontrolle eines Merkmals oder Polygenie. In solchen Fällen ergibt sich häufig eine Normalverteilung, und man ist nicht in der Lage mittels mathematischer Methoden zu entscheiden, ob wir es mit genetischer oder umweltsbedingter Variation zu tun haben. Tatsächlich sind die meisten Normalverteilungen durch Faktoren beider Art bedingt wenn auch in verschiedenem Maße. Das bedeutet, daß wir selbst unter günstigen Versuchsbedingungen eine Variation finden, die eine Folge des Einflusses leicht verschiedener Umweltsfaktoren auf geringe Unterschiede der Konstitution darstellt.

Zur Unterscheidung zwischen genetisch- und milieubedingter Variation bedient man sich der Methode der Selektion. Wenn man aus einer Population nach zwei verschiedenen Richtungen ausliest, indem man einerseits immer die größten Individuen paart und andererseits die kleinsten, so erhält man nach einigen Generationen sehr verschiedene Ergebnisse, je nach der genetischen Zusammensetzung des ursprünglichen Materials. Wenn das Ausgangsmaterial aber ein Klon oder eine reine Linie war, so unterscheidet sich die Nachkommenschaft der großen und der kleinen Individuen von einander weder in der mittleren Größe noch in der Variationsbereite; sie unterscheiden sich auch nicht von ihren Vorfahren, vorausgesetzt, daß sie unter ähnlichen Bedingungen aufgezogen wurden. Es ist daher klar, daß die Variation der Individuen in einem Klon oder in einer reinen Linie (s. S. 41) ausschließlich durch die Schwankungen des Milieus bedingt ist. Wenn man den gleichen Auslesevorgang bei einer natürlichen, sich geschlechtlich fortpflanzenden Population anwendet, so erhält man ein ganz anderes Ergebnis. Gewöhnlich gelingt es in wenigen Generationen, Stämme auszulesen, die sich in bezug auf Größe und andere meßbare Merkmale deutlich unterscheiden und dieser Effekt kann manchmal durch viele Generationen gesteigert werden. Durch ein solches Verfahren können zwei Populationen getrennt werden, die verschiedene Gene für Größe enthalten, die eine Gruppe mit einer Anzahl von Genen die stärkeres Wachstum bedingen und die andere mit Genen für Kleinwüchsigkeit. Bisweilen gelingt eine Auslese in einer Richtung leichter als in der anderen. Das Selektionsverfahren ist die wichtigste Arbeitsmethode der Pflanzen- und Tierzüchter und kann im Dienste vieler ökonomisch wichtiger Eigenschaften angewandt werden, z. B. auf Menge oder Fettgehalt von Milch, die Zahl der Körner in einer Weizenähre oder die Widerstandsfähigkeit von Bienen. Die Abb. 10 stellt den Erfolg eines solchen an Mais angestellten Ausleseversuchs dar, und zwar wurde nach hohem und niedrigem Ölgehalt ausgelesen.

Die Körpergröße ist eines der Merkmale, die häufig durch die Einwirkung vieler Gene bestimmt sind. Wenn wir annehmen, daß für die Länge eines Käfers 10 Genpaare verantwortlich sind, deren jedes in

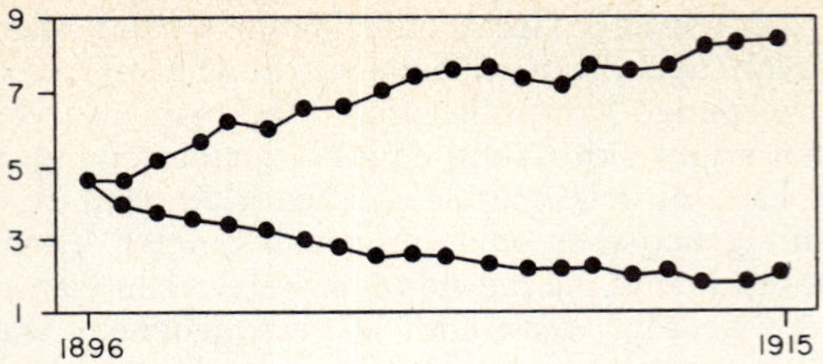

Abb. 10 Ergebnis einer Auslese auf hohen (obere Linie) und niedrigen (untere Linie) Ölgehalt bei Mais über 20 Jahre (nach BABCOCK und CLAUSEN, 1927).

einem verschiedenen Chromosom liegt und die Länge des Käfers um einen bestimmten Betrag vermehrt oder vermindert, je nach dem, ob es vorhanden ist oder fehlt, so haben wir ein außerordentlich vereinfachtes Modell, das uns jedoch eine normale Verteilung der Länge in der Käferpopulation liefert unter der Annahme, daß sich alle diese Gene frei kombinieren. In unserem auf Seite 23 beschriebenen Münzenexperiment hat sich gezeigt, daß unter allen Zehnergruppen diejenigen mit fünf „Bild-" und fünf „Zahlwürfen" die häufigsten sind. In dem vorliegenden Modell wäre diese Situation durch fünf Gene für Großwuchs und fünf Gene für Kleinwuchs gegeben. Zehnergruppen, die ungleiche Zahlen von „Bild"- oder „Zahlseiten" enthalten, waren weniger zahlreich und das trifft auch für die Gruppen von Genen zu, die eine größere oder kleinere Gesamtlänge zur Folge haben. Gruppen, die ausschließlich aus „Bild-" oder „Zahlwürfen" bestehen und den allergrößten und den allerkleinsten Käfern entsprechen, sind extrem selten, aber sie kommen vor.

Auslesevorgänge aus genetisch uneinheitlichem Material sind wahrscheinlich die wichtigsten Ereignisse für die organische Evolution in der Natur, und es ist interessant, sich zu überlegen, wie die Selektion bei der Tier- und Pflanzenzucht Verwendung fand. Das Ausleseverfahren ist nicht immer bewußt angewandt worden wie etwa zur Entwicklung von Rennpferden und der Liebhaberzucht von Zierpflanzen oder Vögeln, sondern erfolgte in der Frühzeit völlig unbewußt. Es ergab sich z. B. eine natürliche Tendenz, diejenigen Haustiere zur Zucht zu benutzen, die entweder früher geschlechtsreif oder fruchtbarer waren, selbst wenn diese Eigenschaften während des Lebens in der Freiheit durch andere Umweltbedingungen ungünstig gewesen wären. Es ist wahrscheinlicher, daß man die Sau zur Weiterzucht benutzt, die schon nach einem Jahr Junge hat als eine, die erst nach dem zweiten Jahr geschlechtsreif wird, weil eine größere Nachkom-

Tafel I.

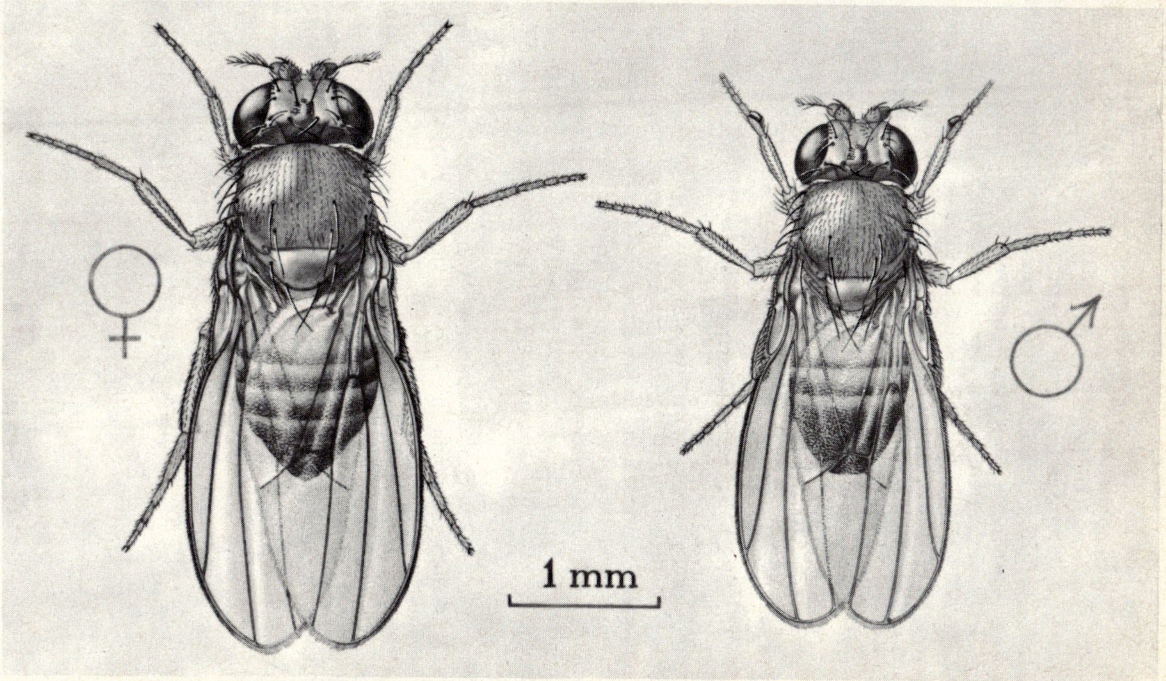

Weibliche (links) und männliche Taufliege, *Drosophila melanogaster*. Orig. A. J. LEE.

menzahl der ersteren den Ausschlag gibt. In gleicher Weise ist die Wahrscheinlichkeit größer, daß das Ei einer guten Legehenne zur Nachzucht genommen wird als das Ei einer schlechten. Auf diese Weise hat man bei vielen nützlichen Tieren über viele Generationen unbewußt Frühreife und größere Fruchtbarkeit ausgelesen. Ähnliche Selektionsvorgänge kann man auch bei Getreidearten beobachten. Unsere modernen Weizensorten hätten wenig Aussicht, zu überleben, wenn der Ackerbau eingestellt würde. Man hat oft gesehen, daß fast gar kein Weizen in einer Furche wächst, in der er im Vorjahr gewachsen war; aber unter den künstlichen Kultivierungsbedingungen sind diejenigen Weizenrassen, die die größte Körnerzahl erzeugen auch die fortpflanzungstüchtigsten, und da die Zahl und Größe der Körner einer Weizenpflanze auch ihren Wert für den Bauern bedingt, so ist diese Art der Selektion über Jahrhunderte fortgeschritten. Auf diese Weise ist der Ertrag der Felder erheblich gesteigert worden lange vor dem Beginn der wissenschaftlichen Weizenzucht.

Es gibt natürlich eine Grenze auch für die Merkmale, die von vielen Genen abhängig sind. Sie wird erreicht, wenn man einen homogenen Stamm hergestellt hat. Gelegentlich kommt es allerdings vor, daß ein weiterer Fortschritt in der gleichen Richtung erzielt wird, wenn ein Gen plötzlich mutiert. Dies ist tatsächlich bei der Taufliege *Drosophila melanogaster* vorgekommen; bei ihr trat nach einer leichten Dunkelfärbung, die durch Selektion nicht weiter vertieft werden konnte, plötzlich eine tiefdunkle Körperfarbenmutation auf, die man „ebony" (Ebenholz) genannt hat. Genauso können andere plötzliche Neuordnungen auftreten.

Wenn in einer Art die Selektion noch weiter getrieben werden soll, so kann man zwei Stämme, die jeder für sich durch Auslese nicht mehr zu verändern sind, miteinander kreuzen. Unter den Nachkommen, die der Rekombination der vielen Gene entstammen, durch die sich die beiden Stämme unterscheiden mögen, können sich einige befinden, die ökonomisch wertvoller sind als die elterlichen Typen und auch fähig, durch neuerliche Selektion weiter verbessert zu werden.

8.

Klone, reine Linien, Rassen und Stämme

Die Organismen pflanzen sich auf recht unterschiedliche Weisen fort. Bakterien und viele Einzeller teilen sich häufig durch Spaltung. Sind die Spalthälften gleich groß, spricht man von Zweiteilung, sind die Teile ungleich, von Sprossung. Die Eigenschaften aller Nachkommen einer einzelnen Zelle sind im allgemeinen sehr ähnlich, und man nimmt an, daß bei jeder Zellteilung alle Gene auf die beiden Hälften gleichmäßig verteilt werden. Die Nachkommen einer einzelnen Zelle, die unter kontrollierten Laboratoriumsbedingungen gewachsen sind, haben eine sehr einheitliche Qualität und bilden zusammen einen sogenannten Klon. Alle Polypen eines Korallenriffs können Abkömmlinge einer einzigen pelagischen Larve und damit genetisch einheitlich sein. Dies trifft auch für manche parthenogenetisch entstandene Linien der Wasserflöhe *(Cladocera)* und der Blattläuse zu, so wie auch für Pflanzen, die die Fähigkeit geschlechtlicher Fortpflanzung eingebüßt haben. Es gibt jedoch andere Arten der Parthenogenese, z. B. unter manchen Geradflüglern *(Orthoptera)*, die nicht genetisch einheitliche Nachkommen haben. Polyembryonie, die Entstehung mehrerer Individuen aus einem Ei, liefert gleichfalls genetisch einheitliche Individuen bei so verschiedenen Formen wie der Gallmücke Miastor *(Diptera)* und dem Menschen (eineiige Zwillinge, -Drillinge usf.).

Viele Blütenpflanzenarten vermehren sich vegetativ. Erdbeeren werden gewöhnlich durch Ausläufer vermehrt und die Bananenpflanzen durch Stecklinge, denn in den Bananen bilden sich keine Samen aus. Pfropfreiser, von denen die fruchttragenden Teile unserer Apfelbäume abstammen, sind selbst Stücke älterer Bäume. Auf diese Weise wurden über 6 000 000 Bäume der Apfelsorte *Cox orange pippin* erzeugt, die alle durch Pfropfung von einem einzigen Baum abgeleitet sind, der zu Beginn des 19. Jahrhunderts in der Nähe der südenglischen Stadt Slough gewachsen war. Alle diese Bäume gleichen einander in der Qualität und der Güte ihrer Äpfel, während die Sämlinge dieser Bäume sich alle unterscheiden. Einige wohl bekannte Kartoffelsorten wie die Sorte *King Edward* werden durch Knollen vermehrt und verhalten sich ähnlich. Alle derartigen Stämme, die man durch Abtrennung von Teilen alter Pflanzen zieht, bilden zusammen einen Klon. Man kann daher einen Klon als eine Population definieren, deren Individuen sich alle von einem einzigen Lebewesen durch vegetative Vermehrung ableiten, und zwar nur durch mitotische Kernteilung. Jegliche Variation zwischen den Individuen eines Klones muß daher entweder durch Umweltfaktoren verursacht sein oder durch plötzliche Veränderung von Genen (Mutationen, s. S. 81), die nach der Abtrennung aufgetreten sind.

Bei den meisten Einzellern und der Mehrzahl der vielzelligen Organismen kommt zusätzlich zur einfachen Zellteilung oder auch ausschließlich eine kompliziertere Art der Fortpflanzung vor. Bei den Tieren dringt eine kleine Zelle – die Samenzelle – in eine große Zelle – die Eizelle – ein, und aus der Verbindung dieser beiden entwickelt sich ein neues Individuum. Ähnliche Vorgänge kann man auch bei Pflanzen beobachten. Samenzellen und Eier können von ein und demselben Individuum erzeugt werden, wie bei der Gartenschnecke, oder von verschiedenen Individuen wie beim Hering; Gartenschnecken sind stets Hermaphroditen, und fast alle Heringe sind entweder männlich oder weiblich. Inzucht bei Mäusen über 30 Generationen, indem man abwechselnd Töchter mit ihren Vätern und Söhne mit ihren Müttern paart, führt schließlich zu genetisch sehr gleichartigen Individuen. Wenn man Brüder mit Schwestern paart, dauert es länger – etwa 50 bis 60 Generationen – um solche Gleichartigkeit zu erzielen. Reine Linien dieser Art gibt es z. Z. nur bei wenigen Tierarten: bei Mäusen, Ratten, Meerschweinchen, Geflügel und einigen Fliegenarten. Theoretisch ist es möglich, zu sagen, wie viele Generationen der Inzucht nötig sind, um in einer Art eine reine Linie zu erhalten – vorausgesetzt, daß man Mutationen außer acht läßt. Es hängt ab von der Zahl der Überkreuzungen (crossing-over) zwischen den homologen Chromosomen oder mit anderen Worten, von der Länge der Chromosomenkarten (s. S. 67).

Bei den meisten anderen Tierarten darf man unter einer reinen Linie nur einen Stamm von gewisser Reinheit verstehen. Um die Einheitlichkeit eines solchen Stammes zu prüfen, muß man Ausleseversuche durchführen (s. S. 37). Wenn der Stamm einigermaßen rein ist, haben Selektionsversuche z. B. in Hinsicht auf Größe, Gewicht oder Farbe keinen Erfolg. Es scheint also, daß Feststellungen in bezug auf die Reinheit von Pflanzen- oder Tierstämmen einen sehr verschiedenen Grad von Verläßlichkeit besitzen. Im allgemeinen sind Gärtner und Landwirte mit der Beschreibung auf den Samenpaketen zufrieden, während Tierliebhaber und Viehzüchter immer einen Stammbaum verlangen. Genetisch homogenes Material von wünschenswerten Eigenschaften kann man auch aus der Kreuzung von Mitgliedern zweier reinen Linien erhalten. Abgesehen von Mutationen ist die erste Generation einer solchen Kreuzung einem Klon gleichwertig. Dieses Vorgehen wird manchmal in der Geflügelzucht benutzt, wenn man z. B. die zwei Hühnerrassen *Light Sussex* und *Rhode Island Red* kreuzt. Auch Laboratoriumstiere für die Drogenprüfung werden auf diese Weise gezüchtet.

Ein wichtiger Begriff, der ursprünglich in der Systematik benutzt wurde, ist das Wort „Rasse". Heutzutage versucht man jedoch, dieses Wort möglichst zu vermeiden. Man liest oder hört auch von der menschlichen Rasse. Das bedeutet aber menschliche Spezies und umfaßt die gesamte Menschheit. Man kann natürlich von den sogenannten großen menschlichen Rassen innerhalb der Spezies Mensch sprechen, von der weißen, gelben, schwarzen und roten Rasse. Hier bedeutet das Wort „Rasse" eine der großen Menschheitsgruppen von denen man annimmt, daß die Mitglieder einer jeden Gruppe untereinander näher verwandt sind als mit den Mitgliedern anderer Gruppen und auch, daß die Mitglieder innerhalb einer Gruppe alle eine ziemlich ähnliche genetische Konstitution haben. Wenn wir Menschen in der gleichen Weise betrachten würden wie Tiere oder Pflanzen, so würden wir diese großen Gruppen der Menschheit wahrscheinlich als geographische Varietäten bezeichnen. Leider wurde das Wort „Rasse" auch zur Diskriminierung von Menschen benutzt, die sich in irgendeiner beliebigen Weise unterscheiden, ganz unabhängig davon, ob diese Unterschiede genetischer Natur sind oder nicht; sie sind häufig sprachlich, ökonomisch oder religiös. Es ist z. B. ganz falsch von einer arischen Rasse zu sprechen, da das Wort „arisch" ursprünglich eingeführt wurde, um die meisten europäischen sowie auch einige indischen Sprachen zu beschreiben, und jetzt ist die Bedeutung des Wortes noch mehr eingeschränkt worden. Von einer jüdischen Rasse zu sprechen ist zumindest übertrieben, da, trotz der Unterschiede zwischen Juden und Nichtjuden in den einzelnen Ländern die genetische Konstitution der Juden stets derjenigen der anderen Völker ähnelt, die dem gleichen Milieu ausgesetzt sind, und zwischen Juden aus verschiedenen Ländern verschieden ist. In dem jungen Staat Israel hat sich gezeigt, daß viele der sogenannten jüdischen Eigenschaften auf die sozialen Verhältnisse in der Diaspora und auf andere historische Ursachen mannigfaltiger Art zurückzuführen sind.

In der Pflanzen- und Tierzucht hat das Wort Rasse häufig die gleiche Bedeutung wie Varietät. In dieser Weise wird es auf Hundetypen, wie z. B. Terrier oder Wolfshunde angewandt oder auf Gemüsesorten wie Zuckererbsen, Blumenkohl und andere, die alle ziemlich rein gezüchtet werden. Gewöhnlich charakterisiert man eine bestimmte Rasse dieser Art durch ein oder mehrere Merkmale, die sie von dem Rest der Art unterscheiden. Japanische Tanzmäuse, die ihren Schwänzen nachlaufen, leiden an einer Innenohrstörung, Rennpferde sind leichter gebaut als Lastpferde, und Rotkohl hat rote Blätter und nicht grüne. Züchter der alten Schule machen nur selten einen Unterschied zwischen Merkmalen, die auf einem einzigen Genunterschied beruhen und solchen, die durch viele Gene bedingt sind, und sie gebrauchen daher das Wort Rasse in recht ungenauer Weise. Der moderne Genetiker benutzt statt Rasse das Wort „Stamm" mit einer ganz bestimmten Bedeutung. Man wendet es auf Formen an, die sich von den gewöhnlich vorkommenden Wildformen durch einen oder meherere bestimmte Erbcharaktere unterscheiden, die sich gewöhnlich rein vererben. So gibt es Stämme weißer Zierwicken, haarloser Pfirsiche (Nektarinen) oder hornloser Schafe. In bezug auf den Menschen ist es besser von Populationen als von Rassen zu sprechen.

9.

Generationszyklen und Mendelsche Vererbung bei Haplonten

Wenn eine Samenzelle und eine Eizelle verschmelzen, bilden sie das befruchtete Ei, das man auch Zygote nennt, und von dem alle Zellen des neuen Lebewesens abstammen. Nehmen wir an, daß die Samenzelle und die Eizelle je drei Chromosomen mitbringen, dann ist die Chromosomenzahl in der Zygote sechs. Wenn diese Zygote schließlich Eier und Samenzellen mit je sechs Chromosomen hervorbringen würde, dann würden wir offenbar in der nächsten Generation zwölf Chromosomen erhalten, in der übernächsten 24 usf. WEISMANN, einer der großen Biologen nach DARWIN, erkannte, daß so ein Prozeß nicht unbeschränkt weitergehen kann und behauptete, es müsse einen Mechanismus geben, der die Zahl der Chromosomen wieder reduziert, obgleich er diesen Vorgang nicht selbst beobachten konnte. Er wurde aber von mehreren Forschern der nächsten Generation entdeckt und heißt jetzt Meiose. Gelegentlich kann jedoch eine solche Reduktionsteilung unterbleiben, was besonders bei Pflanzen zu neuen Varietäten führt, wie das z. B. bei Brombeeren der Fall ist.

Die Verminderung der Chromosomenzahl erfolgt bei den einzelnen Arten in verschiedenen Phasen der Fortpflanzung, s. Abb. 11.

Bei manchen primitiven Algen schließt sich die Reduktionsteilung unmittelbar an die Befruchtung des Eis an und die junge Pflanze hat nur halb so viele Chromosomen wie die Zygote. Eine solche Pflanze

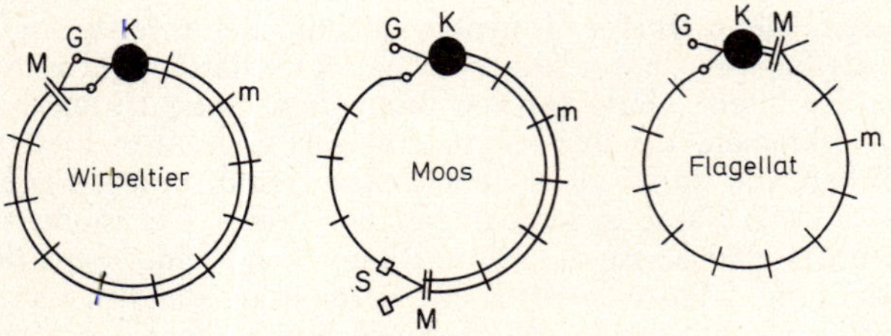

Abb. 11 Haploide (einfache Linie) und diploide (Doppellinie) Phasen in drei Lebenszyklen. M = Meiose (Reduktion der diploiden zur haploiden Phase), G = Gameten, K = Karyogamie (Vereinigung zweier Gametenkerne), m = Zellteilung (Mitose), S = Sporen. Phasenfolge im Sinn des Uhrzeigers (nach CLAUS, GROBBEN und KÜHN).

ist haploid oder ein Haplont, weil sie nur einen einfachen Satz von Chromosomen hat – in unserem Beispiel drei – während der Zellkern der Zygote diploid ist, denn er enthält doppelt so viele Chromosomen bzw. zwei komplette Sätze. Bei höheren Tieren findet die Verminderung der Chromosomenzahl während der verschiedenen Phasen der Bildung von Spermatozoen und Eiern statt. Die Reduktion erfolgt stets während der Spermiogenese, bei den Eizellen aber gewöhnlich nicht vor Eintritt des Spermiums. Daher sind die meisten Tiere während ihres individuellen Daseins diploid, während ihre Samenzellen – nicht aber ihre Eizellen – haploid sind.

Bei einigen Pflanzengruppen kommt es etwa auf halbem Wege zwischen zwei Generationen von Zygoten zur Chromosomenreduktion. Der Lebenslauf solcher Arten zerfällt daher in zwei ungefähr gleich lange Phasen, eine haploide und eine diploide. Bei manchen Algenarten kann man diese zwei Phasen äußerlich nicht unterscheiden, sie wachsen auch an den gleichen Orten. Aber bei höheren Pflanzen bestehen große Unterschiede. Bei Laub- und Lebermoosen sowie bei Farnen unterscheiden sich die beiden Phasen erheblich voneinander, die haploiden Formen haben sogar eigene Namen wie Protonema und Prothallium. Manche dieser Pflanzen sind sehr geeignet für genetische Studien. Die häufige Laubmoosart *Funaria hygrometrica* besitzt grüne Gametophyten mit 7 Chromosomen in den Zellkernen, sowie braune Sporophyten mit 14 Chromosomen. Der diploide Sporophyt entwikkelt sich aus einer Zygote auf dem Gametophyten. Die Zygote ist das Verschmelzungsprodukt einer Eizelle (im Archegonium) und eines Spermatozoiden (aus dem Antheridium), die vom haploiden Gametophyten gebildet wurden. Die Sporophyten bringen Sporen hervor, aus denen wieder haploide Gametophyten entstehen. Die Nachkommen der Gameten aller haploiden Pflanzen bilden reine Linien, da die diploide Phase (der Sporophyt) zwei Chromosomensätze enthält, die beide Abkömmlinge des gleichen Satzes und daher gleich sind.

v. Wettstein, der die Genetik dieses Mooses studiert hat, konnte reine Linien mit verschiedenem Aussehen herstellen, so etwa eine breitblättrige und eine schmalblättrige Linie, die sich rein weitervermehrten. Die aus der Kreuzung dieser beiden Linien hervorgegangenen Sporophyten erzeugten Sporen, die alle gleich aussahen, jedoch zu verschiedenen Pflanzen auswuchsen. Die Sporophyten dieser Art bilden Vierergruppen von Sporen, sogenannte Tetrasporen, und es gelang durch besondere Maßnahmen die vier Abkömmlinge einer einzelnen Sporenmutterzelle zu isolieren und zur Keimung zu bringen mit folgendem Ergebnis: von 35 Tetraden bei denen die Technik erfolgreich angewandt wurde, erzeugte eine jede zwei schmalblättrige und zwei breitblättrige Moospflanzen.

Die Vererbung der zwei Merkmale „breitblättrig“ und „schmalblättrig“ scheint ganz einfach vor sich zu gehen und ist es auch, und doch ist es angebracht, die Situation genau darzulegen, nämlich um auf diese

Weise kompliziertere Arten der Vererbung verständlicher zu machen, indem der einfachere Vorgang als Vorlage dient. Wir können also sagen, daß jede Zelle einschließlich der Gameten des breitblättrigen Mooses ein Gen B enthält, während jede Zelle des schmalblättrigen ein Gen b enthält. Durch die Vereinigung zweier Gameten zu einer Zygote entstehen aus den zwei Arten von Gameten drei Arten von Zygoten und damit auch von Sporophyten: nämlich BB, Bb und bb. Dieses Verhältnis wird noch klarer bei Betrachtung der nachfolgenden Tabelle.

Haploide Eltern Gametophyten	Diploide Phase Sporophyten	Haploide Nachkommen Gametophyten
B × B	BB	B B
B ×b oder b ×B	Bb	B b
b × b	bb	b b

In der zweiten Reihe wurden B × b und b × B gesondert eingetragen, weil es üblich ist, den weiblichen Elternteil zuerst anzuführen; danach ist das erste Verschmelzungsprodukt das Kreuzungsergebnis einer Eizelle von einem breitblättrigen Moos mit einem Spermium von einem schmalblättrigen Moos und das zweite das umgekehrte Kreuzungsergebnis.

Jeder der diploiden Sporophyten BB und bb läßt sich rein weiterzüchten, es sind homozygote Sporophyten. Die Bb-Pflanzen haben zweierlei Nachkommen, nämlich breit- und schmalblättrige, wie oben beschrieben. Sie sind heterozygot. B und b sind die für dieses Merkmal verantwortlichen Erbfaktoren oder Gene.

Wenn bei Pflanzen einer Art entweder das eine oder das andere Merkmal eines Paares von Eigenschaften gefunden wird, nämlich breite oder schmale Blätter, so nimmt man an, daß zwei verschiedene Gene vorkommen, die einander entsprechende Plätze auf gleichartigen Chromosomen der sich so unterscheidenden Pflanzen einnehmen. Derartige Genpaare wie B und b heißen Allele, und in einem Chromosom eines Satzes und somit in jeder Zelle einer haploiden Pflanze kann es nur eins dieser Allele geben. In einer diploiden Pflanze dagegen und in Tieren, die gewöhnlich zwei Chromosomensätze tragen, können beide Allele in der gleichen Zelle auf den beiden homologen Chromosomen vorkommen. In manchen Fällen findet man mehr als zwei Allele in einer Population; drei oder eine ganze Serie können vorkommen, und sie zeigen ihre Anwesenheit gewöhnlich durch die abgestufte Ausprägung der Eigenschaft bei ihren Trägern an. Ein wohlbekanntes Beispiel dieser Art findet sich in der Augenfarbe mancher Insekten, z. B. kann die Augenfarbe bei *Drosophila melanogaster* die verschiedensten Schattierungen vom normalen leuchtenden Rot bis zum reinen Weiß haben.

10.

Mendelsche Vererbung bei Diplonten

Wie bereits erwähnt, enthalten die meisten Zellen von diploiden Pflanzen oder Tieren, d. h. also bei der überwiegenden Mehrzahl der Blütenpflanzen und vielzelligen Tiere, den doppelten Chromosomen-Satz. Falls sich in einer solchen Art zwei homologe Gene und zwar Allele finden, gibt es Individuen, die diese beiden Allele in jeder Zelle auf den homologen Chromosomen der beiden Sätze tragen. Solche Individuen nennt man heterozygot. Es ist interessant, zu untersuchen, welches von zwei Merkmalen ein heterozygoter Organismus aufweist: ist nur die Eigenschaft des einen Gens ausgeprägt, wirken beide gleich stark oder überwiegt das eine etwas? In der Natur finden sich alle diese Möglichkeiten verwirklicht.

Beim Löwenmaul, *Antirrhinum majus*, gibt es eine mutierte Form mit dem Namen *graminifolia* (grasblättrig), die sich hauptsächlich durch schmalere Blätter von den normalen Pflanzen unterscheidet. Ein zusätzlicher Unterschied in der Blütenform soll hier außer acht bleiben. Wir wollen das Gen, das für die gewöhnliche breitblättrige Form verantwortlich ist, *Gram* nennen und das Allel für die schmalblättrige Form *gram*. Wenn man Pollen einer breitblättrigen Pflanze, die gewöhnlich wieder nur breitblättrige Pflanzen erzeugt, auf die Narbe einer schmalblättrigen Pflanze bringt, erhält man in den folgenden zwei Generationen nachstehendes Ergebnis: in der ersten Tochtergeneration (F_1) gibt es nur Pflanzen mit breiten Blättern; aber in der zweiten Tochtergeneration (F_2), die der Selbstbestäubung von F_1-Pflanzen entstammt, finden sich etwa $^3/_4$ breitblättrige und $^1/_4$ schmalblättrige Pflanzen. Die Gameten, das heißt die Pollenkörner und Eizellen der ersten Pflanze, von der wir nur den Pollen nahmen, hatten alle das Gen für Breitblättrigkeit, während die Gameten der anderen Pflanze alle das andere Gen für Schmalblättrigkeit trugen. Daher enthielten alle Pflanzen der ersten Tochtergeneration *Gram* in dem einen der homologen Chromosomen und *gram* in dem anderen von je einem Elternteil.

Ein derartiges Löwenmaul, das in seinen Zellen zwei Chromosomen trägt, von denen das eine *Gram* und das andere *gram* enthält, hat selbst breite Blätter und man sagt, daß es den gleichen Phänotyp oder das gleiche Aussehen hat wie seine Vaterpflanze. Da *Gram* dasjenige Gen ist, das den Blattcharakter der ganzen Pflanze bestimmt, wenn es gleichzeitig mit *gram* vorhanden ist, so nennt man es dominant*, während *gram*, das bei gleichzeitiger Anwesenheit von *Gram* nicht wirksam wird, rezessiv genannt wird. Obwohl alle Pflanzen der F_1-Generation das Aussehen eines der Eltern haben, tragen sie dennoch verschiedene Gene, d. h. sie unterscheiden sich in ihren Genotypen von dem phänotypisch gleichen Elter. Und obgleich *gram* seine Anwesenheit, wenn es gleichzeitig mit dem dominanten Allel *Gram* vorkommt, nicht zeigt, so kann es dennoch in einem Teil der Nachkommenschaft dieser Pflanzen wieder in Erscheinung treten. Dies geht klar aus dem Umstand hervor, daß ungefähr $^1/_4$ der Pflanzen in der F_2-Generation schmale Blätter hat; diese Generation ist aus den breitblättrigen Pflanzen der F_1-Generation entstanden, und zwar entweder auf dem Wege der Selbstbestäubung oder durch Kreuzung zwischen Pflanzen der gleichen genetischen Konstitution und des gleichen Phänotyps (Abb. 12).

Alle Pflanzen der F_1-Generation erzeugen zwei Arten von Blütenstaub, Pollenkörner mit dem Gen *Gram* in einem Chromosom und andere mit dem Gen *gram*. In ähnlicher Weise werden auch Eizellen mit *Gram* und andere mit *gram* produziert. Die Kombination dieser zwei Pollentypen mit den zwei Typen von Eizellen ist die Erklärung für das Verhältnis 3 : 1, das sich in den Nachkommen der zweiten Tochtergeneration zeigt. Man kann sich dies wiederum durch Hochwerfen von Münzen klarmachen. Diesmal benutzt man zwei Münzen, ein 5-Pfennigstück für die Eizelle und ein 10-Pfennigstück für das Pollenkorn. „Bild" steht für *Gram* und „Zahl" für *gram*. „Bild" soll über „Zahl" dominieren. Die genetische Konstitution einer Pflanze bestimmen wir durch das Aufwerfen beider Münzen, wobei nicht betont zu werden braucht, daß das Hochwerfen des 5-Pfennigstücks (Eizelle) und des 10-Pfennigstücks (Pollenkorn) von einander völlig unabhängig ist. Wenn wir weiterhin annehmen, daß „Bild" und „Zahl" gleich häufig oben liegen, so erhalten wir die gleiche Anzahl der folgenden Kombinationen:

5-Pfennig Bild und 10-Pfennig Bild
5-Pfennig Bild und 10-Pfennig Zahl
5-Pfennig Zahl und 10-Pfennig Bild
5-Pfennig Zahl und 10-Pfennig Zahl

Von diesen vier möglichen Kombinationen stellt die erste eine homozygot breitblättrige Pflanze dar; die zweite und dritte, obgleich auf verschiedene Weise erzeugt, stellen beide heterozygote gleicher geneti-

---

* Streng genommen ist es der Blattcharakter, der dominant ist und nicht das Gen (s. S. 93).

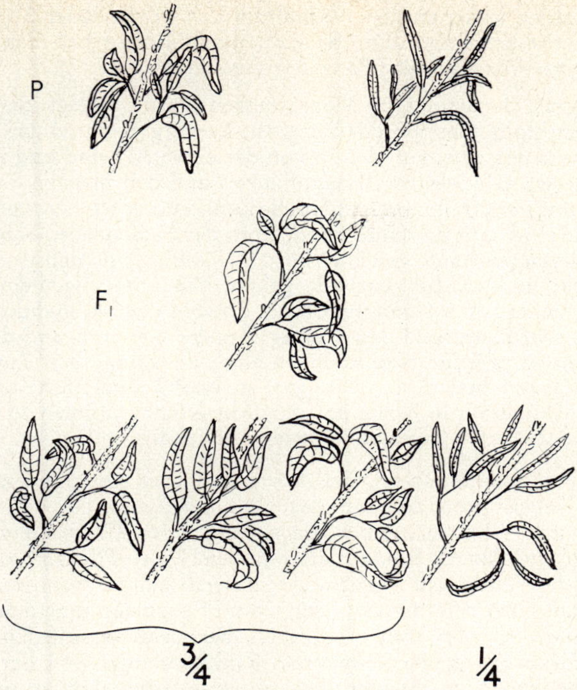

Abb. 12 Erste und zweite Tochtergenerationen einer Kreuzung zwischen einem gewöhnlichen (breitblättrigen) Löwenmaul *(Antirrhinum)* und der Mutante *graminifolia* (schmalblättrig).

scher Konstitution dar und damit auch Pflanzen gleichen Aussehens; und weil bei beiden „Bild“ vorkommt, breitblättrige Pflanzen. Die vierte, letzte Kombination ist homozygot in bezug auf das rezessive Gen, das wir mit „Zahl“ symbolisiert haben, und sie stellt daher schmalblättrige Pflanzen dar. In einem tatsächlich ausgeführten Versuch mit aufgeworfenen Münzen kamen die vier Kombinationen mit folgender Häufigkeit vor:

5-Pfennig „Bild“ × 10-Pfennig „Bild“	250
5-Pfennig „Bild“ × 10-Pfennig „Zahl“	239
5-Pfennig „Zahl“ × 10-Pfennig „Bild“	246
5-Pfennig „Zahl“ × 10-Pfennig „Zahl“	256
	1000

Diese Zahlen kommen dem Verhältnis $^1/_4 : ^1/_2 : ^1/_4$, oder 3 „Bild" : 1 „Zahl" sehr nahe und ähnliche Zahlenverhältnisse hat man auch in Kreuzungsversuchen mit Pflanzen gefunden.

Am Beispiel der haploiden Moospflanzen wurde gezeigt, daß aus jeder Befruchtung vier Sporen (Tetraden) hervorgehen und daß im Falle einer Kreuzung zwei von diesen von der einen Art sind und zwei von der anderen. Obgleich in Blütenpflanzen und den meisten Tieren bei der Bildung der Eizelle vier potentielle Zellkerne entstehen, verschmilzt doch nur einer von diesen mit dem Kern der Samenzelle, während die drei anderen zugrunde gehen (Abb. 22). Welcher von den vier Kernen weiterlebt und welche zugrunde gehen, hängt im allgemeinen nicht von der genetischen Konstitution ab, obwohl das bei manchen Arten der Fall sein kann, und daher unterliegt der Genotyp und damit der Phänotyp eines jeden Nachkommen einer Kreuzung dem Zufall. Aus diesem Grund bedarf es einer großen Nachkommenzahl um genügende Information in bezug auf mögliche Kombinationen zu erhalten – viel mehr, als für haploide Pflanzen notwendig sind.

Wir haben gerade gezeigt, daß Löwenmäulchen verschiedener genetischer Konstitution dennoch das gleiche Aussehen – den gleichen Phänotypus – haben können, da sowohl *Gram-Gram*-Pflanzen und *Gram-gram*-Pflanzen breite Blätter tragen. Diese Pflanzen kann man nur durch Weiterzucht voneinander unterscheiden. Wenn man beide Typen mit einer reinrassigen rezessiven Pflanze der genetischen Konstitution *gram gram* kreuzt, so erhält man zwei verschiedene Ergebnisse. Dieses Vorgehen nennt man Rückkreuzung, weil der Bastard mit einer der homozygoten Elternformen rückgekreuzt wird. Die Kreuzung des homozygoten Löwenmauls *Gram Gram* mit *gram gram* liefert 100 % *Gram-gram*-Pflanzen, alle mit breiten Blättern, während aus der Kreuzung *Gram gram* mit *gram gram* ungefähr 50 % *Gram-gram*-Pflanzen mit breiten Blättern und ungefähr 50 % *gram-gram*-Pflanzen mit schmalen Blättern hervorgehen.

Bei manchen Pflanzen und Tieren haben die heterozygoten Individuen nicht den gleichen Phänotypus wie eins der homozygoten Eltern, die beiden Typen unterscheiden sich dann im Aussehen. In diesem Falle entsteht ein neuer Phänotyp, der gewöhnlich im Aussehen zwischen den beiden Elternformen steht. In der F_2-Generation gibt es dann drei Phänotypen mit den folgenden Verhältniszahlen: etwa je $^1/_4$ sieht wie der Großvater und die Großmutter aus und ungefähr die Hälfte hat einen zwischen beiden liegenden Phänotyp, sie sind intermediär. Pflanzen, die einen der großelterlichen Charaktere tragen, pflanzen sich rein fort, ob selbstbestäubt oder mit Pollen der gleichen Gruppe befruchtet; die intermediären Pflanzen zeigen unter ihren Nachkommen wiederum Aufspaltung in je ein viertel homozygote für jedes der beiden Allele und die Hälfte intermediäre Bastarde. Die letzteren spalten in der gleichen Weise in allen folgenden Generationen auf.

Direkt sichtbare intermediäre Vererbung von Merkmalen, die durch ein einziges Gen bestimmt sind, findet sich viel seltener als die dominante Vererbung. Ein berühmtes Beispiel ist die japanische Wunderblume *Mirabilis jalapa*, von der es eine weißblühende und eine rotblühende Varietät gibt. Kreuzungen wischen rot- und weißblühenden Pflanzen ergeben in der ersten Tochtergeneration rosablühende Pflanzen, die nach Selbstbestäubung ein Viertel weiß, ein Viertel rot und die Hälfte rosablühende Nachkommen haben. Bei der chinesischen Primel, *Primula sinensis*, entsteht aus einer Kreuzung zwischen einer „Duchess"-Pflanze mit weißen Blüten und einem rosa Zentrum, und einer vollständig rotblühenden Pflanze eine intermediäre Bastardgeneration, die nach Selbstbestäubung wieder intermediäre Typen sowie beide Elterntypen hervorbringt.

Ein anderes Beispiel intermediärer Vererbung findet sich bei einer Verbenaart. Hier gibt es zwei Allele für Blütenfarbe, von denen das eine im homozygoten Zustand eine stark gefärbte und das andere eine sehr blasse Blüte bedingt. In der heterozygoten Form treten intermediäre Pflanzen auf, und nach der Kreuzung der Heterozygoten kann man alle drei Typen in der Nachkommenschaft finden. In einem derartigen Versuch wurden die folgenden Zahlen in der zweiten F_2-Generation gefunden:

Genetische Konstitution	Blütenfarbe	Anzahl
DD	stark gefärbt	76
Dd	blaß	210
dd	sehr blaß	98

Auf den ersten Blick stimmen diese Zahlen nicht sehr gut mit dem Zahlenverhältnis 1 : 2 : 1 überein, aber statistische Methoden zeigen, daß sie nicht allzusehr von dem erwarteten Verhältnis abweichen; mit einer derartigen Abweichung müßte man rein zufallsmäßig in jedem 19. Experiment dieser Art rechnen (s. S. 23).

Man könnte einwenden, daß es nicht unseren Konventionen entspricht, das Allel für gesättigte Farbe mit D und das für sehr blasse Farbe mit d zu bezeichnen, weil hier stark gefärbt nicht über sehr blaß dominiert. Man sollte vielleicht eher D und B oder d und b für die beiden Allele schreiben. Man kann jedoch mit einer gewissen Berechtigung die Schreibweise D d beibehalten, weil die tiefe Farbe, obgleich in dem beschriebenen Versuch nicht dominant, dennoch bei weitem häufiger ist und daher als der Wildtypus angesehen werden kann.

Unter Wellensittichen findet sich eine als „dark" bezeichnete Mutante, von der die Züchter wissen, daß sie in einfacher Dosis das hellgrüne Brustgefieder des normalen Vogels in dunkelgrün umwandelt, in doppelter Dosis jedoch ein olivgrünes Gefieder erzeugt. Als anderes Beispiel seien aus der Mäusezucht die Albinomäuse angeführt, es sind Tiere mit rosa Augen und weißem Fell, die untereinander gekreuzt immer Tiere gleicher Art hervorbringen. Eine andere Mäuserasse, die ein mutiertes Allel des Albinogens trägt, ist zwar nicht weiß aber viel heller gefärbt als die gewöhnliche Hausmaus und hat dunkle Augen. Dieser Stamm heißt „extreme dilute", weil die gewöhnliche Fellfarbe verdünnt erscheint. Auch diese blassen Mäuse lassen sich rein züchten. Eine Kreuzungsform zwischen diesen beiden Rassen hat intermediäres Aussehen mit dunklen Augen und beinahe weißem Fell. Rückkreuzung dieser intermediären Tiere mit Individuen der Elternlinien bringt eine Nachkommenschaft hervor, von denen etwa die eine Hälfte wie der Elternstamm aussieht, während die andere intermediär ist. Wenn man zwei Individuen der F_1-Generation miteinander kreuzt, so erhält man, falls genug Nachkommenschaft da ist, dreierlei Typen: je ungefähr die Hälfte ist intermediär. Wie oben formuliert, könnten wir sagen: „extreme dilute" hat die Konstitution c^e c^e, albinofarben c c und dunkeläugig-weiß c^e c.* Hier sei bemerkt, daß die heterozygoten Mäuse nicht in der gleichen Weise intermediär sind wie die rosa Wunderblumen, sondern daß der eine Gencharakter, nämlich für die dunkle Augenfarbe, derjenigen des einen Elters gleicht, während die Fellfarbe mehr derjenigen des Albinoelters entspricht, wenn auch nicht genau.

Auf dem Stoffwechselgebiet hat man häufiger Gelegenheit, intermediäre Vererbung zu beobachten als bei morphologisch sichtbaren Merkmalen. Bei sehr vielen genetisch bedingten Stoffwechseldefekten des Menschen (s. S. 37) zeigen auch die Heterozygoten, obwohl sie klinisch gesund sind, in speziell ausgearbeiteten Versuchen ein intermediäres Verhalten zwischen der Normalform und der abnormen Form.

Intermediäre Vererbung durch ein bestimmtes Allelpaar darf nicht mit polygener Vererbung verwechselt werden, bei der viele Allelenpaare Eigenschaften wie Größe oder Gewicht eines Lebewesens bestimmen und bei der die Maße der Nachkommen eines sehr großen und eines sehr kleinen Elternteils gewöhnlich zwischen den beiden Extremen liegen.

Wie bereits erwähnt können mehr als zwei Allele in einer diploiden Art vorkommen, und in so einem Falle können sich alle möglichen Genpaare in verschiedenen Individuen kombinieren. Dies trifft für die menschlichen Blutgruppen zu, die wir in einem späteren Kapitel ausführlicher besprechen wollen. Mehrere der genetisch bestimmten

---

* Das Wildformallel der Albinomäuse wird mit C bezeichnet, es verleiht seinem Träger volle Ausfärbung und es ist gegenüber allen anderen Fellfarballelen dominant.

Antigene der roten Blutkörperchen sind weder dominant noch rezessiv noch auch intermediär, sondern sie lassen sich unabhängig voneinander in den Heterozygoten nachweisen. So sind die Blutkörperchen einer Person von der Blutgruppe AB nicht intermediär, sondern sie reagieren sowohl mit Anti-A-Serum als auch mit Anti-B-Serum.

11.

Polyhybriden und Koppelung

Im 10. Kapitel wurden sogenannte Monohybriden bei Pflanzen und Tieren besprochen, die aus Kreuzungen hervorgingen, bei denen sich die Eltern nur in bezug auf ein Gen unterschieden. Das eine mutierte Gen hat, wie man annimmt, sein Äquivalent oder Allel am gleichen Ort auf dem entsprechenden Chromosom und man kann sagen, daß das mutierte Gen und das Gen für den Wildtyp den gleichen Genort (locus) auf homologen Chromosomen einnehmen. Wir wollen nun Beispiele von Kreuzungen betrachten, bei denen sich die Eltern in mehreren Merkmalen unterscheiden.

Eine einzige Mutation kann die Ursache für mehrere neue Merkmale sein und man sagt dann, daß das verantwortliche Gen verschiedene Auswirkungen hat, es ist pleiotrop oder polyphän (s. S. 94). In diesem Fall werden die gesamten Merkmale immer zusammen vererbt. Im Gegensatz dazu, d. h. im Fall von Polyhybriden, lassen sich die Merkmale leichter oder weniger leicht trennen und Beispiele dieser Art sollen jetzt besprochen werden. Es ist jedoch vorher notwendig, einiges über die Wechselwirkung zwischen Genen zu bemerken.

Die meisten Mutanten treten in einem Individuum unabhängig voneinander in Erscheinung oder beeinflussen einander nur in so geringem Maße, daß man ihre Anwesenheit immer bemerkt. Es kommt jedoch vor, daß eine Mutante in Anwesenheit einer anderen nicht in Erscheinung tritt und umgekehrt gibt es Mutanten, die ihre Anwesenheit nur dann verraten, wenn eine andere Mutante auch da ist. Ein Beispiel dafür, daß ein mutiertes Gen andere Gene daran hindert, in Erscheinung zu treten, ist das Albinogen. Bei vielen Säugetierarten unterdrückt das Albinogen die Wirkung anderer Fellfarbgene. Beispiele für die zweite Art der Genwechselwirkungen sind die sogenannten Modifikationsgene, deren einziger beobachteter Effekt die Veränderung anderer mutierter Gene ist.

Die Chromosomen einer Art werden gewöhnlich mit römischen Zahlen I, II, III und so weiter bezeichnet, wobei I gewöhnlich für das größere der zwei Geschlechtschromosomen reserviert ist, das man auch X-Chromosom nennt (s. Kapitel 14). Die anderen Zahlen beziehen sich dann auf die Autosomen.

Wir wollen nun einen Versuch betrachten, in dem zwei verschiedene Autosomen mutierte Gene tragen; und zwar soll eine Varietät, die durch ein mutiertes Gen charakterisiert ist, mit einer anderen Varietät, die sich vom Wildtyp durch ein zweites anderes mutiertes Gen unterscheidet, gekreuzt werden. Wenn wir ferner annehmen, daß die beiden Mutanten rezessiv sind, dann hätten wir folgende genetische Konstitutionen: ein Elter — in Abb. 13 eine männliche *Drosophila*fliege — trägt zwei Chromosomen II mit der Mutante vg (*vestigial* = rudimentärer Flügel) und zwei Chromosomen III, jedes mit dem Wildtypallel von e (*ebony* = Ebenholz); dieses wird als e^+ bezeichnet, das bedeutet die normale lichtere Körperfarbe; das Weibchen andererseits hat zwei Chromosomen II mit vg^+ (normale Flügel) und zwei Chromosomen III mit dem mutierten Gen e.

Die F_1-Generation dieser Elterntiere hat ein väterliches Chromosom II mit dem mutierten Gen v und ein mütterliches Chromosom II mit dem Wildtypallel vg^+; das mütterliche Chromosom III enthält das mutierte Gen e und das väterliche Chromosom III das Wildtypallel e^+. Da sowohl v als auch e rezessiv sind, hat die erste Tochtergeneration den Phänotyp der Wildform und zeigt keine der mutierten Merkmale. Genetisch unterscheiden sich diese Tiere aber von reingezüchteten Wildformen, und das kann man durch Weiterzucht demonstrieren. Wenn man einen Bruder und eine Schwester der F_1-Generation paart, so erscheinen die Mutanten in einem Teil der Nachkommenschaft entweder getrennt oder auch zusammen in den gleichen Individuen. Wenn man die Gameten der Individuen der F_1-Generation betrachtet, findet man, daß vier verschiedene Typen in bezug auf die Eier und auf die Spermien möglich sind, da die Chromosomen sich während der Meiose (s. Kapitel 13) unabhängig voneinander verteilen. Die folgenden Kombinationen können bei beiden Geschlechtern vorkommen:

Chromosom II mit Gen vg und Chromosom III mit Gen e^+

Chromosom II mit Gen vg und Chromosom III mit Gen e

Chromosom II mit Gen vg^+ und Chromosom III mit Gen e^+

Chromosom II mit Gen vg^+ und Chromosom III mit Gen e

Diese Möglichkeiten können alle mit der gleichen Wahrscheinlichkeit auftreten, und man kann das Ergebnis ihrer Kombination in der zweiten Tochtergeneration in der untersten Reihe der Abb. 13 ablesen. Es kommen vier Phänotypen vor. Drei von diesen können heterozygot sein, und zwar in bezug auf das eine, das andere oder beide Gene; und da die in Frage kommenden Gene rezessiv sind, so zeigt jedes Individuum, das für eines der Gene heterozygot ist, in Beziehung auf dieses den Wildtyp. Dadurch kommt es in der F_2-Generation zu dem Zahlenverhältnis 9 : 3 : 3 : 1. Ungefähr $^9/_{16}$ haben das Aussehen des Wildtyps, $^3/_{16}$ zeigen die mutierte Eigenschaft e, weitere $^3/_{16}$ zeigen das mutierte Merkmal v und bei $^1/_{16}$ sind die beiden Eigenschaften e und vg vereint zu der neuen Kombination dunkle Körperfarbe mit

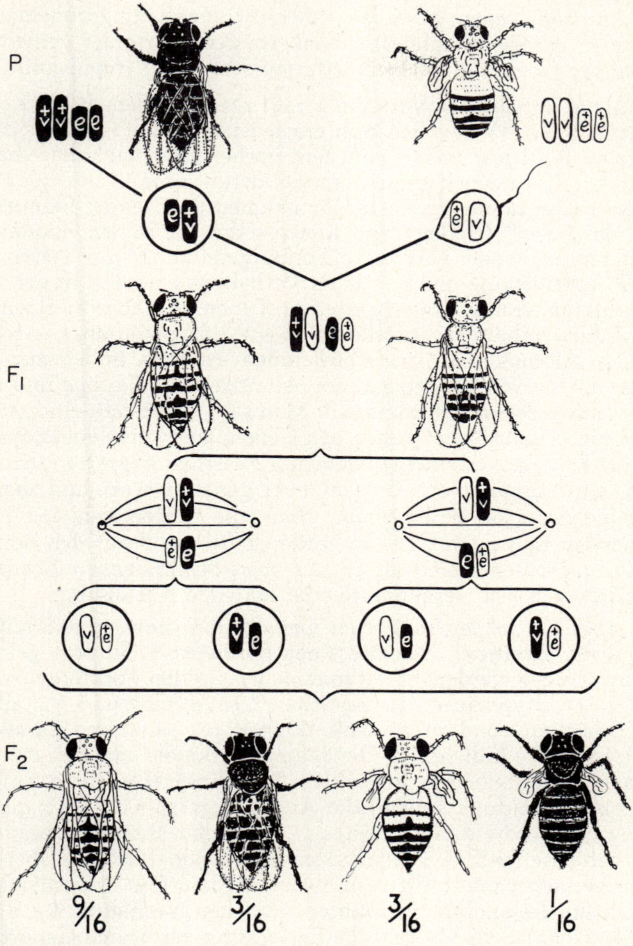

Abb. 13 Unabhängige Vererbung zweier rezessiver Gene e *(ebony,* schwarze Körperfarbe) und vg *(vestigial,* rudimentäre Flügel) bei *Drosophila.* Die mutierten Gene wurden durch die beiden Eltern getrennt eingeführt.

Stummelflügeln. Nur die letzte Gruppe pflanzt sich rein fort. Die erste Gruppe ist komplex und obwohl alle Individuen gleich aussehen, haben sie doch verschiedene Genotypen; daher verhalten sie sich bei der Weiterzucht verschieden. Abb. 13 stellt die geschilderten Vorgänge dar, jedoch wurden die F_2-Männchen weggelassen.

Zwei mutierte Gene, die nahe beieinander im gleichen oder im homologen Autosom liegen, vererben sich nicht unabhängig voneinander, wie wir es gerade geschildert haben, sondern entweder gemeinsam miteinander (coupling) oder einander ausschließend (repulsion).

Beide Arten abhängiger Verteilung faßt man mit dem Wort Koppelung zusammen. Wir wollen nun ein Beispiel schildern, das sich auf den ersten Blick nur wenig von dem vorhergehenden unterscheidet, nämlich die Kreuzung zweier Stämme, deren jeder in bezug auf ein rezessives Gen homozygot ist. Wir nehmen z. B. einen Stamm von „Schüttelmäusen" (shaker) und kreuzen ihn mit einem Stamm von Albinomäusen, wobei eine erste Tochtergeneration von Tieren normaler Körperfärbung und normalen Verhaltens entsteht. In der zweiten Tochtergeneration treten auch vier Typen auf, aber in einem anderen Zahlenverhältnis: anstelle von $^9/_{16}$ Wildtypmäusen, $^3/_{16}$ Schüttlern, $^3/_{16}$ Albinos und $^1/_{16}$ schüttelnden Albinos findet man viel weniger als $^1/_{16}$ von der letzten, doppelt rezessiven Gruppe und mehr mit nur einem rezessiven Merkmal. Man sagt, es besteht eine gewisse Abstoßung (repulsion) zwischen den Genen, aber keine vollkommene. Es ist die Folge des Segmentaustausches zwischen gepaarten Chromosomen, ein Vorgang, der Crossingover genannt wird und den wir später auf Seite 63 beschreiben. Wenn die beiden von den Eltern stammenden mutierten Gene in größerem Abstand auf den homologen Chromosomen liegen als in der eben beschriebenen Kreuzung, beobachtet man eine verminderte oder fehlende Abstoßung.

Wenn aber die beiden mutierten Gene (Albinismus und Schütteln) durch einen Elternteil, der mit einer normalen Wildform gekreuzt wird, übertragen werden, erhält man in der zweiten Tochtergeneration nicht $^9/_{16}$ Wildtypmäuse, $^3/_{16}$ Schüttler, $^3/_{16}$ Albinos und $^1/_{16}$ albinotische Schüttler, sondern zu viele doppelt rezessive und zu wenige einfach rezessive Individuen. Die beiden Merkmale scheinen eine Anziehungskraft aufeinander auszuüben (coupling). (Das deutsche Wort Koppelung bezeichnet sowohl die Anziehungskraft als auch die Abstoßung.) Versuche dieser zweiten Art zeitigen statistisch brauchbarere Ergebnisse, weil die seltenen Kombinationen durch die Überkreuzungen vermehrt und nicht vermindert werden. Der Prozentsatz, um den sich die Rekombinationszahlen von dem Verhältnis 9 : 3 : 3 : 1 unterscheiden, ist ein Maß für die Entfernung der beiden Genorte auf dem Chromosom. Wenn die Häufigkeit von Überkreuzungen sich dem theoretischen Grenzwert von 50 Prozent nähert, kann man nicht direkt entscheiden, ob die beiden Gene auf dem gleichen Chromosom liegen oder nicht. Dies kann man nur herausfinden, wenn man mehr als zwei Mutanten kombiniert. Die Erfahrung zeigt, daß alle Grade von Koppelung in Nachkommenschaften vorkommen, von völlig freier Rekombination – d. h. nach der 9 : 3 : 3 : 1 Regel – und unabhängig davon, ob die Gene gemeinsam oder getrennt eingekreuzt wurden – bis zu vollkommen gemeinsamer oder vollkommen sich ausschließender Vererbung.

Ein wichtiges Resultat des Studiums der Genkoppelung ist der Befund, daß in allen gründlich untersuchten Organismen die Zahl der Koppelungsgruppen gleich der haploiden Zahl der Chromosomen ist, mit Ausnahme einiger Spezialfälle, in denen Chromosomen von bestimmtem, abweichendem Aussehen keine Gene zu tragen scheinen. Die Funktion dieser sogenannten leeren Chromosomen, die bei einigen Pflanzen- und Insektenarten vorkommen, ist bisher noch unklar. Die zahlenmäßige Gleichheit von Chromosomen und Koppelungsgruppen ist nicht nur eine wichtige Stütze für die Chromosomentheorie der Vererbung, sondern auch ein Beweis für die Konstanz und Individualität der Chromosomen. Weitere Beweise für Chromosomenindividualität ergeben sich unmittelbar aus der Beobachtung.

Bei den meisten Tier- und Pflanzenarten kommt es während der Spermatogenese und der Eireifung zur Überkreuzung der gepaarten homologen Chromosomen, obwohl wahrscheinlich nicht mit der gleichen Häufigkeit. Bei *Drosophila melanogaster* dagegen, sowie bei einigen Verwandten dieser Art, finden Überkreuzungen zwischen den Autosomen nur im Verlaufe der Eibildung statt und nicht während der Spermienreifung, also nur beim Weibchen und nicht beim Männchen; aber möglicherweise werden homologe Teile des X- und des Y-Chromosoms während der Spermatogenese ausgetauscht. Die Bedeutung aller dieser Vorgänge ist zur Zeit noch unbekannt, doch machen sie es leichter, zwischen unabhängiger und gekoppelter Vererbung zu unterscheiden. Wenn zwei Merkmale beim Männchen zusammen weitervererbt werden, sich aber im Weibchen trennen, dann müssen die Gene gekoppelt in einem Chromosom liegen; wenn sie sich in beiden Geschlechtern trennen, liegen sie auf verschiedenen Chromosomen.

Abb. 14 illustriert einen Rückkreuzungsversuch bei Drosophila. Auf der linken Seite ist ein Männchen der F_1-Generation aus einer Kreuzung zwischen einem doppelt rezessiven Tier und einem Wildtyp abgebildet, das mit einem Weibchen des doppelt rezessiven Stammes rückgekreuzt wurde: unter den Nachkommen der zweiten Tochtergeneration gibt es nur die ursprünglichen Typen. Im Gegensatz dazu gibt die reziproke Kreuzung zwischen dem doppelt heterozygoten Weibchen und dem doppelt rezessiven Männchen auf der rechten Seite nicht nur Wildtypen und doppelt rezessive Individuen, sondern auch einfach rezessive Kombinationen, die bisher unter den Vorfahren nicht vorgekommen waren. Die Zahlen 8,5 Prozent und 17 Prozent, die den Anteil neuer Kombinationen angeben, nennt man Re-

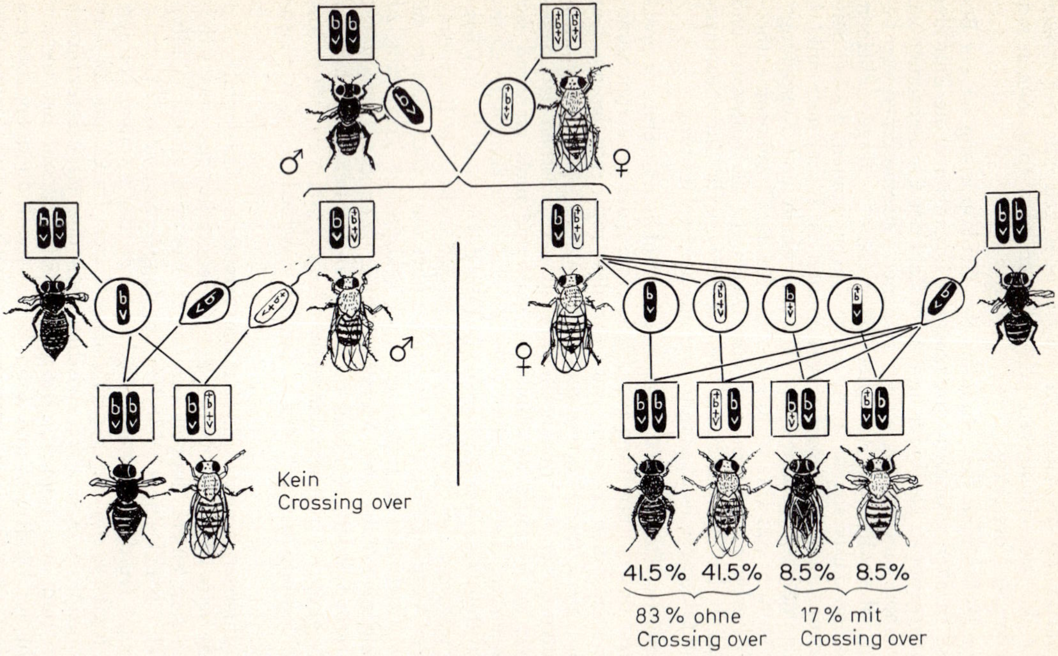

Abb. 14 Kreuzung zwischen einem doppelt rezessiven Männchen *(black, vestigial)* mit einem Weibchen der Wildform von *Drosophila;* sowie Rückkreuzung sowohl der männlichen wie der weiblichen Nachkommen mit der doppeltrezessiven Form. Crossing over ist nur beim Weibchen zu beobachten.

kombinationszahlen. Ihre Bedeutung für die Lokalisierung von Genen auf Chromosomen, oder wie man auch manchmal sagt, für die Aufstellung von „Chromosomenkarten", soll später besprochen werden. Die Entscheidung, ob drei mutierte Gene auf einem oder zwei oder drei verschiedenen Chromosomen liegen, ist nur durch ziemlich komplizierte Methoden zu fällen, aber man kann sie leicht aus dem gegebenen Beispiel ableiten. Die abweichende Vererbungsweise der im X-Chromosom lokalisierten mutierten Gene ist auf Seite 72 beschrieben.

12.

Struktur und Verhalten der Chromosomen während der Kernteilung

Dieses Kapitel wie auch das nächste ist beinahe so speziell wie die Kapitel 3 und 4. Wenn auch weniger fundamental für das Verständnis der Natur der Gene im einzelnen, sind sie dennoch unentbehrlich für ein Verständnis der Wirkungen und Rekombinationen funktioneller Gene in den höheren Pflanzen und Tieren sowie im Menschen. Wir haben bereits erwähnt, daß alle lebenden Zellen von anderen lebenden Zellen abstammen und daß die einfachste Art der Vermehrung die Teilung einer Mutterzelle in zwei gleiche Tochterzellen ist. Dies trifft nicht nur für die Zelle als ganzes zu, sondern auch für viele Zellorganellen, z. B. den Zellkern mit seinen wichtigsten Bestandteilen, den Desoxyribonukleinsäureketten und den übrigen Bestandteilen der Chromosomen, wie dem Centromer, welches die Spaltung der Chromosomenhälften dirigiert. In den meisten Fällen folgt einer Kernteilung unmittelbar die Zellteilung, und daher sind die meisten Zellen einkernig; manchmal aber beobachtet man vielkernige Zellen, so bei den Plasmodien mancher Schleimpilze und in echten Pilzen, sowie bei den Malariaparasiten. Der Zellteilungsvorgang kann jedoch den der Kernteilung einholen und so findet man unter diesen Organismen auch einkernige Stadien.

Die Art der Kernteilung ist in allen höheren Tieren und Pflanzen sowie auch in den meisten Protozoen die gleiche und wird mitotische Kernteilung oder Mitose genannt. Sie ist durch eine minuziöse Teilung nicht nur des Kerns, sondern auch jedes einzelnen Chromosoms ausgezeichnet, die der Teilung des Zelleibes erheblich vorauseilen kann. Ausnahmsweise schnürt sich ein Zellkern einmal einfach in der Mitte durch, aber wenn dies der Fall ist, wie z. B. in entzündeten Geweben oder in absterbender Haut, sind die beiden Kernportionen nicht mehr zur weiteren Vermehrung fähig.

Bei Infusorien teilt sich der Großkern gewöhnlich auf ziemlich einfache Art, die Teilung der Kleinkerne findet aber auf mitotischem Wege statt. Der gesamte Vorgang der Mitose scheint darauf abgestellt zu sein, eine genau gleiche Verteilung der in den Chromosomen gelegenen Gene auf die Tochterkerne sicherzustellen. Die Chromosomen sind nicht während aller Phasen des Zellzyklus sichtbar, noch sind sie in allen Zellarten gleich deutlich. Jedoch kann man sie durch geeignete Färbemethoden während der Mitose sichtbar machen. Normalerweise handelt es sich um längliche Gebilde, die sich mit sogenannten basischen Farbstoffen wie Hämatoxylin oder Karmin färben; alle weisen eine besondere Struktur auf, die Centromerregion. Je nach ihrer Größe und nach Lage des Centromers werden die Chromosomen eines Satzes systematisch geordnet und numeriert.

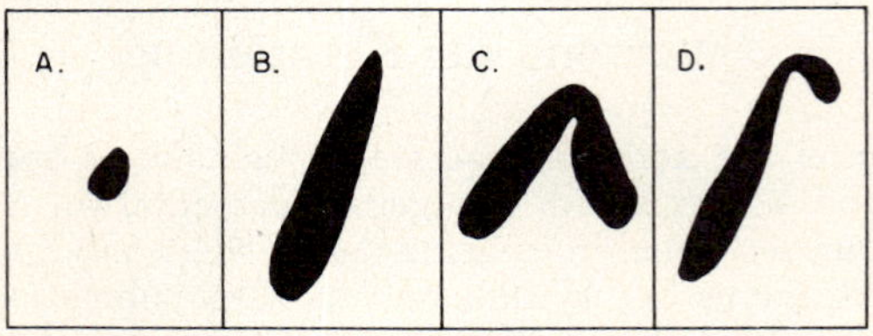

Abb. 15 Verschiedene Chromosomen während der Kernteilung (Mitose). A = kurzes Chromosom in der Pflanze *Yucca filamentosa*, B = stabförmiges Chromosom der Heuschrecke *Stenobothrus lineatus*, C = V-förmiges zweiarmiges Chromosom einer Pflaume, D = J-förmiges Chromosom einer Tulpe (nach DARLINGTON, 1937).

Die Chromosomen in einem Zellkern können sehr unterschiedlich aussehen wie bei Drosophila (Abb. 16 A), hier sind sie leicht zu unterscheiden, sie können aber auch alle ziemlich gleich aussehen, wie bei der Pflanze *Tradescantia* (B).

Obgleich die Chromosomen während der verschiedenen Phasen der Zellteilung verschiedene Gestalt annehmen oder auch in verschiedenen Zellen des gleichen Organismus verschieden aussehen, so besteht doch kein Zweifel darüber, daß jedes Chromosom seine Individualität behält, besonders was die Sequenz der Gene betrifft. Das gilt natürlich auch für das Stadium, in dem die Chromosomen vorübergehend unsichtbar sind, nämlich während der sogenannten Interphase zwischen zwei Kernteilungen. Die Größe und Färbbarkeit der Chromosomen zeigt zyklische Veränderungen, je nach der Phase, in welcher

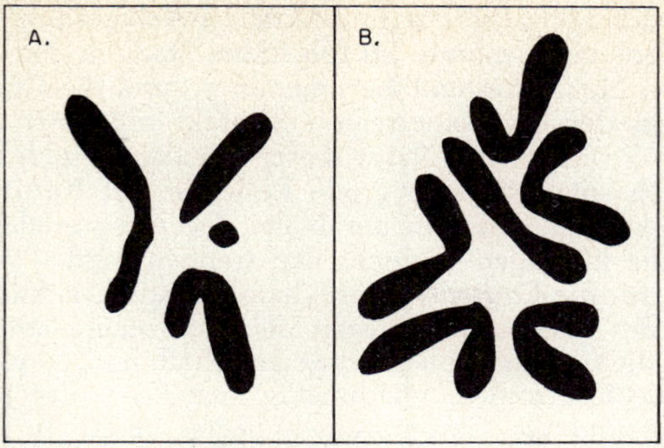

Abb. 16 A. Einfacher Chromosomensatz der Taufliege, *Drosophila melanogaster*, bestehend aus dem stabförmigen Geschlechtschromosom (X), zwei V-förmigen Chromosomen (II und III) und dem kurzen vierten Chromosom. B. Chromosomensatz der Pflanze *Tradescantia bractata*, aus sechs V-förmigen Chromosomen bestehend (nach Darlington, 1937).

sie sich befinden. Das Centromer liegt entweder in der Mitte oder auch nahe dem Ende eines Chromosoms und es spielt, wie wir zeigen werden, eine wichtige Rolle bei der Anziehung und Spaltung der Chromosomen. Während der Interphase kann man ein anderes Zellorgan beobachten, den Nukleolus, der einem oder mehreren Chromosomen einer Zelle anhängt und die Form eines Bläschens hat; er enthält hauptsächlich Ribonukleinsäure.

Der mitotische Zyklus eines Zellkerns ist in Abb. 17 schematisch dargestellt.

Die Mitose wird dadurch eingeleitet, daß die Chromosomen, die während der Interphase dünn, lang und locker gepackt sind, unter dem Mikroskop deutlicher sichtbar werden, weil sie sich verkürzen und

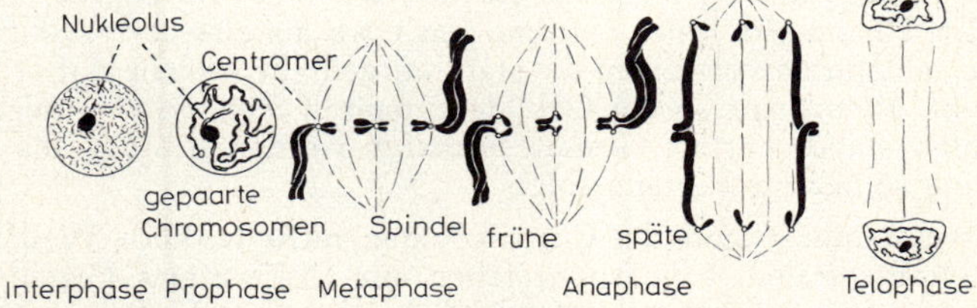

Abb. 17 Schema einer Mitose mit drei Chromosomenpaaren.

verdicken durch Spiralisierung und Material-Anlagerung. Dieses Stadium wird Prophase genannt. Im folgenden Stadium, der Metaphase, verschwinden Nukleolus und Kernmembran, und die Chromosomen bekommen in der Centromerregion Kontakt mit einer als Spindel bezeichneten Struktur. Die Natur dieser Spindel ist noch nicht genau bekannt, doch spielt sie eine große Rolle bei der Kernteilung. Die Chromosomen liegen nun in der Nähe der Äquatorialebene – der Ebene, die die künftigen Tochterzellen trennen wird – und zwar in bestimmter, für die Organismenart charakteristischer Anordnung. In den Zellen des Salamanders liegen die Centromere am Rande der Spindel und die Chromosomenkörper außerhalb im Zytoplasma. Häufig liegen die Centromere gleichmäßig verteilt in der äquatorialen Spindelebene und die Chromosomen liegen innerhalb der Spindel und zwar flach wie auf einer Platte, wenn sie klein sind, und nach beiden Seiten umgeschlagen, wenn sie lang sind. Bei geeignetem Material kann man beobachten, daß sich die Chromosomenfäden geteilt haben und von einem frühen Stadium an – sicherlich in der Prophase, wenn nicht schon früher — kann man zwei Spalthälften, die Chromatiden, beobachten.

In der folgenden Anaphase beginnen sich die Chromosomen zu trennen, indem zuerst die jetzt auch gespaltenen Centromere und später die Chromatiden auseinandergezogen werden und zwar die Enden, die nicht an den Spindelfasern haften, zuletzt. Nach völliger Trennung bewegen sich die beiden korrespondierenden Tochterchromosomen zu gegenüberliegenden Spindelpolen, und während der nachfolgenden Telophase verlieren sie ihre Schraubenstruktur und werden wieder dünn und lang. Zum Schluß bilden sie eine verknäulte Masse und zu Beginn der Interphase entstehen neue Nukleolen und eine neue Kernmembran, während gleichzeitig die Teilung des Zellkörpers weitergeht. Die für eine Kernteilung benötigte Zeit liegt zwischen einigen Minuten und mehreren Stunden, die Interphase kann sehr viel länger dauern.

Wie bereits gesagt, bewahren die Chromosomen während der Mitose nicht ihre Länge und Gestalt noch färben sie sich immer gleichmäßig gut. Die Kontraktion der Chromosomen hängt vom Grad ihrer Spiralisierung ab: wenn die Chromosomen länger werden, entspiralisieren sie sich; während der Metaphase ist die Schraubenwicklung besonders eng. Man kann sich jedes Chromosom etwa als eine Art Wollfaden oder Drahtspirale vorstellen, die stark aufgedreht wie ein glatter Stab aussieht. Wenn sich so ein Gebilde entspiralisiert, verschwindet die scheinbar stäbchenartige Gestalt, Schleifen werden sichtbar, bis endlich eine völlige Streckung erfolgt.

Selbstverständlich sind die Chromosomen nicht wirklich Wollfäden oder Drahtspiralen, sondern bestehen aus DNS, etwas Eiweiß und RNS; und sie werden nicht durch Ziehen an den Enden gestreckt, sondern wahrscheinlich durch die Anlagerung von Material und Wasseraufnahme aus dem Zytoplasma. Je weniger Wasser ein Chromosom enthält, desto kürzer ist es, und der Wassergehalt bestimmt auch die Affinität zu histologisch gebräuchlichen Farbstoffen.

13.

Meiose und Stückaustausch

Eine gewisse Einsicht in den Mechanismus der Meiose ist für das Verständnis der Vererbungslehre unerläßlich, weil während dieses Stadiums ein Großteil des „Durchmischens" und „Verteilens" der Gene erfolgt, dabei wird die Hälfte des genetischen Materials der Eltern für ein neues Lebewesen als überschüssig ausgesondert nachdem, bevor der Rest in die Keimzellen gelangt, eine Umordnung erfolgt. Wie schon berichtet, hat Weismann bereits im Jahre 1887 den Schluß gezogen, daß im Verlauf des Lebenszyklus von Organismen mit geschlechtlicher Fortpflanzung eine Zellteilung vorkommen muß, in deren Verlauf Gebilde, die wir jetzt Gene und Chromosomen nennen, in ihrem Bestand so vermindert werden, daß jeder Tochterkern nur die Hälfte der ursprünglichen Anzahl besitzt. Andernfalls müßten sich in Folge der Befruchtung immer mehr Chromosomen ansammeln, so daß bald alle Zellen völlig von Chromosomen ausgefüllt würden. Ein derartiger, sich wiederholender, pathologischer Vorgang wurde tatsächlich bei einem Farn beobachtet, dessen Nachkommenschaft zwergwüchsig und kaum lebensfähig war.
In der Tat findet man immer zwei aufeinander folgende Kernteilungen oder Reifeteilungen (meiotische Teilungen), in deren Verlauf die Anzahl der Chromosomen halbiert wird. Die Reifeteilungen bei höheren Tieren erfolgen immer unmittelbar vor der Gametenbildung und bei den höheren Pflanzen vor der Entstehung des Pollens und der Eianlagen. In der ersten Reifeteilung – in diesem Fall also der Reduktionsteilung — spalten sich die Centromere nicht; dagegen werden die homologen Chromosomen auseinandergezogen. Erst während der zweiten Reifeteilung, einer einfachen mitotischen Teilung, werden die der Länge nach gespaltenen nur noch im Centromer zusammenhängenden Chromosomen in ihre beiden Spalthälften, die Chromatiden, zerlegt. Die Reduktionsteilung kann auch an zweiter Stelle stehen. Ein einfaches Beispiel der meiotischen Teilungen in der Pollenmutterzelle einer Liliacee *(Fritillaria)* ist schematisch in Abb. 18 dargestellt.

Es werden, um die Übersichtlichkeit zu wahren, nur die Vorgänge an einem Chromosomenpaar gezeigt; sie gelten natürlich für alle Chromosomen dieses Satzes. Das Verhalten der Kernmembran und des mit einem Chromosom in Verbindung stehenden Nukleolus während der

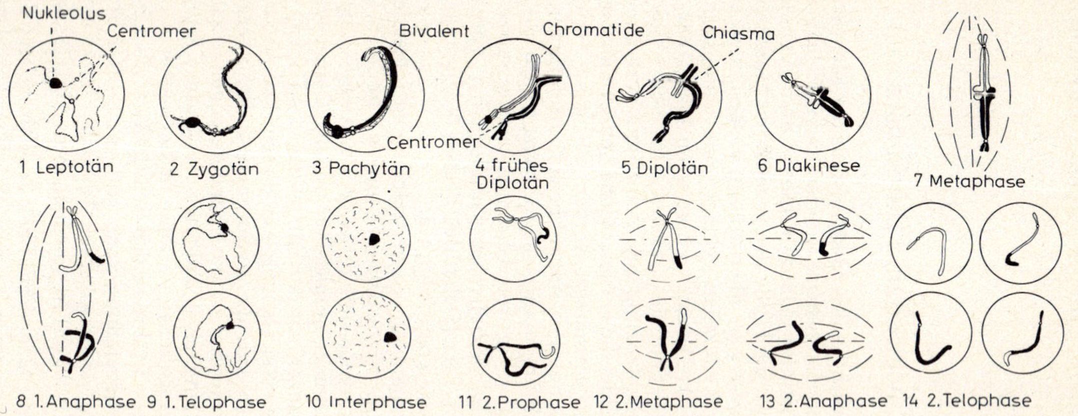

Abb. 18 Reifeteilungen (Meiose) eines Chromosoms, entweder eines Autosoms oder eines Geschlechtschromosoms im homogametischen Geschlecht.

Teilungsphase ist dargestellt, aber alle anderen Strukturen wie auch die Teilung des Zytoplasmas wurden weggelassen, weil sie sehr unterschiedlich sein können und für ein Verständnis der Reduktionsvorgänge unerheblich sind. Eine gewisse Vertrautheit mit etwa einem Dutzend Fachausdrücken, die zur Beschreibung der Meiose dienen, ist für das Verständnis vieler genetischer Facharbeiten notwendig, und aus diesem Grunde werden sie hier benutzt; es ist aber wichtiger, zu verstehen, was mit den Chromosomen geschieht, als sich die Namen der einzelnen Phasen zu merken.

Leptotän: die diploide Zahl der Chromosomen, und zwar väterliche und mütterliche, erscheint im Kern; sie sehen ungefähr wie Ketten mit ungleich großen Perlen in unregelmäßigen Abständen aus. *Zygotän:* die vormals gleichmäßig im Kern verteilten Chromosomen bilden Paare, als würden sie von einander angezogen und homologe Regionen (Chromomeren) und vermutlich die einzelnen Gene kommen sehr nahe aneinander, so daß nach einer Weile diese Gebilde als Doppelfäden in der haploiden Zahl vorhanden sind. *Pachytän:* die doppelten Fäden (Bivalente) wickeln sich umeinander und sind stärker kontrahiert. Es sei daran erinnert, daß die Bivalente einen anderen Ursprung haben als die Chromatiden, die Spalthälften eines Chromosoms. *Frühes Diplotän:* die homologen Chromosomen trennen sich allmählich und man sieht, daß jedes aus zwei Chromatiden besteht, die jedoch nahe beieinander bleiben. Die Trennung der Chromosomen ist jedoch nicht immer vollständig – sie haften an einem oder an mehreren Punkten aneinander, dort tauschen väterliche und mütterliche Chromatiden Stücke aus. Wahrscheinlich kommt es an entsprechenden Stellen der zwei Chromatiden zu einem Bruch, möglicherweise durch die bei der Spiralisierung entstehenden Spannungen und anschließend zur Vereinigung. Aus vier Chromatiden entstehen durch die Überkreuzungen eine rein väterliche und eine rein mütterliche Chromatide; zwei Chromatiden sind durch Stückaustausch gemischt zusammengesetzt. Das ist der Grund, warum Crossing over niemals häufiger als in 50% der Chromosomen vorkommt. *Spätes Diplotän:* die Chromosomen werden durch noch engere Aufwicklung kürzer und dicker, was zur Folge hat, daß aufeinanderfolgende Schlingen zwischen den Bruchstellen und den Stellen der Wiedervereinigung rechte Winkel einnehmen. Aus einer gewissen Blickrichtung erscheint diese Chromosomenanordnung wie ein Kreuz und wird *Chiasma* genannt. Manchmal ist es möglich, den Austausch von Chromatidstücken durch direkte Beobachtung zu verfolgen und falls strukturelle Besonderheiten in diesen Abschnitten, die sich voneinander trennen, vorkommen, kann man das Ergebnis des Austausches in den Chromosomen der Nachkommenschaft feststellen. Derartige Beobachtungen sind eine gute Bestätigung für die Existenz der Chiasmenbildung, die man nach der Rekombination der Gene bereits vermutete. In der Literatur sind Fälle beschrieben, in denen man sowohl den Austausch von sichtbaren Strukturen wie auch Genrekombination im gleichen Chromosom beobachten konnte. Dieser Befund erklärt, warum Gene, die im gleichen Chromosom liegen und daher zur gleichen Koppelungsgruppe gehören, dennoch nicht konstant gekoppelt sind. *Diakinese:* die Chromosomen sind jetzt am kürzesten, die Paare homologer Chromosomen erscheinen durch Chiasmata vereint und liegen immer noch gleichmäßig über den Kern verteilt. *Erste Metaphase:* die bivalenten Chromosomen sind jetzt so in der Äquatorialebene ausgerichtet, daß die beiden Centromere in Richtung auf die Pole weisen. *Erste Anaphase:* die homologen Chromosomen bewegen sich in entgegengesetzten Richtungen auf die Pole zu unter Führung des zugehörigen Centromers; sie trennen sich dabei vom Centromer nach distal, bis alle Chiasmata aufgelöst sind und die Anziehung zwischen den gepaarten Chromatiden erloschen ist. *Erste Telophase:* an den Polen bilden sich zwei Tochterkerne, während sich die Chromosomen entspiralisieren; zwei getrennte Zellen können sich bilden; das geschieht aber nicht immer. Die zwei Tochterkerne enthalten jetzt die haploide Zahl der Chromosomen; da sich diese aber schon geteilt haben, ist also schon die diploide Zahl der Chromatiden vorhanden. Eine Interphase kann, muß aber nicht, eintreten. *Zweite Metaphase:* die beiden Chromatiden erscheinen deutlich getrennt und werden nur durch die Centromere zusammengehalten. *Zweite Anaphase:* die Chromosomen zeigen die gleiche Verteilung und das gleiche Verhalten wie in der ersten Anaphase. *Zweite Telophase:* es bilden sich vier Tochterkerne, jeder mit der haploiden Zahl von Chromatiden.

Die Reduktion der Chromosomenzahl während der Meiose ist, wie wir gesehen haben, eine Folge der Nichtteilung der Centromere — in unserem Beispiel während der ersten Kernteilung. Bei der zweiten Teilung spalten sich die Centromere, und die Chromatiden werden auseinandergezogen. Falls es nicht zur Chiasmabildung kommt (wenn kein Crossing over stattfindet), gelangen beide Chromatiden des einen Chromosoms, sei es nun väterlich oder mütterlich, nach der ersten Teilung in den gleichen Zellkern und werden erst während der zweiten Teilung voneinander getrennt. Falls sich ein Chiasma bildet, werden zwei Chromatiden dadurch nicht beeinflußt, aber in den beiden anderen erfolgt ein Faktorenaustausch: die näher am Centromer gelegenen Abschnitte bleiben unbeeinflußt, während entferntere Chromosomenstücke ausgetauscht werden. Hier soll vorweggenommen werden, was im Kapitel über Geschlechtsbestimmung geschildert wird, daß nämlich in dem Geschlecht, das zwei X-Chromosomen hat (dem homogametischen Geschlecht) die X-Chromosomen sich während der meiotischen Teilung paaren und Bivalente bilden, genauso wie die Autosomen. Dies trifft für das weibliche Geschlecht bei den Säugetieren und den meisten Insekten zu mit Ausnahme der Schmetterlinge (Lepidoptera) und Köcherfliegen (Trichoptera). In diesen zwei Ordnungen, wie auch bei den Vögeln, stellt das Männchen das homogametische Geschlecht dar. Im heterogametischen Geschlecht bilden die Geschlechtschromosomen keine Paare, da jedes ja nur einmal vorhanden ist, oder es paaren sich nur die Regionen des X- und des Y-Chromosoms, die identisch sind und nicht die unterschiedlichen. Bis jetzt weiß man nicht viel über die Vorgänge, die die Anziehung und Abstoßung der Chromosomen, Chromatiden und Chromomeren in den verschiedenen Phasen der Mitose und Meiose verursachen; es ist ebenso unklar, ob die Chromosomen von den Centromeren mitgezogen werden, ob sie durch Strömungen der sie umgebenden Flüssigkeit fortgespült werden, oder ob sie sich aktiv selbst bewegen. Es ist jedoch erwiesen, daß der Mangel an Sauerstoff oder die Anwesenheit verschiedener Gifte Kernteilung unterbinden oder in verschiedenen Phasen zum Stillstand bringen können.

Die Chromosomen der meisten Zellen sind ziemlich klein, und obgleich man sie während der Mitose und Meiose gut färben kann, reicht die Auflösungskraft des Mikroskops selten aus, um alle Einzelheiten ihrer Struktur zu erkennen. Diese Schwierigkeit ist bisher auch durch

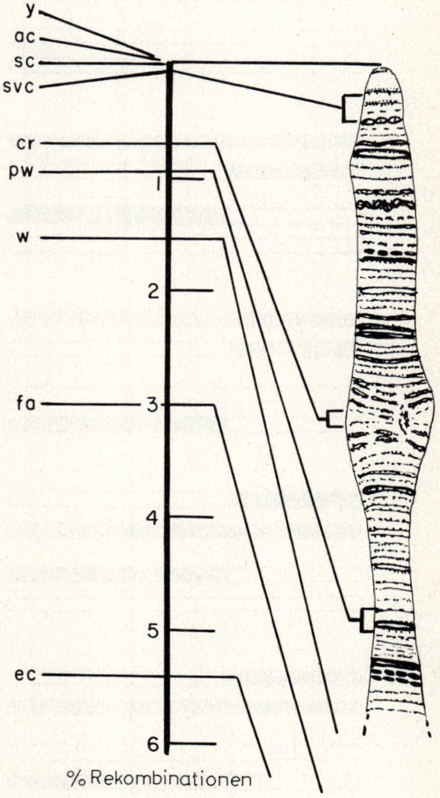

Abb. 19 Querbänder in einem Teil des Geschlechtschromosoms der larvalen Speicheldrüse von *Drosophila melanogaster* und die lineare Anordnung sowie der Abstand der loci der mutierten Gene, die sich aus Rekombinationsversuchen ergaben. Die links angeführten Mutanten sind: *yellow* = gelbe Körperfarbe, *achaete* = Ausfall bestimmter Haare und Borsten, *scute* = Verlust anderer Borsten, *silver* = eine Körperfarbe, *white* = eine Augenfarbe, *facet* = unregelmäßige Augenfacetten, *echinous* = große Augenfacetten.

den Gebrauch des Elektronenmikroskops noch nicht ganz überwunden worden, doch hat inzwischen ein glücklicher Umstand viel zum Fortschritt der Cytogenetik beigetragen. Lange nachdem die Versuche an der *Drosophila* begonnen hatten, wurde zusätzlich zu den vielen Vorteilen, die diese Fliege als genetisches Versuchsobjekt bietet, die Entdeckung gemacht, daß sich in den Speicheldrüsen des dritten Larvenstadiums Riesenchromosomen finden. Diese waren längst beschrieben worden, ohne daß man jedoch ihre Bedeutung erkannt hatte. Die Riesenchromosomen, die auch noch in anderen Dipterenlarven und in anderen Organen als den Speicheldrüsen vorkommen, bestehen aus zwei gepaarten Gruppen von vielleicht bis zu 1024 einzelnen Chromatiden die alle lang gestreckt sind und deren Chromomeren nebeneinander immer auf gleicher Höhe liegen (charakteristisches „Querschei-

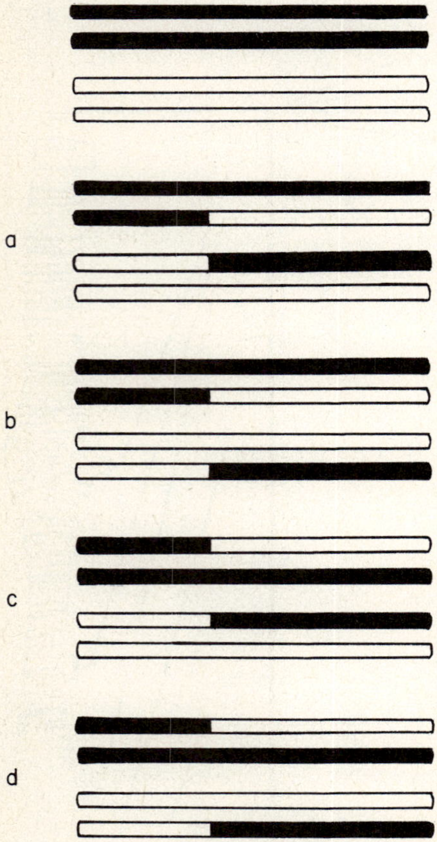

Abb. 20 Die vier möglichen Typen einfacher Chromosomenüberkreuzung zwischen nichtschwesterlichen Chromatiden; es entstehen jeweils zwei Crossing over- und zwei Nicht-Crossing over-Chromatiden. (Umgezeichnet nach STURTEVANT und BEADLE, 1940.)

benmuster"); vermutlich ist jede dieser Chromomeren aus vielen DNS-Ketten aufgebaut. Das X-Chromosom in der männlichen Larve ist natürlich unpaar. Bei Inversionen ist die Anordnung bestimmter Stücke der Chromatiden in den zwei Gruppen verändert, sie führen zur Bildung von Schleifen, die man gut unter dem Mikroskop beobachten kann. Abb. 19 zeigt ein Stück eines X-Riesenchromosoms mit dem entsprechenden Teil einer Rekombinationskarte.

Die Riesenchromosomen verschiedener Zweiflügler weisen zu bestimmten Zeiten der Larvenentwicklung regionale Veränderungen auf. Ein Abschnitt des Chromosoms kann z. B. verdickt erscheinen (Puff), während die Nachbarabschnitte dünn bleiben. Diese vorübergehenden Veränderungen dürften mit der Aktivität bestimmter Gene oder Gengruppen zusammenhängen.

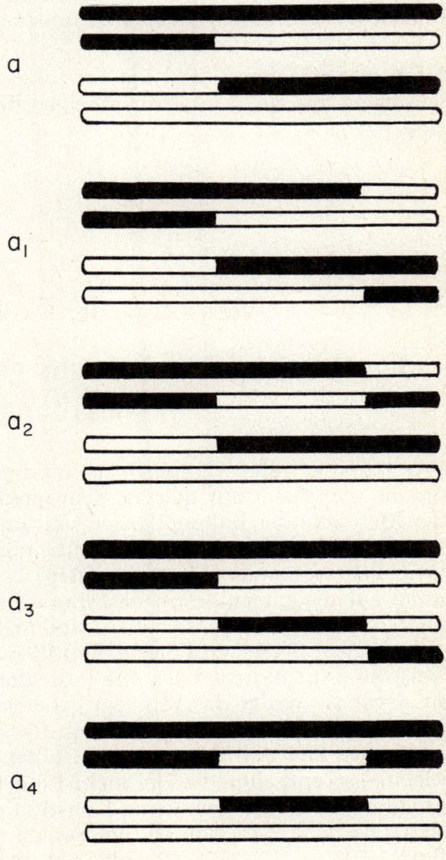

Abb. 21 Vier der sechzehn möglichen Fälle doppelten Segmentaustausches in einer Tetrade. Die vier Überkreuzungen auf der rechten Seite (a_1—a_4) leiten sich von der Chromosomenüberkreuzung a ab (s. Abb. 20). Es ergeben sich gleiche Zahlen nichtüberkreuzter, einfach links überkreuzter, einfach rechts überkreuzter und doppelt überkreuzter Chromatiden. (Umgezeichnet nach Sturtevant und Beadle, 1940).

Für die Betrachtung des Crossing over kommen keine Chiasmata zwischen Geschwister-Chromatiden in Frage, sondern nur zwischen Chromatiden von väterlichen und mütterlichen Chromosomen. Es scheint auch tatsächlich so zu sein, daß zwischen Geschwisterchromatiden keine Überkreuzungen stattfinden. Wenn also ein einziges Chiasma in einem aus vier Chromatiden zusammengesetzten Bivalent auftritt, entstehen jedesmal zwei überkreuzte und zwei nicht überkreuzte Chromatiden, gleichgültig, welche der beiden sich an dem Austausch beteiligen (Abb. 20). Wenn jedoch zwei verschiedene Chiasmata an verschiedenen Stellen eines Bivalents auftreten, ist es ein Unterschied, ob die am ersten Austausch beteiligten Chromatiden die gleichen sind wie die am zweiten Austausch beteiligten. Wie die Abb. 21 zeigt, können im Prinzip vier Typen doppelten Austausches vorkommen, aus denen vier Klassen von Chromatiden hervorgehen: ohne Austausch, mit einfachem Austausch und mit doppeltem Austausch von Stücken.

Noch mannigfaltiger sind die Produkte vielfacher Überkreuzungen, von denen bis zu 12 in einem einzigen Bivalenten beobachtet worden sind.

14.

Vererbung des Geschlechts: Geschlechtsgebundene und geschlechtsbegrenzte Vererbung

Wie schon erwähnt, kommen männliche und weibliche Geschlechtsorgane manchmal auf oder in dem gleichen Individuum vor, so bei der Mehrzahl der Blütenpflanzen und unter den Tieren bei den meisten Schnecken, Regenwürmern und einigen anderen. Man bezeichnet diese Lebewesen als Hermaphroditen; bei Pflanzen ist diese Bezeichnung auf diejenigen Arten beschränkt, die Staubgefäße und Fruchtknoten in derselben Blüte haben; sind männliche und weibliche Blüten getrennt auf derselben Pflanze, spricht man von Monözie. Normalerweise sind in solchen Arten alle Individuen gleichartig und daher besteht für sie weder das Problem genetischer Geschlechtsbestimmung noch das Problem der Regulierung des Zahlenverhältnisses der Geschlechter. Eier und Spermotozoen unterscheiden sich in ihrem Aussehen – so enthalten die Eier mehr Reservematerial und sie sind auch größer – aber ihre genetische Konstitution ist die gleiche, beide besitzen dieselbe Zahl von Chromosomen und Genen. Ob sich ein bestimmter Teil einer derartigen Pflanze oder eines derartigen Tiers zu einem männlichen oder einem weiblichen Fortpflanzungsorgan entwickelt, wird durch seine Lage im Körper, die Zeit seiner Entwicklung oder durch physiologische Faktoren, wie die Temperatur, bestimmt. Eine physiologische Geschlechtsbestimmung hat man auch für ein getrennt geschlechtliches Tier, den Wurm *Bonellia* angenommen, dessen Larven sich zu Weibchen entwickeln, wenn sie frei aufwachsen, aber zu winzigen, halbparasitischen Männchen, wenn sie sich in einem Weibchen einnisten; neuerdings wurde jedoch berichtet, daß nur eine schon vorher bestimmte Hälfte aller Bonellialarven sich in Weibchen einzunisten versucht.

Bei der Mehrzahl getrennt geschlechtlicher Organismen sind die beiden differenten Typen, nämlich Männchen und Weibchen, zweifellos genetisch bestimmt und können sich nur selten von einem in das andere Geschlecht umwandeln. Wenn man annimmt, daß der Geschlechtsunterschied genetisch bedingt ist, dann wäre die einfachste vorstellbare Möglichkeit der Geschlechtsbestimmung diejenige durch ein einziges Allelenpaar, von denen das eine männlichkeitsbestimmend und das andere weiblichkeitsbestimmend wäre; diese Situation findet sich annähernd bei dem tropischen Fischchen *Lebistes* sowie bei manchen Molchen und Mückenarten verwirklicht. Eine Schwierigkeit dieser Lösung besteht darin, daß man aus zwei Allelen drei verschiedene Paare kombinieren kann, während im allgemeinen nur zwei Geschlechter vorkommen.

Eine andere Art der Geschlechtsbestimmung wurde zuerst bei der Honigbiene beschrieben und später bei verschiedenen anderen Arten der Hymenopteren und Rädertierchen gefunden. Bei diesen entwickeln sich Männchen aus unbefruchteten Eiern, die infolgedessen nur Zellen mit haploider Chromosomenzahl besitzen. Die Spermatogenese muß in einem solchen haploiden Männchen ganz anders als sonst verlaufen. Bei Drohnen ist die erste Reifeteilung fast völlig unterdrückt, während die Meiose bei der Bienenkönigin in üblicher Weise vor sich geht und zur Reduktion des diploiden Chromosomensatzes führt. Die Existenz haploider Individuen ist an sich ein Kuriosum, treten doch in den Zellen solcher Männchen alle Gene nur einmal auf, während in den Zellen des Weibchens die Gene doppelt vertreten sind. Offensichtlich bedarf ein solcher Zustand regulativer Mechanismen, die sowohl den haploiden wie auch den diploiden Individuen die Lebensführung ermöglichen. Regulationen dieser Art müssen auch für die Mehrzahl der anderen geschlechtsbestimmenden Mechanismen postuliert werden.

Es gibt andere seltene und hochinteressante Mechanismen genetischer Geschlechtsbestimmung, doch wollen wir hier nur die häufigste Form besprechen. Diese besteht in der Produktion von zwei Arten von Gameten in einem Geschlecht, welches man danach das heterogametische nennt. Fliegen und Säugetiere, so auch der Mensch, erzeugen nur eine

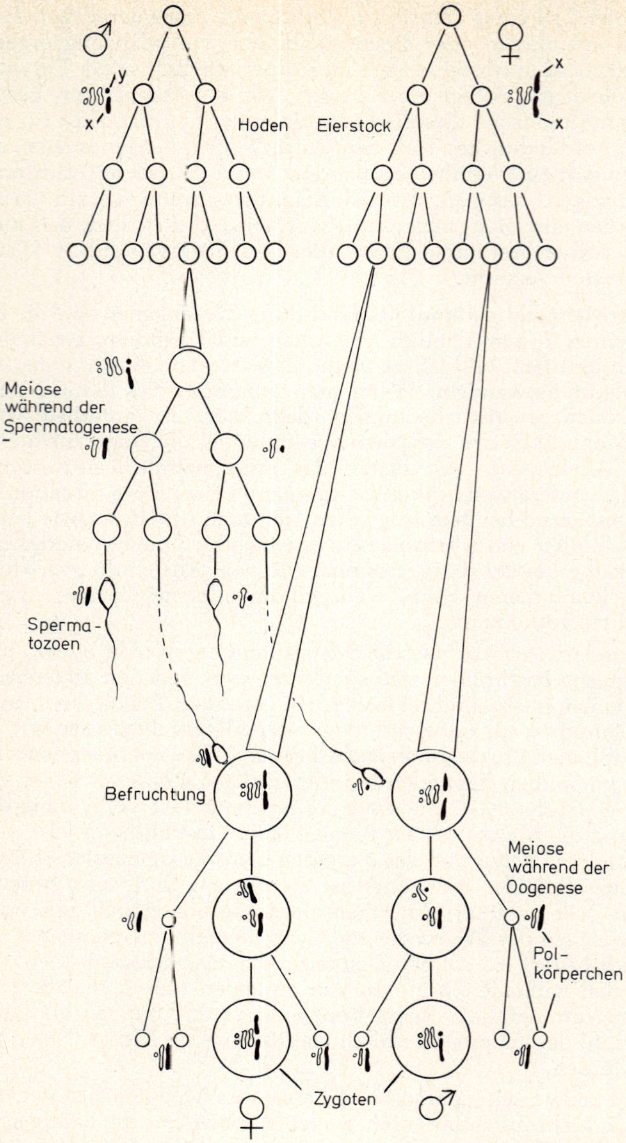

Abb. 22 Entstehung der Ei- und Samenzellen und die Befruchtung bei einem Säugetier (nach CLAUS, GROBBEN und KÜHN umgezeichnet).

Art von Eizellen aber zwei Arten von Spermatozoen (Abb. 22), während Vögel nur eine Spermatozoensorte, dafür aber zwei Arten von Eizellen bilden. Das homogametische Geschlecht zeichnet sich meistens durch den Besitz zweier homologer Geschlechtschromosomen, der X-Chromosomen, aus und produziert Gameten einheitlicher Konstitution, alle mit einem X-Chromosom. Das heterogametische Geschlecht besitzt zwei verschiedene Geschlechtschromosomen, X und Y, und bringt Gameten zweierlei Art in ungefähr gleicher Häufigkeit hervor, von denen die einen ein X- und die anderen ein Y-Chromosom aufweisen. Wenn eine Keimzelle mit einem X-Chromosom mit einer Y-Keimzelle verschmilzt, dann entsteht eine heterogametische Zygote. Auf diese Weise können sich die Generationen unter Einhaltung eines Geschlechtsverhältnisses von ungefähr 1 : 1 unbeschränkt fortpflanzen, und das ist bei der überwiegenden Mehrzahl getrennt geschlechtlicher Organismen der Fall.

Der morphologische Unterschied zwischen dem X- und dem Y-Chromosom einer Art kann sehr gering und schwer zu entdecken sein, wie z. B. bei *Drosophila virilis;* in anderen Fällen können sich die zwei Chromosomen stärker unterscheiden, etwa so, daß ein Teil ihrer Länge homolog ist, ein anderer aber nicht; dies trifft für *Drosophila melanogaster* zu. Zwischen den beiden Typen braucht jedoch kein großer Unterschied hinsichtlich des Gengehaltes zu bestehen. Paarung und Überkreuzung können offensichtlich nur in bezug auf die homologen Teile eines XY-Paares erfolgen und nicht zwischen unterschiedlichen Abschnitten. Das X-Chromosom, das im homogametischen Geschlecht als Paar auftritt, ist gewöhnlich länger als das Y-Chromosom und enthält vermutlich mehr Gene; jedenfalls kann eine größere Zahl mutierter Gene im X-Chromosom lokalisiert sein. Die Y-Chromosomen mancher Arten werden genetisch als fast unwirksam oder leer betrachtet, das bedeutet, daß sie nicht viele Gene enthalten. Die extreme Reduktion des Y-Chromosoms, also seine völlige Abwesenheit, kommt normalerweise bei einigen Heuschrecken- und Wanzenarten vor sowie ausnahmsweise in *Drosophila melanogaster* und fünf anderen Drosophilaarten, in denen der Mangel eines Y-Chromosoms die Entwicklung der Männchen nicht verhindert, sondern nur Sterilität verursacht.

Bei *Drosophila melanogaster* wird die sexuelle Entwicklung eines Individuums durch das Verhältnis der Anzahl der X-Chromosomen zu der Anzahl der Autosomen bestimmt. Die abnorme Kombination von einem X-Chromosom mit drei Sätzen von Autosomen – statt der normalen zwei – ergibt ein Individuum mit exzessiv männlichen Merkmalen, ein „Übermännchen“, und ein X-Chromosom mit den normalen zwei Sätzen von Autosomen ein scheinbar normales Männchen, das jedoch steril ist. Zwei X-Chromosomen mit zwei Autosomensätzen findet man bei normalen Weibchen, zwei X-Chromosomen mit drei Autosomensätzen bringen Intersexe hervor, während drei oder vier

Tafel II.

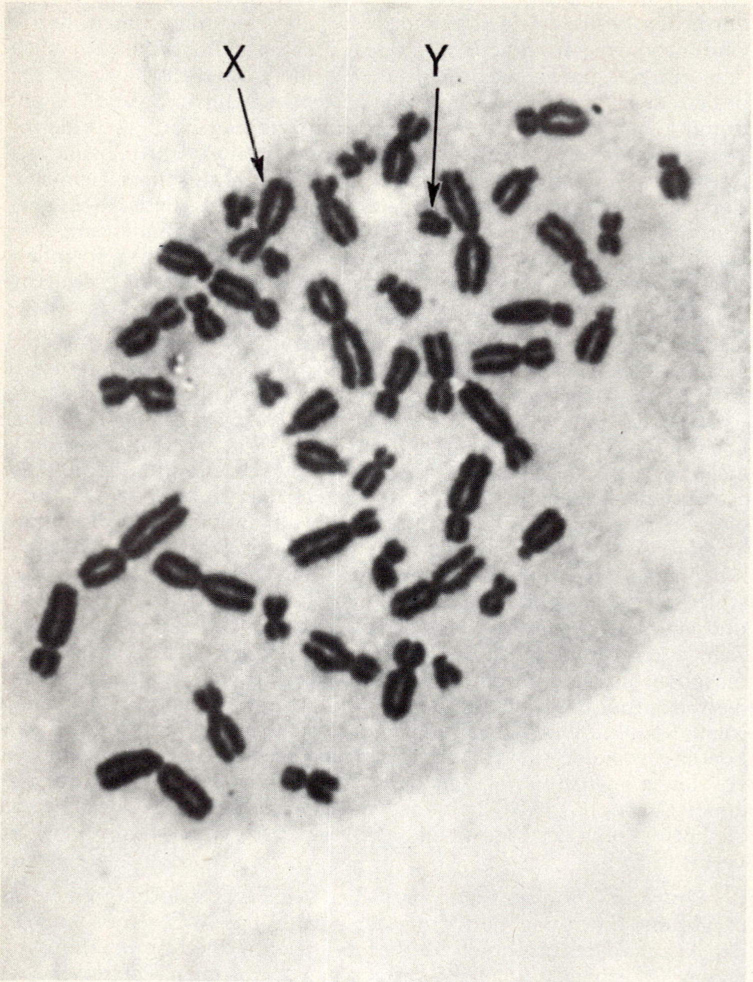

Metaphase eines Fibroblasten aus einer Zellkultur von einem Mann. Außer dem X- und dem Y-Chromosom sind 22 Paare von Autosomen vorhanden. Photogr. Dr. Joy Delhanty.

X-Chromosomen kombiniert mit zwei Autosomensätzen „Überweibchen" erzeugen. Kombinationen von drei oder vier X-Chromosomen mit drei oder vier Sätzen von Autosomen lassen einigermaßen normal aussehende Weibchen entstehen.

Beim Menschen ist die Situation ganz anders: hier bestimmt die Anwesenheit oder Abwesenheit des kurzen Y-Chromosoms die Geschlechtsentwicklung des Individuums. Normalen Frauen fehlt ein Y-Chromosom, sie haben zwei X-Chromosomen und 44 Autosomen, während Männer außer den 44 Autosomen, ein X- und ein Y-Chromosom besitzen. Eine Art Intersex, der zuerst von Klinefelter beschrieben wurde, hat zwei X-Chromosomen und ein Y-Chromosom. Diese Menschen haben männliche Geschlechtsmerkmale, obgleich sie zwei X-Chromosomen haben, sie sind aber steril. Bei der umgekehrten Anomalie, die man Turner-Syndrom nennt, ist nur ein X-Chromosom vorhanden, aber kein Y-Chromosom; diese Menschen sehen auf den ersten Blick wie Frauen aus, sie sind aber zu klein, infantil und steril.

Wir haben schon gesagt, daß es besondere Einrichtungen geben muß, die der Tatsache entgegenwirken, daß Männchen und Weibchen einer Art sich in bezug auf den Chromosomen- und Genbestand unterscheiden. Das könnte sich zwar günstig für die unterschiedliche Geschlechtsentwicklung erweisen, muß aber zu Schwierigkeiten in der Entwicklung des Körpers und der Gewährleistung der Funktionen führen, die beiden Geschlechtern gemeinsam sind. Eine solche Einrichtung ist wahrscheinlich das sogenannte Geschlechtschromatin (Abb. 23). In vielen Zellarten einer Frau, wie im Epithel der Mundschleimhaut kommen kleine Kernkörperchen vor, die sich mit bestimmten Farbstoffen färben lassen und die in den Zellen des Mannes fehlen. Sehr wahrscheinlich stellt jedes dieser Kernkörperchen ein eingekapseltes, vermutlich weitgehend inaktives, X-Chromosom einer weiblichen Zelle dar, in der dann – wie in einer männlichen Zelle – nur ein X-Chromosom aktiv wäre. Diese Hypothese stimmt damit überein, daß die Zellen von „Turner-Individuen" keine Kernkörperchen enthalten, wohl aber die Zellen von Klinefelter-Patienten mit 2 X-Chromosomen. Noch größere Beweiskraft hat vielleicht die Beobachtung, daß man in den Zellen der selten vorkommenden „Frauen" mit drei X-Chromosomen zwei solche Kernkörperchen findet. Ähnliche Strukturen („drumsticks") oder Trommelschlegelfortsätze) finden sich beim weiblichen Geschlecht als Kernanhänge der weißen Blutkörperchen. Diese Art der „Kerngeschlechtsbestimmung" ist für den Arzt von diagnostischer Bedeutung. Bei vielen Arten beginnt die Keimesentwicklung in annähernd gleicher Weise und die Weiterentwicklung in männlicher oder weiblicher Richtung wird erst verhältnismäßig spät deutlich, obgleich die Entscheidung darüber schon mit der Bildung der Zygote gefallen ist. Jedoch ist diese Entscheidung nicht unwiderruflich, da die Genaktionen noch später abgeändert werden können; bei einer weiblichen Drosophila kann z. B. ein X-Chromosom während einer Zellteilung verloren gehen und die Gewebe, die sich von der nur ein X enthaltenen Zelle ableiten sind männlich, so daß die verschiedensten Typen von gynandromorphen Individuen entstehen können. Die Organe können sich dabei weitgehend unabhängig voneinander entwickeln wie bei Fliegen, oder sie können sich wie bei Wirbeltieren gegenseitig stärker beeinflussen. Sexuell abnorme Typen, wie Intersexe und Pseudohermaphroditen, können auch ohne den Verlust eines Chromosoms entstehen. Das kann z. B. die Folge von Hormonstörungen sein, die die Organe unterschiedlich beeinflussen.

Um dies zu verstehen, muß man zwischen Artcharakteren und Geschlechtscharakteren genau unterscheiden. In diesem Zusammenhang ist ein Artcharakter eine Eigenschaft, die sich sogar in einem kastrierten Individuum ausprägt. Gewöhnlich entwickelt sich dieser Charakter in beiden Geschlechtern, aber er wird in einem der beiden modifiziert. Beim Haushuhn z. B. zeigt sich der Artcharakter im männlichen Gefieder während das Aussehen des weiblichen Gefieders durch Hormone abgeändert wird, die aus dem Ovar stammen. Daher wird eine kastrierte Henne hahnenfiedrig und auch eine alte Henne bekommt Hahnencharakter; ein kastrierter Hahn aber verändert sein Gefieder nicht. Im Gegensatz dazu ist der Besitz des Hahnenkamms ein Ge-

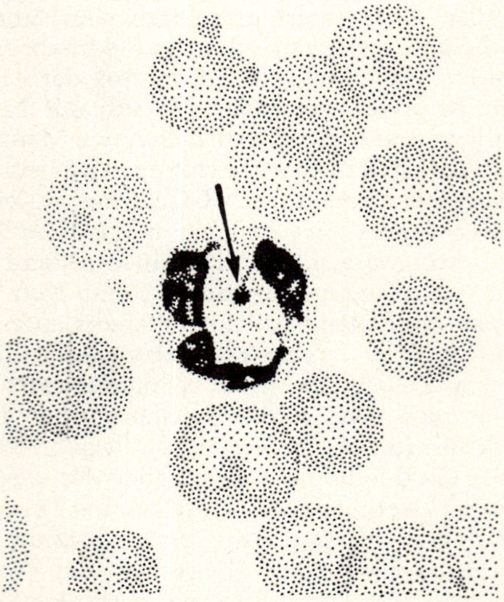

Abb. 23 Trommelschlegelanhang (drumstick) an einem weißen Blutkörperchen einer Frau. Dieser gestielte Anhang fehlt bei Leukocyten des Mannes (nach Mittwoch).

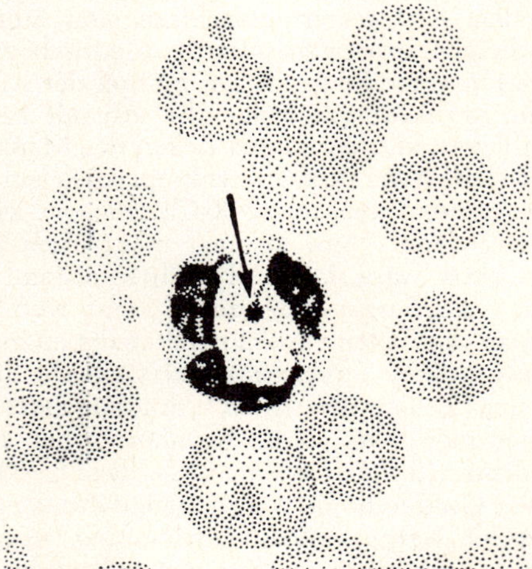

schlechtscharakter. Er entwickelt sich weder in der Henne noch in einem kastrierten Hähnchen und kann sogar in einem erwachsenen kastrierten Hahn degenerieren.

Der Mechanismus genetischer Geschlechtsbestimmung kann mittels geschlechtsgebundener Mutationen aufgezeigt werden. Solche Mutationen können entweder dominant sein, in diesem Fall ist es gleichgültig, ob das betreffende Gen nur einmal im heterogametischen Geschlecht oder mit dem normalen Allel kombiniert im homogametischen Geschlecht vorliegt. Die mutierten Gene können auch rezessiv sein, dann sieht man ihre Wirkung im heterogametischen Geschlecht, in dem sie in einfacher Dosis vorhanden sind, jedoch im homogametischen Geschlecht nur im homozygoten Zustand. Ein dritter ziemlich häufiger Typ ist durch quantitative Unterschiede charakterisiert, deren Abstufung von der Anwesenheit eines oder zweier mutierter Allele reguliert wird. Diese Fälle kann man als semidominant beschreiben. Abb. 24 illustriert die kreuzweise Vererbung des geschlechtsgebundenen mutierten Merkmals „white" bei *Drosophila*. Hierbei kommt es zu einem völligen Pigmentverlust im Auge, so daß die betroffenen Fliegen weiße an Stelle von roten Augen haben.

Eine andere Eigenschaft dieses geschlechtsgebundenen Gens ist seine gleichzeitige Geschlechtsbegrenztheit; das bedeutet, daß sie sich nur in einem Geschlecht – in diesem Fall im männlichen– zeigen kann. „White" hat nämlich zur Folge, daß sich in der männlichen Drosophilafliege die normalerweise gelbe Hodenhülle nicht ausfärbt, und da das Weibchen keine Hoden besitzt, kann es diesen Geneffekt nicht aufweisen. Geschlechtsbegrenzte Merkmale brauchen nicht geschlechtsgebunden zu sein. Ein Beispiel dafür ist ein autosomal dominantes Gen, das in Männern zu frühzeitiger Glatzenbildung führt, nicht aber bei Frauen, obwohl diese das Gen übertragen können. Eunuchen mit dem Gen werden nicht kahl, Frauen aber mit einem Tumor der Nebenniere können ihr Haar verlieren.

Geschlechtsbegrenzte Merkmale von ökonomischer Bedeutung sind eine erhebliche Komplikation für die Praxis des Viehzüchters. Milchproduktion und Fettgehalt der Milch kann man nur bei Kühen feststellen, während man diese Eigenschaften viel leichter durch die Auswahl von Bullen verbessern kann als durch Zuchtwahl von Kühen. Dies ist leicht einzusehen, wenn man bedenkt, daß eine Kuh nur wenige weibliche Kälber hat, während ein Stier viele Hunderte von Kühen decken kann und mit Hilfe künstlicher Besamung viele Tausende Nachkommen erzeugen kann. Die Qualität eines Zuchtstiers kann nur auf Grund von Messungen an seiner weiblichen Nachkommenschaft bestimmt werden, und man sollte ihn daher zu intensiver Zucht erst dann benutzen, wenn man die Prüfung abgeschlossen hat – d. h., wenn er ungefähr 9 Jahre alt ist. Zu diesem Zeitpunkt sind nun aber Stiere nicht mehr in der besten Form. Deshalb muß man den Wert eines Stieres indirekt abschätzen, wozu erhebliche wissenschaftliche Kenntnisse und eine gute Organisation der Herdenbesitzer notwendig sind. Der Versuch ist jedoch mit großem Erfolg in Dänemark gemacht worden; in diesem Land verdankt ein erheblicher Teil der Milchkühe ihre hohe Butterproduktion zwei Stieren.

Während des letzten Jahrzehnts hat man einige neue geschlechtsgebundene Eigenschaften beim Menschen entdeckt und die lange bekannten geschlechtsgebundenen Merkmale, Rot-Grünblindheit und Hämophilie (Bluterkrankheit), unterteilt, so daß früher bestehende Unklarheiten und scheinbare Widersprüche jetzt beseitigt sind.

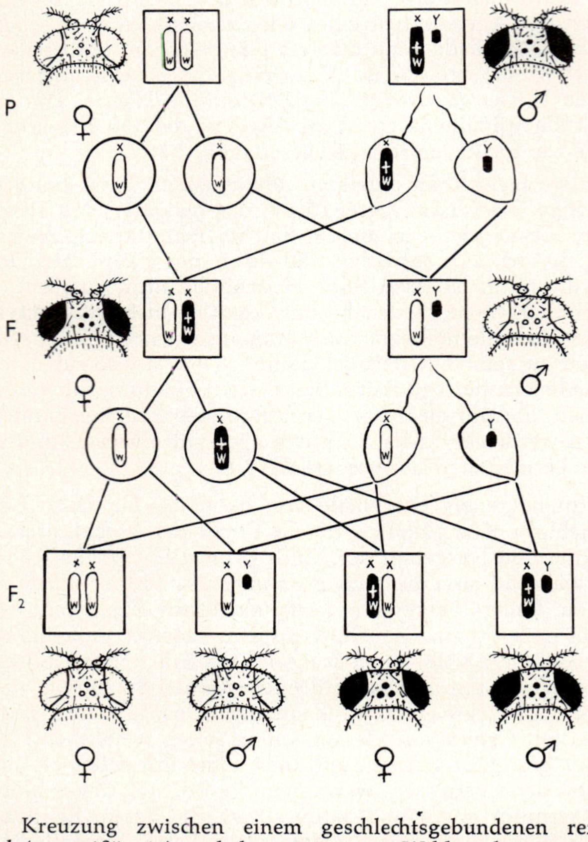

Abb. 24 Kreuzung zwischen einem geschlechtsgebundenen rezessiven Merkmal (*w*, weißäugig) und dem rotäugigen Wildtyp bei zwei Generationen von *Drosophila*.

Zur Zeit glaubt man, daß die verschiedenen Formen geschlechtsgebundener Rot-Grünblindheit durch zwei Reihen von Allelen verursacht werden, die beide in gewissem Abstand auf dem X-Chromosom liegen. Die zahlreicheren Gene der Deutanreihe sind durch das stärker anormale Deuteranopie-Gen (etwa 1% aller europäischen und nordamerikanischen Männer) und das weniger schwere Deuteranomalie-Gen vertreten (3 bis 4% der Männer). Diese Menschen nehmen zwar Licht im ganzen sichtbaren Spektrum wahr, können jedoch – in verschiedenem Ausmaß – nicht zwischen rot und grün unterscheiden. Die etwas selteneren Gene der anderen Serie vermindern die Rotempfindung der betroffenen Männer. Für die 1% der Protanopen erscheint das Spektrum am roten Ende verkürzt und die Rotempfindung fehlt, während sie bei den Protanomalen (1%) lediglich abgeschwächt ist (s. S. 147).

Frauen, die für eines der geschilderten Gene heterozygot sind, haben in der Regel eine normale Farbenwahrnehmung, doch findet man gelegentlich welche, die in ähnlicher Weise wie ihre Söhne oder Väter rot-grünblind sind. Frauen, die für eins der vier Gene homozygot sind, zeigen gewöhnlich den gleichen Typ der Farbenblindheit wie ihre Söhne. Wenn eine Frau in ihren Zellkernen zwei Allele der gleichen Reihe gemeinsam besitzt, so weist sie gewöhnlich den geringeren Defekt auf. Die Dominanzverhältnisse können daher folgendermaßen geschrieben werden:

Normalsichtigkeit > Deuteranomalie > Deuteranopie
Normalsichtigkeit > Protanomalie > Protanopie

Frauen, die ein anormales Gen der einen Reihe mit einem anormalen Gen der anderen Reihe kombinieren, sind im großen und ganzen farbentüchtig, zeigen jedoch häufig atypische Farbenwahrnehmung. Die erste Form der Rot-Grünblindheit, bei der ein objektiver Unterschied gegenüber dem Normalen gezeigt werden konnte, ist die Protanopie. In der Netzhaut der Protanopen scheint eins der drei für die Farbenwahrnehmung verantwortlichen Pigmente zu fehlen.

Die geschlechtsgebundene Neigung zu unstillbarer Blutung zerfällt auch in zwei Hauptgruppen und die verantwortlichen Gene nehmen ebenfalls zwei verschiedene Plätze auf dem X-Chromosom ein. Die zwei Krankheiten werden jetzt Hämophilie A und B genannt oder auch klassische Hämophilie und Christmas-disease; die letztere Form ist weniger schwer. Die absolute und relative Häufigkeit dieser beiden Krankheiten ist in verschiedenen Bevölkerungen recht unterschiedlich. Jedes der Gene beeinträchtigt eine ganz bestimmte Stufe in dem komplexen Blutgerinnungsvorgang, der normalerweise die Blutung nach jeder kleinen Verletzung rasch stillt. Männliche Bluter beider Typen können niemals ihre auf dem X-Chromosom gelegenen Gene an ihre Söhne weitergeben; dagegen sind alle ihre Töchter Genträger und durchschnittlich ist die Hälfte der Söhne dieser Töchter wieder Bluter und die Hälfte ihrer Töchter trägt das mutierte Gen. Ein neuerlich entdecktes geschlechtsgebundenes Gen, das jedoch für eine längst bekannte Krankheit, die Primaquine-Unverträglichkeit, verantwortlich ist, bedingt den G6PD-Mangel (Glukose-6-Phosphat-Dehydrogenase). Während des zweiten Weltkrieges stellte sich heraus, daß ein erheblicher Prozentsatz amerikanischer Soldaten afrikanischer oder mediterraner Abstammung an Gelbsucht erkrankten und sogar manchmal starben, nachdem sie Primaquine, ein Malariamittel, genommen hatten. Es stellte sich heraus, daß den roten Blutkörperchen dieser Männer ein Enzym fehlte, die Glukose-6-Phosphat-Dehydrodenase, welche den Anlaß zur Hämolyse und damit zur Gelbsucht gab. Heterozygote Frauen können ähnliche Erscheinungen zeigen, während homozygote Frauen immer betroffen sind. Wir wissen jetzt, daß bei genetisch prädisponierten Individuen neben Primaquine eine Anzahl anderer Drogen hämolytische Anfälle hervorrufen können. Das gleiche Gen ist auch für den Favismus verantwortlich, eine Krankheit, die die Ärzte der Mittelmeerländer durch Jahrhunderte beschäftigt hat und die wahrscheinlich die Ursache für das Verbot des Pythagoras war, Bohnen zu essen.

Jedenfalls steht jetzt fest, daß Männer oder Knaben, die für G6PD-Mangel hemizygot sind und Frauen und Mädchen, die homozygot sind, gelegentlich schweren hämolytischen Anfällen ausgesetzt sind, wenn sie ein frisches, besonders aber ein nicht gekochtes Gericht von Saubohnen *(Vicia faba)* essen. Glaubwürdigen Berichten zufolge kann sogar der Blütenstaub dieser Pflanzen, wenn er im Freien eingeatmet wird, Anfälle hervorrufen.

Das häufigste geschlechtsgebundene Gen des Menschen, Xg^a, hat man erst vor wenigen Jahren gefunden. Das durch dieses Gen hervorgerufene Antigen der roten Blutkörperchen findet sich bei mehr als der Hälfte aller Männer und bei der überwiegenden Mehrzahl der Frauen. Die Koppelungsverhältnisse des Xg-Genortes mit anderen geschlechtsgebundenen Merkmalen werden gegenwärtig intensiv untersucht. Bis vor kurzer Zeit war diese Forschungsrichtung ausschließlich von der Gesundheit und dem guten Willen einer einzigen, nunmehr verstorbenen Person abhängig, die als einzige — aus unbekannten Gründen — Antikörper gegen Xg^a entwickelt hatte.

15.

Chromosomale Veränderungen, Mutationen

Eine plötzlich eintretende anhaltende Abänderung eines genetisch bedingten Merkmals nennt man Mutation. Wir wissen jetzt, daß viele Arten von mutationsbedingten Änderungen vorkommen. Wie gezeigt wurde, geraten bei der Chromosomenspaltung die gleichen Gene in zwei identische Chromatiden, außer wenn ein Unfall geschieht. Wir wollen derartige Unfälle nunmehr betrachten. Während der komplizierten Bewegungen und Veränderungen, denen die Chromosomen bei der Mitose und Meiose ausgesetzt sind, können gelegentlich Stücke abbrechen, die dann entweder verloren gehen oder sich am selben oder einem falschen Platz wieder am Chromosom anheften. Wenn die Bruchenden sich in der alten Weise wieder vereinigen, so bleibt nach der Heilung keine Spur von dem Unfall übrig; wenn die Vereinigung jedoch auf andere Weise erfolgt, kann die neue Anordnung der Gene im Chromosom permanent werden. Der völlige Verlust eines bestimmten Chromosomenabschnitts kann mit dem Leben eines Individuums vereinbar sein, wenn der fehlende Teil jedoch beide homologen Chromosomen betrifft, überleben die Individuen nur selten.

Chromosomenabschnitte vertauschen oftmals ihre Stellung. Man kann sich leicht vorstellen, daß eine Chromosomenschleife an der Stelle zerreißt, an der sich die Fäden überkreuzen, und daß sich dann die falschen Enden miteinander wieder vereinigen. Dieser Vorgang heißt *Inversion* und bedeutet eine Veränderung in der Anordnung der Reihenfolge der Gene. Auf diese Weise kann eine Genreihe ABCDE zu ADCBE werden. Wenn sich zwei homologe Chromosomen paaren, die sich in bezug auf eine Inversion unterscheiden, bildet sich zwischen den nichtinvertieren Teilen eine Schlinge durch die Anziehung der einzelnen Genorte. Diese Anordnung ist in Abb. 25 dargestellt.

In den kleinen Chromosomen gewöhnlicher Zellen sind Inversionen schwer zu entdecken, aber in den gepaarten Riesenchromosomen der Speicheldrüsen von Drosophila kann man Inversionsschleifen deutlich unter dem Mikroskop erkennen (Abb. 26).

Die homologen Querbänder der beiden Chromosomen paaren sich sowohl in den nicht-invertierten als auch in den invertierten Abschnitten mit Ausnahme einer kleinen Region (a) am Ursprung der Schleife. Wenn zwei nicht-homologe Chromosomen zur gleichen Zeit zerbrechen, so können die Fragmente ausgetauscht werden und man spricht dann von einer *Translokation*. Chromosomenstücke, die verloren, invertiert oder transloziert werden, können sehr verschieden groß sein;

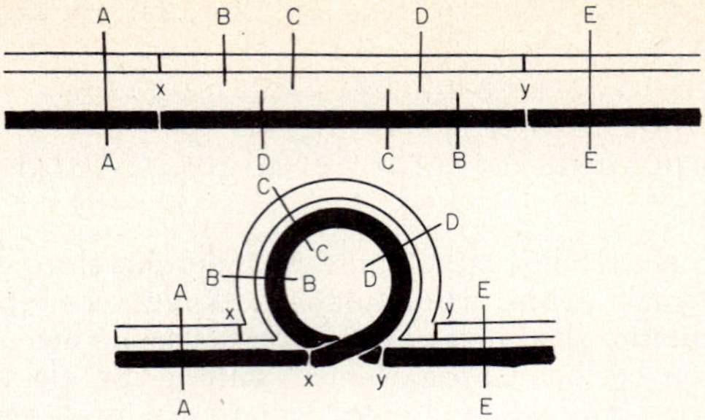

Abb. 25 Inversionsschlinge bei einem Chromosomenpaar; das invertierte Segment xy enthält die Chromosomenorte B, C und D und ist durch einen doppelten Bruch bei einem Chromosom entstanden. Die Schlingenbildung ist eine Folge der Anziehung homologer Chromosenorte (umgezeichnet nach STURTEVANT und BEADLE, 1940).

sie können so winzig sein, daß man sie mit den zur Verfügung stehenden Methoden nicht entdecken kann. Alle diese morphologischen Veränderungen der Chromosomen nennt man Chromosomen-Mutationen; sie entstehen spontan nur mit einer sehr geringen Häufigkeit, viel öfter aber unter dem Einfluß ionisierender Strahlung, so z. B. durch Röntgenstrahlen. Der Verlust eines ganzen Chromosoms, seine Verdoppelung oder sogar Vervielfachung kommt gleichfalls vor. Das kann ganz harmlos sein, wie bei manchen Getreidearten, aber gewöhnlich hat es ernste Folgen. Die Auswirkungen zahlenmäßiger Anomalien menschlicher Geschlechtschromosomen sind kurz auf S. 75

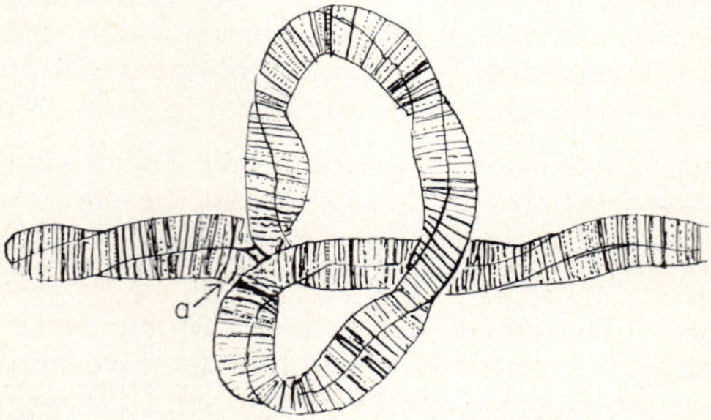

Abb. 26 Abbildung einer Inversionsschlinge bei einer somatischen Paarung von Riesenchromosomen in der larvalen Speicheldrüse von *Drosophila.* „a" zeigt den Anfang und das Ende der die Schlinge verursachenden Inversion.

beschrieben worden; überzählige oder fehlende Autosomen richten gleichfalls erheblichen Schaden an. Am häufigsten (1–2 auf 1000 Lebendgeborene) ist eine Form des Schwachsinns, der Mongolismus, der jetzt als DOWN-Syndrom bezeichnet wird; frühere Beobachter sahen in Körperbau und Gesicht dieser Kinder eine gewisse Ähnlichkeit mit Asiaten. Allerdings ist diese Ähnlichkeit nur sehr oberflächlich und die Anomalie ist auch unter Japanern und Chinesen leicht zu erkennen. Bei einem hohen Prozentsatz mongoloider Kinder liegt das Alter der Mütter erheblich über der Norm. Ein überzähliges kleines Chromosom ist für dieses Syndrom verantwortlich (Abb. 27).

Man nimmt an, daß in einem alternden Eierstock die Wahrscheinlichkeit für den fehlerhaften Verlauf der Meiose (Eireifung) größer ist und daß zwei homologe Chromosomen sich nicht voneinander trennen (non-disjunction) und daher beide in eine Eizelle gelangen. Viele andere seltenere Formen chromosomaler Aberrationen des Menschen sind gegenwärtig Gegenstand eingehender Untersuchung. Eine andere wichtige Veränderung, die sich bei vielen Pflanzen, aber auch bei manchen Tieren findet, ist die *Polyploidie,* die Vervielfachung des

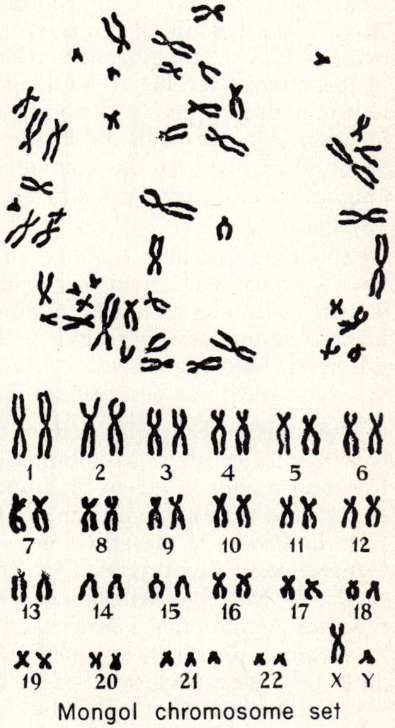

Abb. 27 Chromosomen in einer Hautzellkultur von einem männlichen Patienten mit Mongolismus. Oben: Metaphasenplatte, unten: die 22 Autosomenpaare sind der Größe nach angeordnet, und es zeigt sich, daß das Chromosom Nr. 21 dreifach vertreten ist, wie man es bei diesem Syndrom findet. Rechts unten das X- und das Y-Chromosom. Kultur und Photographie von J. R. ELLIS.

haploiden Chromosomensatzes auf das drei-, vier-, sechs- oder achtfache usf. Polyploide kann man künstlich erzeugen, mechanisch z. B. durch Abschneiden eines Pflanzenteils und nachfolgender Kallusbildung, oder auch chemisch, vornehmlich durch Einwirkung von Colchicin, einem Alkaloid aus der Herbstzeitlosen. Wenn diese Chromosomensätze sich alle von demselben diploiden Stamm herleiten, spricht man von *Autopolyploidie. Allopolyploidie* entsteht durch Kreuzung zweier diploider Varietäten oder sogar Arten. Das kann auf mannigfaltige Weise geschehen, sie entstehen jedoch meistens, wenn beide elterlichen haploiden Chromosomensätze mindestens zweimal nebeneinander in den Zellkernen eines Individuums vertreten sind. Auf diese Weise wird die Schwierigkeit einer meiotischen Paarung von Chromosomen verschiedener Herkunft ausgeschaltet und Kreuzungssterilität vermieden. Polyploide der verschiedensten Arten spielen eine gewisse Rolle in der Evolution mancher Pflanzenfamilien und sind auch von erheblicher Bedeutung für Landwirtschaft und Gartenbau. Obgleich man alle diese Veränderungen des Erbmaterials Mutationen genannt hat, entspricht es mehr dem jetzigen Sprachgebrauch, diese Bezeichnung auf Veränderungen einer kurzen Region eines Chromosomes zu beschränken.

Diese wurden früher Punktmutationen genannt, doch wurde inzwischen klar, daß diese „Punkte" sehr verschieden lang sein können, beginnend bei einem ganzen *Cistron* mit vielleicht Hunderten von DNS-Seitenketten bis zu Veränderungen, Verdoppelungen oder Verlusten einer einzigen Stickstoffbase. Die letzteren sind gemäß unseren jetzigen Vorstellungen die kleinstmöglichen und ein Basenpaar, vielleicht sogar nur eine Base, entspricht somit dem *Muton* (s. S. 8) und möglicherweise auch der kleinsten Einheit für die Rekombination, dem *Recon.*

Unabhängig von dem Ausmaß einer Mutation, produziert das veränderte Gen fortan Gene dieser neuen Art. Ist das neue Allel dominant, so tritt es in dem ersten Individuum, in dessen Kernen es vorkommt, in Erscheinung; ein geschlechtsgebundenes rezessives Gen zeigt sich im ersten heterogametischen Individuum und ein autosomal rezessives kann nicht vor der zweiten Generation in Erscheinung treten.

In den meisten Fällen ist es noch unbekannt, in welchem Stadium des Kernzyklus spontane Mutationen entstehen; sie können während der Interphase oder in jedem Stadium der Mitose oder Meiose eintreten; meist sieht man sie erst nach der Oogenese und Spermatogenese, sofern die Produkte dieser Teilungen die neue Eigenschaft auf künftige Generationen übertragen. Der Zeitpunkt, der durch Strahlung oder chemische Mittel künstlich erzeugten Mutationen, ist ein wenig besser bekannt. Mutationen können auch in Körperzellen vorkommen, d. h. in Geweben, die nichts mit der Fortpflanzung zu tun haben, man nennt diese Erbänderungen somatische Mutationen. In diesen Fällen findet sich das mutierte Gen nicht in allen Zellen der Pflanze oder des Tiers, sondern nur in einigen, so daß ein „Mosaik" entsteht. So kann man Drosophila-Fliegen finden, die in einem sonst roten Auge einen weißen Sektor haben, oder solche mit verschieden gefärbten Körperregionen. Zellmosaike sind auch für viele Fälle von Fleckung und Sprenkelung bei Tieren und Pflanzen verantwortlich.

Die Stabilität bzw. Labilität eines Gens kann durch ein oder mehrere andere Gene kontrolliert werden, die dann zwar die beobachteten Wirkungen nicht direkt bewirken, sondern nur ihre Häufigkeit regulieren.

Mutationen innerhalb eines Cistrons können dessen Aktivität auf verschiedene Weise und in einem unterschiedlichen Grad verändern. So kann ein Gen für Augenfarbe bei Drosophila in etwa einem Dutzend verschiedener Grade mutieren, so daß die Augenfarbe zwischen dem normalen hellrot über verschiedene Stufen von rosa und aprikosenfarben bis weiß variieren kann. Man kann zeigen, daß alle diese Mutanten Allele sind, d. h. daß alle diese Gene, die die verschiedenen Augenfarben produzieren, denselben Genort (locus) im selben Chromosom einnehmen. Außerdem hat man Rückmutationen beobachtet, d. h. es traten Fliegen mit normal gefärbten roten Augen unter den Nachkommen reinrassig weißäugiger Fliegen auf. Offenbar war das normale Basenkomplement nicht völlig verloren gegangen, sondern nur in seiner Reihenfolge gestört worden, denn es ist unwahrscheinlich, daß es sich – ohne die alte Matritze – von neuem bilden konnte; viel wahrscheinlicher ist es, daß die Rückmutation das Ergebnis eines Prozesses ist, der dem der ursprünglichen Mutation von rot- zu weißäugig ähnelt (s. S. 13).

Der Umstand, daß aus Mutationsvorgängen viele mehr oder weniger voneinander verschiedene Allele aus einem funktionellen Gen (Cistron) entstehen können, erklärt sich dadurch, daß Veränderungen in den vielen Mutons innerhalb eines Cistrons dieses funktionell einheitliche Gebilde in verschiedenem Grad und auf verschiedene Weise beeinträchtigen. Das entspricht etwa der Veränderung oder dem Verlust der Bedeutung eines Satzes, sagen wir eines Befehls, wenn man einen Buchstaben verändert oder den Satz in anderer Weise verstümmelt. Die Methoden der Bakteriengenetik haben es ermöglicht, die Crossing over bei verschiedenen Mikromutationen innerhalb einer funktionellen Geneinheit nachzuweisen. Aber derart seltene Ereignisse können kaum jemals bei höheren Pflanzen oder Tieren nachgewiesen werden, da wir hier nur mit viel kleineren Zahlen von Nachkommen arbeiten können. Daher bleiben, abgesehen von den Mikroorganismen, Cistronunterschiede, d. h. die „Makroallele" die hauptsächlichsten Einheiten, die man untersuchen kann; sie werden von Pflanzen und Tierzüchtern sowie von Klinikern „Gene" genannt und ihre Veränderungen sind die Mutationen.

Die Häufigkeit der Mutationen (Mutationsrate) ist von größter Wichtigkeit für alle Evolutionstheorien, da man der Ansicht ist, daß die Mutationen das „Rohmaterial" für die Evolution darstellen. Es ist jedoch schwierig, Mutationsraten praktisch zu definieren. Wie bereits erwähnt, ist es den Mikrobiologen gelungen, viele verschiedene Mutons innerhalb eines Cistrons zu separieren und auf diese Weise Veränderungen der einzelnen Mutons zu zählen. Bei den höheren Organismen kann sich eine Mutationsrate nur auf mehr oder minder vergleichbare Veränderungen von Cistrons beziehen, mit anderen Worten, lediglich auf die Umwandlung eines nur ungefähr definierten Allels in ein anderes ebenfalls schlecht definiertes. Es ist daher verständlich, daß es Biologen gibt, die jede Mutation als einzigartig betrachten; wenn das so wäre, hätte es keinen Sinn von Mutationsraten zu sprechen.

Wenn wir etwas weniger kritisch sind, so können wir versuchen, die Häufigkeit vergleichbarer Genveränderungen zu messen und die Mutationsrate angeben. Man kann diese Raten entweder auf Generationen oder auf Zeiteinheiten, etwa Stunden, Tage oder Jahre, beziehen. Generations- und Zeitraten können z. B. von Temperaturveränderungen beeinflußt werden. Methoden zur Bestimmung einer allgemeinen Mutabilität sind gewöhnlich außerordentlich langwierig. Man könnte denken, daß es genügen würde, einfach tausende von Pflanzen oder Tieren aus reinen Linien zu inspizieren und alle anormalen Individuen zu zählen, die man natürlich dann auf die Vererbung der Anomalien untersuchen müßte. Mit dieser Methode erzielte Ergebnisse sind aber zahlenmäßig unzuverläßig, da sie subjektiven Irrtümern unterliegen. Dominante Mutationen, die wahrscheinlich vom evolutionären Standpunkt weniger wichtig sind, werden auf diese Weise viel häufiger entdeckt als rezessive, weil sie sich in jedem Individuum manifestieren, auch wenn sie nur einfach vorhanden sind. Das gleiche gilt für die Gene auf dem Teil des X-Chromosoms, der keinen homologen Abschnitt auf dem Y-Chromosom hat. Wie wir im vorhergehenden Kapitel für Drosophila gezeigt haben, hat das Weibchen zwei X-Chromosomen und die Männchen ein X- und ein kürzeres Y-Chromosom; alle mutierten Gene auf dem partnerlosen Teil des X-Chromosoms beim Männchen manifestieren sich, selbst wenn sie rezessiv sind, beim Weibchen jedoch nur im homozygoten Zustand. Schätzungen der Mutationsrate für die geschlechtsgebundene Hämophilie A sowie für mehrere autosomal dominante Merkmale beim Menschen belaufen sich auf ungefähr 1 : 100 000. Dagegen wissen wir nichts über die Mutationsrate autosomal rezessiver Erbänderungen.

Der Zeitpunkt, zu dem eine spontane Mutation erfolgt sein muß, kann manchmal nicht nur in Versuchsstämmen von Pflanzen und Tieren bestimmt werden, sondern auch in menschlichen Familien, deren Stammbäume gut dokumentiert sind. Ein berühmter Fall betrifft die Königin Victoria von England. Sie hatte keine hämophilen Vorfahren, übertrug jedoch diese krankhafte Anlage über ihre Töchter auf die russische und die spanische Dynastie, nicht aber auf das regierende englische Königshaus. Man muß vermuten, daß die verantwortliche Mutation entweder bei ihr oder in den Gonaden eines Elternteils erfolgt ist.

Bestimmte Typen von Mutationen kann man viel häufiger beobachten als andere, und sie kommen meist auch in mehreren Species vor, während die selteneren meist auf eine Art beschränkt sind: so sind der Albinismus unter den Säugetieren, oder die geschlechtsgebundene gelbe Körperfarbe vieler Drosophila-Arten vermutlich auf identische Mutationen zurückzuführen. Andere, mehr allgemeine Wirkungen, wie z. B. die Aufhellung oder Intensivierung von Fellfarben oder Veränderungen der Blütenpigmente, haben gemeinsame Züge, obgleich sie nicht immer durch identische Mutationen bedingt sind. Manche Rückmutationen von der reinen Linie einer mutierten Rasse zur Wildform sind kaum weniger häufig als die ursprünglichen Mutationen; sie können aber auch viel seltener sein. Man kann annehmen, daß Mutationen mit kaum spürbarer Wirkung wahrscheinlich viel häufiger sind als diejenigen, die erhebliche Veränderungen bewirken, und die bisher Hauptgegenstand genetischer Untersuchungen gewesen sind. Das ist allerdings schwer zu beweisen.

Eine andere, vielleicht noch interessantere Frage ist, wie man die Mutationsraten verschiedener Lebewesen in der Natur miteinander vergleichen soll. Es ist kein großer Unterschied, ob man von einer Mutation in einer reinen Linie der Drosophila sagt, daß sie einmal im Jahr vorkommt oder einmal in ungefähr dreißig Generationen, da die Generationsdauer dieser Art unter günstigen Verhältnissen etwa 12 Tage beträgt. Es ist aber ein großer Unterschied, wenn man die Mutationsraten von Drosophila-Fliegen und Menschen miteinander vergleicht. Wenn wir somatische Mutationen außer acht lassen und beachten, daß unsere Kinder nur selten neue Mutationen aufweisen, so ist es wahrscheinlich korrekt, anzunehmen, daß man Mutationsraten verschiedener Arten besser in bezug auf Generationen miteinander vergleicht, als in bezug auf Zeit. Falls dies richtig ist, müßte sich die Entwicklung einer Art mit langer Lebensdauer viel langsamer vollziehen als die Evolution kurzlebiger Arten, vorausgesetzt, daß die anderen Umstände vergleichbar sind. Diese Betrachtungsweise soll den Leser darauf aufmerksam machen, daß die meisten Evolutionsvorgänge beim Menschen sehr langsam verlaufen, und daß man andere Maßstäbe anlegen muß als bei kleineren Organismen. Die Evolution des Menschen vollzieht sich auch viel langsamer als soziale oder politische Veränderungen.

Wie bereits erwähnt, werden autosomal rezessive Gene nur selten bei Pflanzen und Tieren in der Natur entdeckt. Wenn wir annehmen, daß eine Mutation, sagen wir für den Verlust von Flügeln, einmal unter 10 000 Fliegen einer bestimmten Art vorkommt, so ist die Wahrscheinlichkeit, daß diese Mutation zweimal, d. h. in beiden Chromosomen eines Individuums, vorkommt, etwa $1 : 10\,000^2$ oder 1 : 100 000 000. Es ist klar, daß noch nie jemand 100 000 000 Fliegen untersucht hat. Diese Annahme trifft jedoch nur zu, wenn wir auch annehmen, daß die Fliegen sich in einer riesigen Population, theoretisch in einer unendlich großen, völlig zufällig paaren, was in der Natur niemals der Fall ist. Pflanzen und Tiere, einschließlich des Menschen, haben eine viel größere Chance, einen Geschlechtspartner unter den Individuen des gleichen Ortes zu finden als von ferner gelegenen Orten. Je kleiner der Bezirk ist, um so geringer wird die Auswahl unter den Partnern und um so größer die Wahrscheinlichkeit, daß zwei rezessive Gene, die Abkömmlinge einer Mutation eines gemeinsamen Vorfahren sind, sich in einem Individuum zusammenfinden, und ihre gemeinsame Anwesenheit durch das Inerscheinungtreten des rezessiven Merkmals zeigen. Sehr starke Beschränkungen des Paarungssystems nennt man Inzucht; sie ist die wichtigste Methode zur Entdekkung der Anwesenheit rezessiver Gene und zwar sowohl für den Genetiker wie auch für den Pflanzen- und Tierzüchter.

Es ist zur Zeit noch unbekannt, welches die physikalischen Ursachen der spontanen Mutationen in der Natur sind, doch kann man die Mutationsrate auf künstliche Weise außerordentlich vergrößern. Augenblicklich stehen hierfür folgende Möglichkeiten zur Verfügung: Bestrahlung mit Röntgenstrahlen, Beschießung mit Neutronen oder α-Teilchen, Bestrahlung mit ultraviolettem Licht, lang dauernde hohe Temperatur, plötzlicher Temperaturwechsel sowie die Behandlung mit einer ständig wachsenden Zahl chemischer Substanzen. Es ist unmöglich, eine bestimmte Mutation durch ionisierende Strahlen wie etwa Röntgenstrahlen hervorzurufen; man muß aufs Geratewohl bestrahlen und nachher durch Inzucht, oder manchmal durch mikroskopische Beobachtung sehen, welcher Art der Schaden ist, den man angerichtet hat.

Ähnlich unberechenbar und zufällig sind die durch Senfgas und andere chemische Agenzien erzeugten Mutationen, wenigstens bezogen auf die biologische Bedeutung des betroffenen Cistrons (s. jedoch S. 16). Obzwar die relativen Häufigkeiten der in einer Art erzeugten verschiedenen Mutationen je nach der Art der Mutagene sich etwas unterscheiden, so kann man dennoch nicht eine bestimmte Mutation wunschgemäß herstellen. In ähnlicher Weise besteht kein Anhaltspunkt dafür, anzunehmen, daß die spontanen Mutationen bei irgendwelchen Organismen in einer Richtung verlaufen, die diese oder ihre Nachkommen für ihre Lebensbedingungen geeigneter machen. Alle unsere Erfahrungen zeigen, daß die Vorstellung DARWINS von zufälliger Variation und nachfolgender gerichteter Auslese die richtige ist.

Andererseits hat man bessere Resultate auf chemischem Gebiet erhalten, als man die Vorgänge an einzelnen Mutons innerhalb des Cistrons bei Bakteriophagen untersucht hat. Wenn sich teilende Phagen eines bestimmten Stammes mit salpetriger Säure, 5-Bromuracil, 2-Aminopurin, Alkalien oder Hitze behandelt werden, ist die Häufigkeit einer Anzahl so produzierter Mikromutanten innerhalb eines Cistrons des Phagen ganz unterschiedlich und spezifisch, und auch verschieden von der Häufigkeit spontaner Mutationen. Es ist bekannt, daß 5-Bromuracil den Platz des Thymins in der DNS einnehmen kann, daß 2-Aminopurin sowohl Adenin als auch Guanin ersetzen kann, während salpetrige Säure drei der Stickstoffbasen desaminiert. Es ist daher nicht erstaunlich, daß ein jedes dieser Mutagene verschiedene Stellen (empfindliche Punkte, *hot spots*) in den DNS- oder RNS-Fäden angreift und daß daher verschiedene Mikromutanten in einem Cistron an bestimmten Stellen entstehen, je nach der Natur der Substanz. Da jedoch vermutlich alle vier Stickstoffbasen in jedem Cistron häufig vorkommen, so kann man nicht erwarten, daß spezifische Unterschiede zwischen den Mutagenen in bezug auf die Mutabilität verschiedener Cistrons („Gene") sehr viel ausmachen. Für den Pflanzen- und Tierzüchter wie für den Arzt erscheinen daher die Mutationen recht zufällig verteilt zu sein.

16.
Strahlengenetik

Viele der frühen Bahnbrecher der Radiologie nahmen Schaden an ihrer Gesundheit und über 100 sind als Märtyrer ihrer Wissenschaft gestorben. Sehr häufig verlief die Schädigung schleichend und nahm manchmal erst viele Jahre nach der ersten Bestrahlung einen ernsten Charakter an. Diese Erfahrungen bilden den Ursprung eines heilsamen Respektes gegenüber den Gefahren der Röntgenstrahlen und anderer ionisierender Strahlungen, der noch verstärkt wurde durch MULLERS Entdeckung, daß Röntgenstrahlen Genmutationen hervorrufen, und daß damit noch tückischere und schrecklichere Gefahren drohen, die sich erst in künftigen Generationen auswirken würden. Auf die Mentalität der Menschen hatte dies zwei verschiedene Effekte: einerseits eine im Hinblick auf Gefahren für das Erbgut zunehmende Vorsicht bei Verwendung von Strahlungsquellen, sei es aus diagnostischen, therapeutischen, industriellen oder militärisch bedeutsamen Gründen; und andererseits einen weit weniger heilsamen, irrationalen Schrecken vor unbekannten und unvorhersehbaren Möglichkeiten, die oftmals für politische Zwecke ausgenutzt werden.

Ionisierende oder atomare Strahlungen sind von zweierlei Art: Röntgen- oder γ-Strahlen*, die wie Licht- oder Radiowellen elektromagnetische Schwingungen sind – wenngleich von viel höherer Frequenz –, und subatomare Partikel von hoher Geschwindigkeit, wie Elektronen, die man auch häufig β-Strahlen nennt. Ionisierende Strahlungen aller Art durchdringen die Materie, z. B. lebende Organismen, obgleich in quantitativ unterschiedlicher Weise, und befreien dort Elektronen aus den verschiedensten Atomen. Sie verbinden sich mit anderen Atomen zu negativ geladenen Ionen und lassen Atome zurück die, durch den Verlust eines Elektrons, positiv geladene Ionen darstellen.

Wie wir aus der Chemiestunde wissen, sind Ionen chemisch sehr aktive Gebilde und man kann erwarten, daß, wenn sie in lebenden Substraten entstehen, allerhand Schaden angerichtet wird. Es ist sehr wahrscheinlich, daß Strahlungsschäden in allen biologischen Strukturen entstehen können, aber die nötigen Strahlungsmengen sind sehr unterschiedlich. Auf Grund dessen ist es gewagt, von Versuchen an Mäusen oder Fliegen auf das Verhalten menschlicher Gewebe zu schließen. Wenn die Strahlungsmenge so groß ist, daß sie die ihr ausgesetzten Menschen tötet, was in einem Atomkrieg oder als Folge eines Unfalles vorkommen kann, dann gibt es das Problem eines genetischen Schadens für künftige Generationen nicht. Man kann natürlich manche Gewebsschäden der Opfer als somatische Mutationen betrachten. Genetische Probleme entstehen viel eher als Folge geringerer Dosen, wie sie durch den wachsenden medizinischen und industriellen Gebrauch der Röntgenstrahlen und der Radioisotopen entstehen, sowie in Folge der Verunreinigung der Atmosphäre nach Erprobung oder Gebrauch von Atomwaffen.

Von den vielen sich auf Strahlungseffekte beziehenden Fragen können nur wenige mit einiger Sicherheit beantwortet werden. So kann man nicht daran zweifeln, daß die Mutationsrate proportional der Strahlungsmenge zunimmt, manchmal linear und zwar unabhängig von der Dauer der Bestrahlung. Aus diesem Befund hat man geschlossen, daß Strahlungsschädigungen keinen Schwellenwert besitzen und daß daher auch die kleinste Strahlungsmenge Schaden anrichten

---

* Wenn diese Strahlen von Hochspannungsmaschinen erzeugt werden, nennt man sie Röntgen- oder X-Strahlen. Wenn sie radioaktiven Substanzen entstammen, heißen sie γ-Strahlen.

kann*. Wenn diese Möglichkeit besteht, so hat man sie doch noch nicht als Tatsache nachweisen können; und wenn wir eine große Anzahl von Menschen, etwa die gesamte Menschheit, untersuchen, so finden wir keinerlei überzeugenden Beweis dafür, daß bisher irgend ein genetischer Strahlungsschaden entstanden ist.

Nun wissen wir, daß alle menschlichen Bevölkerungsgruppen erheblich erblich belastet sind — man hat z. B. geschätzt, daß fast jeder Mensch ein ziemlich nachteiliges rezessives Gen oder auch mehrere in seinen Zellen trägt. Wir können dann auch unter Annahme der eben erwähnten Folgerung in bezug auf kleine Strahlungsmengen, die Zahl der zusätzlichen schädlichen Gene schätzen, die Strahlungen dieser geringen Dosis, in einer Generation erzeugen. Schätzungen dieser Art bewegen sich zwischen einigen Zehntausenden und einigen Millionen induzierter Mutationen. Selbst wenn man die höheren Zahlen annimmt, ist es klar, daß sie zusätzlich zur genetischen Belastung der Menschheit nur einen sehr kleinen Prozentsatz ausmachen; natürlich soll man sie auch nicht unterschätzen. Es ist fraglich, ob man die durch ionisierende Strahlung hervorgerufenen Mutationen jemals tatsächlich wird entdecken können.

Wenn wir bei unserer Abschätzung der genetischen Strahlungsschädigung nicht die gesamte Menschheit betrachten, sondern unsere Aufmerksamkeit auf kleinere Menschengruppen richten, die besonders hohen Strahlungsdosen ausgesetzt waren, so haben wir eine bessere Aussicht, Schäden nachzuweisen. Tatsächlich fand sich eine leichte Änderung des Geschlechterverhältnisses unter den Nachkommen der überlebenden Japaner, die der Wirkung der Atombombenexplosion ausgesetzt waren, und in den Vereinigten Staaten ist über einige genetische Schäden unter den Nachkommen von Röntgenologen und von Personal, das mit ionisierenden Strahlen in Berührung kam, berichtet worden.

Es ist wichtig, sich zu fragen, ob man alle gegenwärtigen oder potentiellen strahleninduzierten Mutationen als schädlich ansehen muß. Auch darauf kann keine eindeutige Antwort gegeben werden. In diesem Zusammenhang muß man sich darüber klar sein, daß die große Zahl rezessiver Gene, die sich in beträchtlicher Häufigkeit in der Bevölkerung erhalten, ihren heterozygoten Trägern einen gewissen Vorteil verleihen müssen, da sie sich sonst nicht erhalten könnten. Der kleine Prozentsatz der zusätzlichen strahlungsbedingten mutierten

---

* Dies folgt aus der sogenannten „Treffertheorie", einem ursprünglich mehr oder weniger ballistischen Konzept. Man argumentierte, daß, da jede Kugel (Strahlungsquantum) einen gewissen Schaden zur Folge haben muß, wenn sie ein Ziel (Gen) trifft, jedes solche Ereignis Folgen haben muß. Es ist jedoch klar, daß die Auffassungen der ursprünglichen Theorie nur eine annähernde Analogie darstellt und daß daher die Existenz einer Strahlungsschwelle ungewiß bleibt.

Gene — die sich in keiner Weise von den bereits bekannten unterscheiden – dürften sich ähnlich auswirken. Es kann jedoch kein Zweifel darüber herrschen, daß sie natürlich auch die Zahl der Homozygoten ein wenig erhöhen. Die Verursachung einer kleineren Zahl schädlicher dominanter Mutanten – die man allerdings noch nicht nachgewiesen hat – müßte man durchaus als verderblich ansehen.

Zusammenfassend kann man vielleicht sagen, daß die Zunahme ionisierender Strahlung auf der Erde zweifellos eine zusätzliche genetische Belastung für die Menschheit bedeutet; und daß sie auf jeden Fall eine, absolut gesehen, große aber im Verhältnis zur Anzahl aller lebenden Menschen sehr kleine Zahl von Opfern unter künftigen Generationen fordern wird. Es ist aber unwahrscheinlich, daß dies für die Zukunft unserer Art und für die sozialen Einrichtungen der Menschen sehr wichtig sein wird. Wenn wir die genetischen Effekte ionisierender Strahlung mit anderen Faktoren vergleichen, die gegenwärtig die Menschheit bedrohen, so kann man sagen, daß ihre Anwendung für friedliche Zwecke und ihre Entstehung bei der Erprobung von Atomwaffen Schäden von einer Größenordnung hervorruft, wie sie auch durch Rauchen oder Straßenunfälle entstehen, und daß daher angemessene Schutzmaßnahmen am Platze sind. Im Falle eines weltweiten Atomkrieges dürften die Greuel des Augenblicks und die direkten Einwirkungen auf das menschliche Dasein das Auftreten genetischer Schädigungen als geringfügig erscheinen lassen.

Die Strahlengenetik hat aber auch ihre positive Seite. Während manche Formen bösartiger Krankheiten, wie die Leukämie, durch Bestrahlung erzeugt werden können, werden andere Krebsformen, die man auch als somatische Mutationen betrachten kann, durch Strahlen geheilt. Man arbeitet an Methoden, um die relative Strahlenempfindlichkeit der bösartigen Zellen gegenüber normalen Zellen zu erhöhen, sowie an physikalischen und chemischen Schutzmaßnahmen. Es gibt Theoretiker, die der Ansicht sind, daß unter den Bedingungen der Entstehung organischen Lebens, wie sie vor sehr langer Zeit bestanden haben, ionisierende Strahlen bei der Bildung der ersten chemischen Bausteine des Lebens eine wichtige Rolle gespielt haben.

Die zerstörenden Kräfte ionisierender Strahlung haben auch in der Biologie Anwendung gefunden, so bei der Sterilisation von Nahrungsmitteln, Drogen und Instrumenten. Eine raffinierte genetische Methode ist die Freilassung großer Zahlen röntgenbestrahlter Insektenmännchen, die trotz ihrer Sterilisierung mit den normalen Männchen in Wettbewerb treten und so die Zahl der produzierten fruchtbaren Eier vermindern. Man kann auf diese Weise eine schädliche Insektenart in weiten Gebieten ausrotten. Die bisher erfolgreichste Anwendung dieser Methode betrifft eine Madenerkrankung der Rinder, die in Florida völlig verschwunden ist.

17.

Gene und Merkmale und der Zeitpunkt ihrer Wirkung

Die familiäre Häufung bestimmter Merkmale, wie der Besitz von sechs Fingern an einer Hand (Polydaktylie) war schon lange bekannt (MAUPERTUIS, 1745), ehe man daran dachte, irgendwelche materiellen Einheiten für solche Merkmale verantwortlich zu machen und sie Gene zu nennen (JOHANNSEN, 1909). Bis vor wenigen Jahren waren in der Tat Beobachtungen erblicher Merkmalsunterschiede, MENDELsche *Merkmalspaare* (1865), der hauptsächlichste Gegenstand genetischer Untersuchungen, wenn man von zytologischen Untersuchungen absieht (s. S. 59).

Eine große Anzahl von Theorien über das Gen und seine Wirkungen wurde in der Vergangenheit entwickelt, die meist vage und sogar häufig absurd waren. Demgegenüber haben uns die jüngsten Fortschritte in der Chemie der Nukleinsäuren (s. S. 10) dem Verständnis der Gennatur etwas näher gebracht, und da wir jetzt auch einige Stufen der Genwirkung besser verstehen, ist es möglich, die Beziehung zwischen Gen und Merkmal etwas genauer zu besprechen.

Beginnen wir mit der Betrachtung des kleinsten vorstellbaren Unterschiedes in der DNS-Konstitution zweier in Entwicklung begriffener menschlicher Embryonen, nämlich dem Verlust einer Stickstoffbase oder eines Basenpaares. Nehmen wir an, daß dieses Ereignis einen funktionellen Abschnitt (Cistron) in einem von zwei homologen Autosomen in seiner Funktion beeinträchtigt, z. B. in der Funktion, eine bestimmte Aminosäure während der Synthese des Hämoglobins A einzufügen. Ein „Fehler" im DNS-Code kann die Substitution einer ganz anderen Aminosäure zur Folge haben. INGRAM konnte tatsächlich zeigen, daß auf diese Weise Valin für Glutaminsäure an einer bestimmten Stelle des Hämoglobinmoleküls eingebaut werden kann. Dieser Fehler verwandelt normales menschliches Hämoglobin in „Sichelzell-Hämoglobin". Der Strukturwandel verursacht bestimmte Eigentümlichkeiten des Moleküls und kann, wie später beschrieben ist, eine „Molekular-Krankheit" hervorrufen. Die Heterozygoten, die das erwähnte Sichelzellmerkmal tragen, sind meist klinisch völlig gesund und werden gewöhnlich nur entdeckt, weil sich in ihren Familien Homozygote finden, die an der viel ernsteren Sichelzell-Anämie leiden. Wenn man einen Blutstropfen eines solchen Patienten unter dem Deckglas beobachtet, das man mit etwas Paraffin umgibt, um die Luft fernzuhalten, so wird nach einigen Stunden der aufgespeicherte Sauerstoff verbraucht sein, die roten Blutzellen nehmen dann die charakteristische Halbmond- oder Sichelgestalt an, die der Krankheit den Namen gegeben hat. Die eigentümliche Gestalt rührt von einer Art Faserbildung in dem abnormen, nicht mehr oxygenierten Hämoglobin her. Das abnorme Hämoglobin, das in Heterozygoten nur einen Teil des Gesamthämoglobins darstellt, hat noch eine Anzahl anderer charakteristischer Eigenschaften, die es vom normalen Hämoglobin unterscheiden. Bei Homozygoten überwiegt das Sichelzell-Hämoglobin, die Symptome sind viel stärker ausgeprägt und viele der Testreaktionen charakteristischer. Überdies handelt es sich um eine schwere Krankheit, die gewöhnlich mit anämischen Attacken, akuten Schmerzanfällen, rheumatischen Erscheinungen und Unterschenkelgeschwüren verläuft. Nur sehr wenige Menschen, die an dieser Krankheit leiden, überleben ihr dreißigstes Lebensjahr; diese Form der Anämie begünstigt, besonders unter primitiven Verhältnissen, die Sterblichkeit zum Zeitpunkt der Geburt oder in früher Kindheit. Wir wollen jetzt versuchen, die verschiedenen Symptome der Sichelzell-Anämie miteinander in Verbindung zu bringen und sie in ihrer Entwicklung bis zu dem einen molekularen Unterschied zurück zu verfolgen, und zwar in der gleichen Weise, in der wir die Symptome einer Infektionskrankheit auf den verantwortlichen Mikroorganismus zurückführen würden.

Die üblichen Anzeichen der Anämie, nämlich bleiche Schleimhäute und Skleren, sind direkte Folgen der Zerstörung von roten Blutkörperchen während der Anfälle; dabei kommt es gleichzeitig zu Gelbsucht. Als Folge des verminderten Sauerstofftransportes durch die Erythrozyten findet sich eine Herzerweiterung mit charakteristischen klinischen Symptomen, weil das Herz größere Arbeit leisten muß. Vermutlich durch die gesteigerte Erythrozytenbildung im Knochenmark kommen Knochendeformierungen vor, z. B. spindelförmige Beine und Turmschädel. Außer den bereits erwähnten Geschwüren an den Beinen, finden sich noch Nasenbluten und mehr oder weniger schwere neurologische Symptome, Schläfrigkeit, Lähmungen, temporäre oder dauernde Blindheit oder Verlust der Sprache. Alle diese Symptome, wie auch noch andere, kann man auf mangelhafte Blutversorgung oder auch auf Verstopfung von Kapillaren durch Sichelzellen zurückführen. Der Tod kann endlich als Folge dieser Symptome eintreten.

Die verschiedenen Erscheinungsformen oder Merkmale sind nur Teilerscheinungen eines einheitlichen Komplexes; sie bilden ein Kausalgefüge (pedigree of causes, GRÜNEBERG); jede der einzelnen Manifestationen kann mittelbar oder unmittelbar von dem einen molekularen Defekt abgeleitet werden. Eine solche Situation nennen wir *Pleiotropie*, sie ist typisch für die Wirkung der meisten, wenn nicht aller Gene. Sie steht im Widerspruch zu der veralteten Auffassung der Korrespondenz *eines* Gens mit *einem* Merkmal, die MENDEL übrigens nie vertreten hat. Ein jeder Genunterschied hat eine Menge von Merkmalsunterschieden zur Folge, deren Aufweisung von den Untersuchungsmethoden abhängt; und ganz verschiedene Gene, Genkombinationen, sowie auch nicht-genetische Faktoren können identischen oder doch sehr ähnlichen Merkmalen zu Grunde liegen. Es ist daher im allgemeinen nicht zweckmäßig ,von einem Gen für Blindheit oder Geistesschwäche, für hohen Buttergehalt oder geringen Ertrag zu sprechen; man sollte derart ungenaue Ausdrucksweisen vermeiden und versuchen, die Begriffe im Sprachgebrauch mehr zu präzisieren.

Wir wollen jetzt mit unserer Besprechung der Sichelzell-Anämie fortfahren. Bisher haben wir lediglich die Folgen besprochen, die diese Krankheit für den betroffenen Menschen hat. Aber sie gestattet auch, wie wir später zeigen werden (s. S. 112), sehr interessante populationsgenetische Ausblicke. Es ist das Problem, zu klären, warum ein Gen, das in der homozygoten Form so offensichtlich schädlich, ja beinahe letal ist (s. S. 102), dennoch so außerordentlich häufig vorkommen kann – zu über 30 % in manchen afrikanischen Bevölkerungen – und nicht schon lange ausgemerzt worden ist. Der Grund scheint darin zu liegen, daß das Sichelzell-Gen in seiner heterozygoten Form einen gewissen Schutz gegen Malaria gewährt. Der Vorteil der Heterozygoten gegenüber den Normalen könnte daher dem Genverlust durch den Tod der Homozygoten die Waage halten und dies wäre ein wichtiger Charakterzug des Sichelzell-Gens.

Zur Zeit ist es nur selten möglich, Genwirkungen so weit aufzuschlüsseln wie in diesem Fall, und man muß sich meistens mit bescheideneren Einsichten zufrieden geben. So können wir recht häufig morphologische Merkmale nicht mit bestimmten biochemischen Eigenheiten in Zusammenhang bringen. Unter solchen Umständen kann man nur versuchen, die abnorme Entwicklung eines Organs oder Gewebes in das früheste Alter zurück zu verfolgen, in dem man unter dem Mikroskop Schnitte normaler und abnormer Embryonen gleichen Alters miteinander vergleicht.

Die Zeit, in der eine Genwirkung einsetzt, oder, etwas vorsichtiger ausgedrückt, der Zeitpunkt, zu dem ein Merkmal in Erscheinung tritt, ist ein wichtiges Detail bei jeder besonderen genetischen Situation. Natürlich bildet es einen Teil unserer Gesamtauffassung, daß der primäre Informationsunterschied, nämlich die veränderte Basensequenz in der DNS eines Chromosoms, dauernd in allen oder doch den meisten Genen vorhanden ist, die von dem ursprünglich mutierten Gen abstammen. Dagegen muß eine jede sekundäre Manifestation zu einer bestimmten Zeit, während der individuellen Entwicklung, in Erscheinung treten. Bisher hat man nur wenige Gene gefunden, die sich schon in den Gameten manifestieren. Ein Beispiel sind eine Reihe von pathologischen Genen, die in der Maus den Verlust des Schwanzes und auch schwerere Defekte bewirken und gleichzeitig den sie tragenden Spermatozoen einen größeren Vorteil gegenüber anderen Samenzellen bei der Befruchtung verleihen, so daß aus bestimmten Kreuzungen eine größere Zahl kranker Nachkommenschaft hervorgeht, als man zufallsmäßig erwarten sollte. Bestimmte, gewöhnlich experimentelle, Abweichungen von der normalen Geschlechtsproportion, die man bei mehreren Säugetieren gefunden hat, sind gleichfalls durch Verschiedenheiten in der Physiologie zwischen Männchen-bestimmenden und Weibchen-bestimmenden Spermatozoen erklärt worden. Bei einer großen Zahl höherer Pflanzen kommen Sterilitätserscheinungen vor, in der Art, daß Pollenkörner einer bestimmten genetischen Konstitution auf den Narben bestimmter Pflanzen nicht keimen – z. B. auf den Narben der gleichen Pflanze, die den Pollen erzeugt hat (Selbststerilität).

Andere in frühen Entwicklungsstadien erkennbare Gene haben viel zur Forschung beigetragen. Die pigmentierten Askosporen der *Neurospora* sind bereits auf S. 19 erwähnt worden. In der Genetik des indianischen Korns (Mais, Kukuruz) haben die sogenannten *Xenien* eine große Rolle gespielt. Es ist allgemein bekannt, daß die einzelnen Körner auf einem Maiskolben, besonders die von den amerikanischen Indianern kultivierten Sorten, sehr verschieden sein können: dunkel oder hell, rötlich, durscheinend oder undurchsichtig, stärke- oder zuckerhaltig (s. Tafel III). Diese Merkmale sind nun nicht Eigenschaften der Zygote, die aus der Befruchtung der Eizelle durch einen generativen Kern des Pollenschlauches entsteht, sondern Eigenschaften eines besonderen Nährgewebes, des Endosperms, das aus einer zweiten Befruchtung zwischen einem anderen mütterlichen Kern (sekundärer Embryosackkern) und einem zweiten generativen Kern aus dem Pollenschlauch entsteht. Aus diesem Grunde nennt man diese Sameneigenschaften Xenien oder Gastgeschenke. Der Vorteil dieser Situation besteht darin, daß man zum Studium der Rekombination dieser verschiedenen Merkmale des Endosperms und der Kleber- oder Aleuronschicht nicht ein Jahr warten und eine Menge Maispflanzen züchten muß, sondern einfach die Körner auf einem Kolben klassifizieren und zählen kann.

Im allgemeinen treten die Genwirkungen in der Zygote erst einige Zeit nach der Befruchtung in Erscheinung. Gene, die frühzeitig schwere Defekte bewirken und zum Tode führen, sollen im nächsten Kapitel besprochen werden.

Bei Vögeln zeigen sich die meisten genetischen Merkmale erst nach dem Schlüpfen aus dem Ei und bei Säugetieren nach der Geburt. Als Folge dieser Situation wurde das Wort „kongenital" geprägt, das „zur Zeit der Geburt vorhanden" bedeutet. Dieses Wort wird manchmal synonym mit den Worten „erblich" oder „genetisch" gebraucht, was jedoch völlig unrichtig ist. Es gibt gewiß kongenitale Abweichungen die auch erblich sind, wie etwa eine Form der Polydaktylie beim Menschen (6 Finger an einer Hand), oder Fehlen des Schwanzes bei der Maus; andererseits gibt es aber Defekte, die zwar kongenital, aber nicht erblich sind, wie die Folgen mütterlicher Syphilis oder

Tafel III.

Aufspaltung von Merkmalen bei Maiskolben.

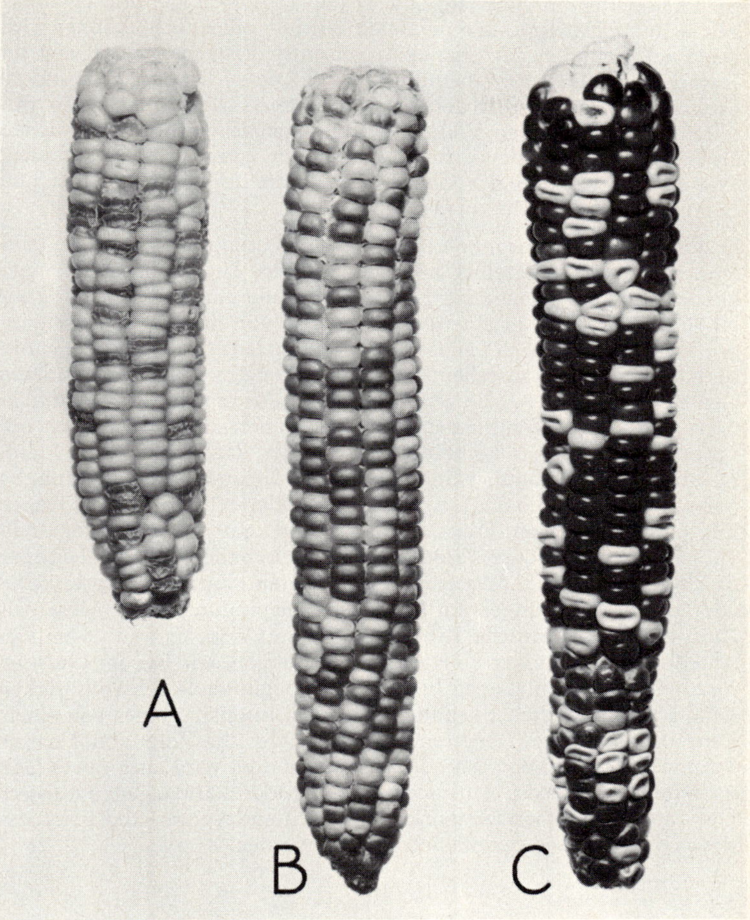

A. 3 : 1 Aufspaltung des dominanten Endospermmerkmals *starchy* (stärkehaltige, glatte, undurchsichtige Körner) und des rezessiven Merkmals *sugary* (zuckerhaltige, runzlige, durchsichtige Körner) in der zweiten Tochtergeneration einer Kreuzung sugary × starchy (su su × SU SU).

B. 1 : 1 Aufspaltung der dominanten Aleuronfarbe *red* und der rezessiven

Röteln der Mutter in den ersten Schwangerschaftswochen, was u. a. zur Erblindung oder Ertaubung des Kindes führen kann. Außerdem gibt es eine Zahl erblicher Konditionen, die sich erst spät im Leben zeigen. Die Fruchtfarbe von Pflaumen kann man oft erst sehen, wenn der Pflaumenbaum viele Jahre alt ist und Früchte trägt; Zuckerkrankheit – mit Ausnahme der juvenilen Form – oder Gicht können sich beide auf Grund genetischer Anlagen entwickeln und treten erst im Erwachsenenalter in Erscheinung. So gibt es auch noch viele andere Erbkrankheiten, speziell des höheren Alters. Diese findet man nur selten unter primitiven Völkern oder in sozialen Schichten, in denen die Mehrzahl stirbt, bevor diese Krankheiten zum Vorschein kommen. Weitere Einzelheiten der Genwirkung betreffen die Penetranz und Expressivität eines Merkmales.

In der Taufliege *Drosophila melanogaster* kommt eine Mutante „antennenlos" vor, die selbst im homozygoten Zustand nur bei einer kleinen Zahl der Fliegen zur Nichtentwicklung eines oder beider Fühler führt, und zwar in einem Ausmaß, das von den Kulturbedingungen abhängt. In diesem Fall ist also die Penetranz des Gens eine Funktion der Umwelt; wahrscheinlich wird die Penetranz auch von anderen Genen beeinflußt, welche man in diesem Zusammenhang Modifikationsgene nennt. Verschiedenheiten der Penetranz können auch mit Pleiotropismus derart kombiniert erscheinen, daß sich die eine Manifestation des Gens immer findet, während die andere fehlen kann. So haben Menschen, die das Gen für „blaue Skleren" tragen, stets Augen mit einer bläulichen Lederhaut, während nur einige dieser Individuen eine besondere Knochenbrüchigkeit haben, die zu häufigen Brüchen und oft zu einem frühen Tod führen kann. Die Expressivität oder die Schwankungen im Grad der Ausprägung eines Merkmals kann durch verschiedene Faktoren bestimmt sein. Er kann vom Geschlecht abhängen oder vom Alter einer Person, wie bei der Otosklerose, eine in verschiedenen Lebensaltern beginnende Schwerhörigkeit der Erwachsenen, die zu Taubheit führt. Die Intensität eines von einem mutierten Gen kontrollierten Pigments oder die Zahl von Haaren, Schuppen, Federn, Borsten oder Wirbelknochen wird auch durch Umwelteinflüsse und die Anwesenheit von Modifikationsgenen variiert. Die unterschiedlichen Genwirkungen im homozygoten und heterozygoten Zustand sind bereits beschrieben worden.

Tafel III (Fortsetzung)

Farbe *white* bei einer Rückkreuzung der ersten Hybridengeneration mit dem rezessiven Elterntyp (r R × r r).

C. Koppelung der Merkmale *shrunken* (geschrumpftes Endosperm) und *colour* (Aleuronfarbe) bei der Rückkreuzung der ersten Hybridengeneration mit der doppelt rezessiven Form (C Sh / c sh × c sh / c sh). Die seltenen Crossing over-Typen (etwa 4%) sind *weiß-glatt* und *farbig-geschrumpft*. Photo R. Brinsden.

Der Inhalt dieses Kapitels sollte den Unterschied zwischen Genen und Merkmalen klarmachen. Ein Gen ist eine differenzierte Informationseinheit in einer Nukleinsäurekette eines Chromosoms, während ein Merkmal eine bestimmte, an einem Individuum zu beobachtende Eigenschaft ist, die bis zu einem gewissen Grade vom Beobachter willkürlich bestimmt wird. Ein Gen bestimmt häufig eine Anzahl verschiedener Merkmale, andererseits kann ein Merkmal von vielen Genen beeinflußt werden. Es hat einen Sinn, ein Merkmal dominant zu nennen, wenn es im heterozygoten Zustand in Erscheinung tritt, und rezessiv, wenn dies nicht der Fall ist. Dagegen ist es ungenau, ein Gen als dominant oder rezessiv zu bezeichnen.

18.

Letale Mutationen und Sterilitätsfaktoren

Wie schon gesagt, sind die meisten Mutationen schädlich. Die Träger eines mutierten Gens mögen langsamer wachsen oder früher sterben als die ursprüngliche Stammform, und andere können wiederum schädlichen Umwelteinflüssen leichter zum Opfer fallen. Eine Hühnerrasse mit nach auswärts gekräuselten Federn (frizzle fowl) ist selbst in der heterozygoten Form in gemäßigten Klimaten schwer zu halten, weil die Vögel leicht durch die Kälte zugrunde gehen; in warmen Ländern jedoch, wie in Südostasien, West Afrika oder Jamaika, gedeihen sie gut und sind recht häufig. Es ist nicht schwer zu verstehen, warum die Auswirkungen einer Mutation im allgemeinen schädlich sind, wenn man bedenkt, daß alle Gene in einer Art von Harmonie zusammenwirken müssen, um einen ausgeglichenen Organismus zu erzeugen, und daß diese Harmonie während früherer Generationen durch Auslese, d. h. durch Ausmerzung der weniger Lebenstüchtigen vervollkommnet worden ist. Ein einfacher Vergleich ist der mit einer Uhr: wenn ein Bestandteil des Werkes durch irgend einen Zufall verändert wird, so ist es sehr unwahrscheinlich, daß diese Uhr durch den Unfall nachher besser geht.

Mutationen können Störungen verschiedener Art und verschiedenen Ausmaßes verursachen, und man kann sich leicht vorstellen, daß sie manchmal zwar das Aussehen eines Tieres erheblich verändern können, aber seine Funktionen nicht tiefgreifend schädigen. Ernster ist schon eine Verlangsamung der Entwicklung zu veranschlagen und noch ärger eine schwere Störung in der Zusammenarbeit der Organfunktionen; diese kann so tiefgreifend sein, daß sich der Organismus überhaupt nicht entwickelt. Ein Tier kann im Zygotenstadium, während der Keimesentwicklung oder vor Eintritt der Geschlechtsreife sterben. Bei Arten ohne Brutpflege bedeutet es keinen großen Unterschied für die Population, in welcher dieser Entwicklungsphasen der Tod eintritt, so lange es vor der Fortpflanzungszeit geschieht. Im Versuch haben jedoch diese drei Grade der Schädigung ein ganz verschiedenes Aussehen. Sie unterscheiden sich auch grundlegend in ethischer Hinsicht: wenn ein menschliches Gen für einen sehr frühen fötalen Tod verantwortlich ist, sagen wir vor der Implantation, so verursacht dieser Tod, den man gewöhnlich von einer normalen Menstruation nicht unterscheiden kann, weder Kummer noch abnorme Nachkommen und mag sogar durch Ausweitung des Intervalls zwischen Schwangerschaften eine günstige Wirkung haben. Ein anderes, weniger „tödliches" Gen, das für eine häufige Mißbildung, die Anencephalie, verantwortlich ist, bei der der Embryo sich ohne Gehirn und Hirnschädel entwickelt, erlaubt eine Fötalentwicklung für viele Monate, um dann jedoch als Fehl- oder Totgeburt zu enden. Dies verursacht natürlich erheblichen Kummer, und das trifft erst recht auf erbliche Krankheiten zu, die zum Tode oder zu schwerem Siechtum im Kindesalter führen. Ein Beispiel dafür ist die Galaktosämie der Säuglinge, die den Milchzucker in der Muttermilch nicht vertragen und nur durch eine sehr frühe Diagnose und eine milchlose Diät gerettet werden können. Vielleicht am ärgsten ist der Verlust älterer Kinder und heranwachsender junger Leute, zum Beispiel durch die zystische Pankreasfibrose.

Der Vererbungsforscher nennt einen genetischen Faktor nur dann letal, wenn jeder Träger dieses Gens stirbt; das kann früh oder spät während des Embryonallebens geschehen. Faktoren, die nur einen Teil der Träger töten aber die Lebensfähigkeit aller reduzieren, nennt man semiletal.

Prinzipiell können autosomale Gene letale Wirkungen entweder im heterozygoten oder im homozygoten Zustand haben. Ein heterozygot letales Gen führt jedoch schon zum Tod des ersten Individuums, in dem es vorkommt, und wird daher nicht weiter fortgepflanzt; andererseits kann ein Gen, das nur homozygot letal ist, im heterozygoten Zustand ohne allzugroßen Schaden für den Träger vorhanden sein und weitergegeben werden. Wenn man eine Nachkommenschaft zu einem Zeitpunkt untersucht, zu dem die lebensunfähigen Individuen bereits ausgeschaltet wurden, so kann man letale Gene durch das Fehlen einer Klasse von Nachkommen entdecken, die man eigentlich hätte finden müssen. Untersuchungen zu einem früheren Zeitpunkt führen dann häufig zur Auffindung der fehlenden Individuen – etwa Sämlinge, denen das Chlorophyll fehlt und die im Keimblattstadium sterben oder Mausembryonen im Zustande der Resorption. Bei Tierarten mit heterogametischen Männchen, bringen die Weibchen, die ein rezessives letales Gen auf einem ihrer X-Chromosomen tragen, nur die Hälfte der zu erwartenden männlichen Nachkommen hervor; das Geschlechtsverhältnis ist hier nicht 1 : 1 sondern ungefähr ein Männchen zu zwei Weibchen.

Die Lage eines bestimmten letalen Gens auf einem Chromosom kann im Prinzip mit der gleichen Genauigkeit bestimmt werden wie die jedes anderen mutierten Gens, doch ist der Vorgang mühsamer und zu kompliziert um hier beschrieben zu werden. Doch eine Methode, um die Zahl der in einem Chromosom durch Bestrahlung erzeugten Letalmutationen zu messen ist interessant genug, um hier geschildert zu werden. Es handelt sich um den von MULLER gezüchteten Drosophilastamm, den er ClB genannt hat. Er ist durch ein X-Chromosom mit den folgenden drei Eigenschaften charakterisiert: das dreifach genetisch markierte X trägt ein Letalgen, das in dem heterozygoten Weibchen ohne Einfluß ist, jedoch alle Männchen, die es besitzen, an der Entwicklung hindert; weiter trägt es das dominantwirkende mutierte Gen *Bar* (B), das bei den heterozygoten Weibchen schmale nierenförmige Augen erzeugt; endlich weist es eine Inversion (C) auf von einer Länge, die Crossing over zwischen den homologen Chromosomen fast völlig unterdrückt. Man kann daher ziemlich sicher sein, daß alle Weibchen mit Bar-Augen das letale Gen tragen. Da alle Männchen mit dem Bar-Gen sterben, haben die Weibchen nur Söhne mit normalen, runden Augen.

Den ClB-Stamm kann man leicht weiterzüchten, indem man Weibchen mit dem Bar-Charakter zur Weiterzucht verwendet. Um die Häufigkeit von Letalmutationen durch Röntgenstrahlen oder ähnliche Mutagene zu prüfen, bestrahlt man Männchen und paart sie mit ClB-Weibchen. Die weiblichen Bar-Nachkommen dieser Kreuzungen produzieren ausschließlich Weibchen, wenn irgendwo im Geschlechtschromosom des bestrahlten Männchens ein neues Letalgen induziert worden ist. Mit dieser Methode kann man kaum fehlgehen, weil sie nicht von der Fähigkeit des Beobachters abhängt, besondere sichtbare Merkmale zu entdecken. Nach Röntgenbestrahlung in hoher Dosierung entwickeln bis zu 20 % aller Männchen Letalgene; aber selbst wenn man unbehandelte Männchen verwendet, finden sich etwa zwei unter 1000 möglichen verschiedenen geschlechtsgebundenen Letalgenen. Auf diese Weise kann man Unterschiede in der Mutabilität verschiedener Drosophilastämme aufzeigen. Heutzutage verwendet man für die Häufigkeitsmessung von Letalmutationen noch kompliziertere Stämme.

Letalgene auf Autosomen kann man gleichfalls lokalisieren, wenn auch schwieriger. Auch hier wurden die Untersuchungen durch Stämme mit besonders herausgezüchteten Eigenschaften ermöglicht; in einem solchen wurde von zwei Letalgenen Gebrauch gemacht, die so nahe beieinander im gleichen Chromosom lokalisiert sind, daß Crossing over praktisch nie zur Trennung führt. Beide Gene, die in der homozygoten Form letal sind, haben auch auf den Phänotyp der Heterozygoten sichtbare Wirkungen. Ein Beispiel findet sich bei Drosophila, in deren drittem Chromosom die Gene „dichaete" (D, abnorme Flügel, doppelte Borsten) und „glued" (Gl, glasiges, kleines Auge) nahe beieinander liegen. Die Namen dieser Letalgene leiten sich von ihrem auffallendsten Effekt auf die Heterozygoten her, und sie sind durch große Buchstaben symbolisiert, weil sie in der heterozygoten Form einem dominanten Merkmal gleichkommen. Es ist umständlich, D- oder Gl-Stämme einzeln zu halten, aber einfach, beide zusammen in der Form von balancierten Heterozygoten zu züchten. Wenn zwei Fliegen der Konstitution $\frac{D+}{+Gl}$ miteinander gepaart werden, so entstehen folgende Zygoten:

$$^1/_4\ \frac{D+}{D+},\qquad ^1/_2\ \frac{D+}{+Gl}\quad \text{und}\ ^1/_4\ \frac{+Gl}{+Gl}$$

Da die erste und die letzte Klasse nicht lebensfähig ist, so entwickelt sich nur die Hälfte der Fliegen, die ihren Eltern gleichen. Auf diese Weise kann man diesen DGl-Stamm von Fliegen balanciert über viele Generationen weiterführen. Zwei Letale sind nur selten so nahe benachbart wie „dichaete" und „glued", es gibt aber eine andere Möglichkeit, die das Crossing over zwischen zwei letalen Genen verhindern kann, z. B. die Inversion (s. S. 82). Es sollte vielleicht bemerkt werden, daß wahrscheinlich viele der sogenannten dominanten Gene, die Erbkrankheiten beim Menschen hervorrufen, von der gleichen Art sind wie D und Gl in Drosophila, und daß nur der frühe Tod die Auffindung der Homozygoten verhindert. Andere mutierte Gene sind in der homozygoten Form subletal, aber für Heterozygote verhältnismäßig harmlos. Einige wenige mögen sogar vorteilhaft sein (s. S. 95). Kinder, bei denen das für *Xeroderma pigmentosum* verantwortliche Gen homozygot ist, bekommen an belichteten Körperstellen eine dunkle und rissige Haut. Früher oder später setzt bösartiges Wachstum ein und der Tod erfolgt meistens vor der Geschlechtsreife. Heterozygote sind nur stark sommersprossig, ohne gewöhnlich rothaarig zu sein. Ein anderes Beispiel ist die *Thallassämie*, eine Form der Anämie, die am häufigsten in syrischen, griechischen und italienischen Familien vorkommt. Die Heterozygoten sind nur leicht krank und entgehen oftmals der Beobachtung, aber die Homozygoten sterben im allgemeinen daran.

Es wurde schon darauf hingewiesen, daß im Hinblick auf die Species zwischen letalen Genen und anderen Faktoren, die die Fortpflanzung unterbinden, kein großer Unterschied besteht. Es gibt zusätzlich zu den Letalfaktoren auch Mutationen, die die Fruchtbarkeit in verschiedenem Ausmaß beeinträchtigen bis zur völligen Sterilität. Diese Erscheinung stellt ein komplizierteres Problem dar als die Letalität, weil sie sich notwendigerweise auf zwei Individuen bezieht. Während ein Tier oder eine Pflanze im normalen Biotop nur einen bestimmten Grad von Lebensfähigkeit besitzt, kann ein Individuum oder eine Keimzelle, je nach der Art des Paarungspartners, verschiedene Grade von Fruchtbarkeit aufweisen. Gegenseitige Unfruchtbarkeit ist eine der wichtigsten Mechanismen für die Entstehung neuer Arten.

Eine neue Art kann in mannigfaltiger Weise entstehen, sei es durch Einwirkungen der Umwelt oder durch plötzliche Veränderung der genetischen Konstitution. Paarungshindernisse und Unverträglichkeit der Chromosomen können verschiedener Art sein, was nicht erstaunlich ist, weil beide Vorgänge aus sehr komplizierten Ereignisfolgen aufgebaut sind. Im Mittelmeer gibt es zwei Rassen einer Tintenfischart, die sich nur durch verschiedene Brutzeiten unterscheiden. Manche Weibchen bestimmter Haustierrassen üben auf die Männchen anderer Rassen keine starke Anziehung aus. Vor kurzem hat man sogar entdeckt, daß der Geruch eines „fremden" Mäusemännchens die Schwangerschaft einer weiblichen Maus, wenige Tage nach der Besamung, unterbrechen kann, besonders wenn das Männchen zu einem anderen genetischen Stamm gehört wie das erste Männchen. Ein gestörtes Gleichgewicht zwischen Chromosomen oder Genen kann gleichfalls zu Sterilität führen. So ist es wohl bekannt, daß die meisten Hybriden zwischen verschiedenen Tierarten unfruchtbar sind. Es ist offenbar unmöglich, eine gleiche Aufteilung ungleicher Chromosomen zu erzielen, besonders dann, wenn sogar die Chromosomenzahlen verschieden sind und daher entstehen nur selten „balancierte" Zellkerne. Vornehmlich bei Pflanzen gibt es Sterilitätsfaktoren, die zu eigenen Mechanismen der Sexualsperre organisiert und weit verbreitet sind. Die Selbststerilität einer Art gewährleistet die Fremdbestäubung.

19.

Allele und multiple Allelie

In den vorhergehenden Kapiteln ist beschrieben, wie unabhängige und gekoppelte Gene in den höheren Organismen vererbt werden. Es gibt aber noch eine andere mögliche Beziehung zwischen zwei mutierten Genen, nämlich daß diese beiden aus dem gleichen Wildtyp-Gen entstanden sind und also beide den gleichen Genort (locus) in homologen Chromosomen einnehmen. Derartige multiple Allele haben Wirkungen in bezug auf das gleiche Merkmal oder auf mehrere Merkmale, wie etwa Haar- oder Federfarbe, serologische Eigenschaften und die verschiedenen Typen von Rot-Grünblindheit.

Einige der Augenfarben bei Drosophila kann man in einer Reihe anordnen, und man weiß auch einiges über die Allele, die die verschiedenen Farben kontrollieren. Die Wildform hat hellrot pigmentierte Augen; unter den verschiedenen bekannten Farbanomalien ist auch die schon erwähnte Reihe geschlechtsgebundener Mutationen, die „white"-Reihe, die über rosa und gelblich alle Farbschattierungen zwischen rot und weiß erzeugen kann. Weil das erste mutierte Allel dieser Reihe, das beobachtet wurde, „white" war, so werden alle Mutanten der Serie mit w bezeichnet; w^+ bedeutet die normale Rotäugigkeit, w^e eosin-, w^a aprikosenfarben und w rein weiß. Die Lokalisation dieser Allele ist in Abb. 19 angedeutet. Wenn zwei Allele, die die Augenfarbe in verschiedenem Grade beeinflussen, durch eine Kreuzung miteinander kombiniert werden, so zeigt das resultierende heterozygote Weibchen eine Mischfarbe. Da die „white"-Allele bei Drosophila geschlechtsgebunden sind, kommen natürlich keine Kombinationen zweier Allele im Männchen vor (s. Abb. 24).

Die zwei Allelenreihen der verschiedenen geschlechtsgebundenen Formen der Rot-Grünblindheit beim Menschen (s. S. 147) sind weitere Beispiele für multiple Allelie.

Die Schildpattzeichnung (tortoise shell) der Hauskatzen setzt die Anwesenheit zweier verschiedener Allele in den beiden X-Chromosomen voraus. Das eine trägt ein Allel für schwarze und das andere ein Allel für gelbe Fellfarbe; die Kombination beider bringt die bekannte Zeichnung hervor. Da es bei Säugetieren nur im weiblichen Geschlecht zwei X-Chromosomen gibt, kommen nur extrem selten Schildpatt-Kater zur Welt, die steril sind. Die wenigen untersuchten Fälle hatten entweder die Chromosomenkonstitution XXY (S. 75) oder waren Mosaik-Formen mit einer triploiden Komponente. Bei anderen, ähnlich gefärbten Katern sind wahrscheinlich ganz andere Genkombinationen für die Ausfärbung verantwortlich.

Bei den Hauskaninchen, wie auch bei vielen anderen Säugetierarten, sind rot-äugige Albinos mit rein weißem Fell recht häufig. Der Unterschied zwischen einem voll ausgefärbten Kaninchen und einem Albino besteht in dem Allel a; das Wildfarben-Allel wird mit a^+ bezeichnet. Beim Russenkaninchen, *„himalayan"*, wirkt ein drittes Allel a^h, es hat auch rote Augen aber weißes Fell nur am Rumpf; Ohren und Schnauze sind dunkelbraun, ähnlich wie bei der siamesischen Katze.

Zwischen den reinen Stämmen wildfarbener, albinotischer und „himalayan"-gefärbter Kaninchen sind drei Kreuzungen möglich, wenn man von reziproken Kombinationen absieht: Wildtyp × Albino, Wildtyp × „Himalayan" und „Himalayan" × Albino. Sie haben folgende Nachkommen:

Wildtyp × Albino gibt in der F_1-Generation nur Wildtyp-Tiere und in der F_2-Generation 3/4 Wildtyp und 1/4 Albino;

Wildtyp × „himalayan" gibt in der F_1-Generation nur Wildtyp und in der F_2-Generation etwa 3/4 Wildtyp und 1/4 „himalayan"; „himalayan" × Albino gibt in der F_1-Generation ausschließlich „himalayan"-Typen und in der F_2-Generation 3/4 „himalayan" und 1/4 Albinos.

Diese Ergebnisse kann man am besten durch die Annahme erklären, daß der Wildtyp a^+, gegenüber dem „himalayan"-Typ a^h, dominant ist, während dieser seinerseits über dem Albino-Typ a dominiert, und daß alle diese drei Merkmale durch Gene am gleichen locus bedingt sind. Abb. 28 stellt diese Beziehung in einfacher Weise dar.

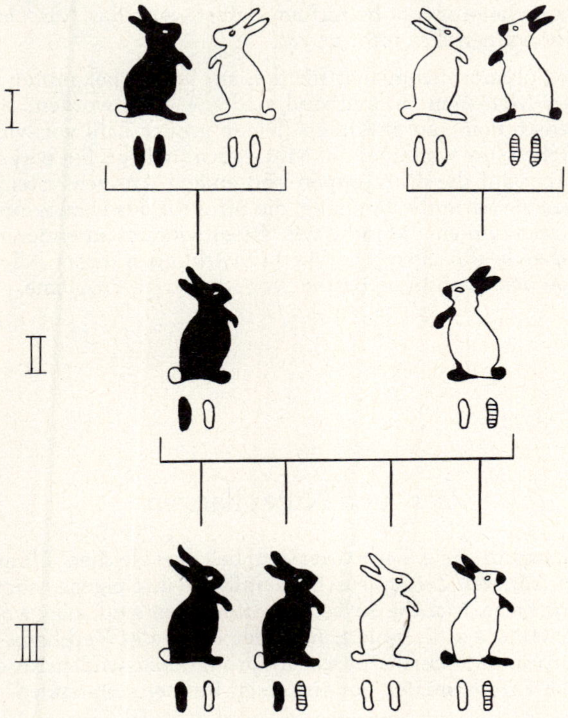

Abb. 28 Nachkommen einer Kreuzung von Wildtyp- und Albino-Kaninchen und einer Kreuzung von Albino- und Russen-Kaninchen („himalayan"). Die dritte Generation zeigt, daß das Albino- und das „himalayan"-Gen am gleichen Chromosomenort liegen, d. h. daß es sich um Polyallelie handelt. Der Wildtyp ist dominant gegenüber beiden Mutanten und der „himalayan"-Charakter dominant über den Albinocharakter.

Es ist sehr wahrscheinlich, daß unter den multiplen Allelen minuziöse Veränderungen der Genstruktur häufiger sind als sehr augenfällige Mutationen; wenn das so ist, würden diese ein wichtiges Reservoir für die genetische Umwandlung einer Art bedeuten. So etwas tritt zum Beispiel ein, wenn ein Gen mit einer starken Wirkung – sagen wir, eines, das den Körper dunkel färbt – gegenüber dem helleren Wildtypgen dominant wird, nachdem es sich als ein rezessives Gen verbreitet hatte. Derartige Dominanzänderungen zwischen zwei Genen kann man am besten durch die Annahme erklären, daß andere Gene, die einen sogenannten genetischen Hintergrund für die beiden Farballele bilden, ihre Kombination ändern; und das würde seinerseits die dauernde Existenz einer Anzahl von Allelen voraussetzen. Man muß daher im allgemeinen eine freilebende Bevölkerung in vieler Hinsicht als heterozygot betrachten, selbst wenn das Aussehen der einzelnen Individuen dies nicht verrät.

Vielfältiger Polymorphismus ist für den am besten bekannten Organismus, den Menschen, hinreichend nachgewiesen worden. Bei der Spezies Mensch kommen multiple Allele in großer Zahl vor, viele mit einer Häufigkeit, die weit über der Mutationsrate liegt. Sie wirken sich unter anderem auf die Blutgruppen und andere Antigensysteme aus, auf verschiedene Serumbestandteile, die Struktur des Hämoglobinmoleküls und andere mehr. Manche von diesen werden an anderen Stellen des Buches beschrieben. Die Wechselwirkungen dieser Allelensysteme stellen den Evolutionsforscher vor schwierige Probleme.

20.

Zier- und Nutzpflanzen

Heute findet man viele Farbvarietäten bei der gleichen Blumenart, während in früheren Zeiten jede Blütenpflanze ihre eigene charakteristische Farbe hatte. Manche Farbenbezeichnungen sind sogar von Blumen abgeleitet wie z. B. violett, nach der Farbe des Veilchens (Viola spec.) und rosa, nach der Farbe der ursprünglichen wilden Rose. Wie sind nun die Farbvarietäten der einzelnen Blumen entstanden?

Viele Blumen werden von Insekten bestäubt, hauptsächlich von Bienen, Schmetterlingen und Fliegen, die alle Blütenstaub transportieren. Diese Insekten nehmen zwar Farben anders wahr als das menschliche Auge, doch kann man zeigen, daß sie sich trotzdem an eine bestimmte Farbe gewöhnen; so fühlt sich eine Biene, die für eine Weile Nektar von blauen Salbeiblüten gesammelt hat, von der blauen Farbe angezogen und pflegt gelbe Löwenmaulblüten zu vernachlässigen. In der Vergangenheit hatten daher einige Pflanzenarten, die Blüten sehr verschiedener Farben trugen, nicht so viel Erfolg bei den bestäubenden Bienen. Als jedoch die Kultivierung von Pflanzen begann und die Menschen, besonders wohl die Frauen, Blumen in der Nähe ihrer Häuser hielten, veränderte sich die frühere Situation; Blüten von ungewöhnlicher Farbe fielen auf, ihre Samen wurden gesammelt und ausgesät. Diese Freude an neuen und oftmals bizarren Blumen besteht auch heute noch, was man aus der Zahl der Gesellschaften und Vereine ersehen kann, die sich der Pflege verschiedener Blumen- und Pflanzenarten widmen.

Eine Gartenpflanze – die gemeine Erbse, *Pisum sativum* – war übrigens der erste Organismus, an dem die Gesetze der Vererbung entdeckt wurden. Im Jahre 1865 beschrieb Gregor Mendel verschiedene Merkmale dieser Pflanzenart, die sich in einer einfachen Weise vererbten. Die Merkmale, die er zuerst studierte, waren nicht nur Blütenfarben, sondern Eigenschaften der ganzen Pflanzen und ihrer Samen. So kreuzte er großwüchsige und Zwergpflanzen, solche, die ihre Blüten in den Blattachseln trugen, und solche mit endständigen Blüten; Pflanzen mit hellgrünen, dunkelgrünen oder gelben Erbsen und solche, in denen die Erbsen rund und glatt oder kantig und runzelig waren. Von größerem Interesse für den Blumenfreund ist die Gartenwicke *(Lathyrus odoratus)*. Die Wildform dieser Zierpflanze stammt wahrscheinlich von Sizilien und wurde zuerst im Jahre 1699 nach England gebracht. Die Blüten hatten rot-violette Fahnen mit hellen blau-violetten Flügeln und auch heute haben die Abkömmlinge von Gartenwicken der verschiedensten Färbungen häufig Blüten von diesem ursprünglichen Typ. Die Mannigfaltigkeit und Schönheit unserer kultivierten Zierwicken ist erstaunlich — es gibt karminfarbene und scharlachrote Blüten, weiße und fast schwarze, Haubenformen und gefranste Blüten sowie viele andere. Da jedoch Wicken in England selbstbestäubend sind, weil die Bestäubung schon erfolgt, bevor sich die Blüte öffnet, ist diese Art kein geeignetes Zuchtobjekt für Amateure.

Blüten kann man in drei Farbklassen einteilen: nämlich in weiße, gelbe und blau-rote. Diese Farben kommen verstärkt oder abgeschwächt vor. In der dritten Klasse kann das Rote oder das Blaue überwiegen. Bei manchen Pflanzen finden sich zwei oder alle drei dieser Farbklassen in den Blüten vereint, aber die Farben der drei Klassen haben ganz verschiedene Grundlagen. Das Weiß der Blüten ist eine Folge der Struktur der Blütenblätter insofern, als in der Abwesenheit von Pigmenten ein Teil des Lichtes von den vielen Zellwänden des Gewebes reflektiert wird, ähnlich wie die weiße Farbe des Schnees durch Lichtreflektion verursacht ist. Die gelben Blütenfarben zwischen gelb und orange beruhen meistens auf der Anwesenheit der organischen Substanzen Xanthophyll oder Karotin. Diese komplizierten Verbindungen finden sich in den Plastiden der Epidermiszellen der Blütenblätter. Plastiden sind Körperchen im Zytoplasma, die auch farblos sein können und die in den Zellen der Blätter durch ihren Chlorophyllgehalt grün sind. Der Verlust des Plastidenpigments in einer gelben Blüte führt zu der weißen Varietät und eine Veränderung in der chemischen Struktur des Plastidenpigments kann eine Intensivierung der Farbe zur Folge haben, so daß aus einer gelben eine orangenfarbene Blüte wird.

Mit Ausnahme der Flavone, die den Rosen, Primeln und einigen anderen Blüten ihre gelbe Farbe verleihen, sind die Anthocyane, die blau-roten Farbstoffe, die einzigen Farbsubstanzen, die sich im Zellsaft gelöst finden. Eine Intensivierung der blauen Blütenfarbe kann auf verschiedene Weise erfolgen. Die häufigste ist die Produktion eines Ko-Pigments, das mit dem Anthocyan eine Verbindung eingeht. Seltener wird eine Blüte stärker blau, wenn das Gewebe des Blütenblatts alkalischer wird. Wenn man die rot-violette Blüte einer Wicke über eine offene Flasche mit Salmiakgeist hält, so verändert der Ammoniak die Blütenfarbe deutlich ins Blaue, manchmal sogar ins Grüne, und die Flügel und das Schiffchen, die vor der Behandlung die gleiche Farbe hatten, erscheinen nun ganz verschieden gefärbt. Farbänderungen dieser Art kommen auch vor, wenn Blumen verwelken. Verschiedene Blauschattierungen werden in Blumen auch durch eine Reihe verschiedener Anthocyane von nur wenig differierender Zusammensetzung erzeugt. Eine Gruppe dieser Stoffe trägt die Namen Pelargonidin, Cyanidin und Delphinidin, von denen das erste am meisten rot ist. Viele dieser Farb- und Strukturunterschiede beruhen auf Unterschieden einzelner Gene.

Löwenmaul und Goldlack sind sehr geeignete Pflanzen, wenn man Versuche über die Vererbung von Blütenfarben anstellen will. Löwenmäulchen gibt es in einer reichen Auswahl von Farbenvarietäten und die meisten Farbunterschiede sind durch einzelne Gendifferenzen bedingt. Goldlack ist für Experimente etwas weniger geeignet, weil er zweijährig ist. Goldlackblüten können voll ausgefärbte gelbe Plastiden haben oder auch blassere, zitronengelbe; es gibt auch Blüten mit oder ohne Anthocyan verschiedener Zusammensetzung. Man findet sogar völlig unpigmentierte Blüten; insgesamt kommen weiße, gelbe, orange, braune, rosa und dunkelrote Goldlackblüten vor. Außerdem gibt es noch unterschiedliche Merkmale der Pflanzengröße, der Blattfarbe und Blütenform, die alle zu genetischen Versuchen herangezogen werden können. Eine weitere für den Genetiker vielversprechende und schöne Pflanze ist *Schizanthus*, sie kann überdies in Töpfen gehalten werden.

Von besonderem genetischen Interesse ist die chinesische Primel, *Primula sinensis*. Diese Pflanze wurde erstmals im Jahre 1819 und wieder im Jahre 1826 nach England eingeführt und man nimmt an, daß später

keine weiteren Exemplare eingeführt wurden. Es gibt diploide und tetraploide Varietäten mit 24 bzw. 48 Chromosomen. Die tetraploiden Pflanzen sind größer und haben auch besonders große Blüten. Sie werden daher „Riesen“ (Gigasform) genannt. Diploide Primeln können mit anderen diploiden gekreuzt werden und Tetraploide mit anderen tetraploiden, wenn auch nicht ganz so erfolgreich; aber die beiden verschiedenen Formen kann man nur mit großer Schwierigkeit kreuzen. Von den 12 möglichen Koppelungsgruppen sind bisher nur 6 mit mehr als einem mutierten Gen (und zwar 2 bis 6 Genen) gefunden worden und insgesamt hat man über 20 Mutanten untersucht. Die Allele ändern die Farbe verschiedener Blütenteile, wandeln Staubblätter in Blütenblätter um (Verdoppelung) und erzeugen verschiedene Blattformen und Wuchsformen, z. B. Rosettenpflanzen. In England haben alle im Handel erhältlichen Arten von *Primula sinensis* die „pin“-Form, d. h. die Blüten haben lange stecknadelförmige Narben und kurze Staubgefäße, dagegen hat man in Deutschland „thrum“-Pflanzen gezüchtet, deren Blüten eine kurze, quastenartige Narbe und lange Staubgefäße aufweisen. Dieser Unterschied wird von einem Gen oder einem Genkomplex verursacht. *Primula sinensis* blüht von Januar bis Mai, und der Februar ist der beste Monat für die Bestäubung. Die zu bestäubenden Narben brauchen nicht vor Insekten geschützt zu werden, nachdem man vorher die noch geschlossenen Staubgefäße entfernt hat. Die Bestäubung wird am besten manuell durchgeführt, doch muß man Finger und Pinzette jedesmal in Alkohol tauchen bevor man andere Pollen verwendet.
Bei Gartenpflanzen kann man häufig noch andere bemerkenswerte Phänomene beobachten. Es gibt Rosen, die dreierlei Blüten auf demselben Busch tragen; manche Zweige tragen Blüten von der gewöhnlichen Rosenfarbe, andere hell-scharlachrote Blüten, während es hie und da Blüten gibt, die beide Färbungen nebeneinander aufweisen und häufig findet man dann sogar ein Blütenblatt, das eine rote und eine scharlachrote Hälfte besitzt. Wenn man die ganze Rosenblüte als einen Kreis betrachtet, so sieht man, daß die Grenze zwischen den zwei Färbungen ein Radius ist, und daß die Blüte in zwei oder mehr Farbsektoren eingeteilt ist. Man nennt darum solche Blüten Sektor-Chimären; sie kommen auch bei anderen Blumenarten vor. Diese Chimären haben ihren Ursprung in Störungen der Chromosomenstruktur; man spricht von somatischen Mutationen (s. S. 84); sie können durch den Verlust eines ganzen Chromosoms entstehen; gewöhnlich sind sie jedoch Produkte vielfältig mutierender Gene. Im Fall des beschriebenen Rosenbusches muß man annehmen, daß das gleiche Gen einigemale und in verschiedenen Zellen mutiert ist und das ist ein Hinweis darauf, daß die genetische Konstitution mancher Pflanzenarten sehr instabil ist.

Die meisten Gartenpflanzen kann man in Gärtnereien in den verschiedensten Varietäten kaufen und bei vielen Arten sind die Unterschiede der Färbung, Gestalt und anderer Merkmale durch ein oder zwei Mutationen bedingt. Jedoch sind im Handel erhältliche Pflanzensamen im Gegensatz zu manchen Inzuchtstämmen von Laboratoriumstieren nur selten völlig homogen und noch seltener reinrassig. Der Hauptgrund dafür ist die Schwierigkeit, künstliche Bestäubung in großem Ausmaß durchzuführen, sowie die Tatsache, daß Bestäubung durch Insekten oder Wind niemals völlig verläßlich ist.

Wie die meisten Kulturpflanzen werden auch Blumen und andere Ziergewächse dauernd „verbessert" und immer neue Varietäten und Arten werden zusätzlich eingeführt. Die meisten dieser „Neuerscheinungen" setzen sich nicht durch und sind bald vergessen, aber einige wenige sind erfolgreich und verdrängen sogar ältere und weniger ansprechende Varietäten. So hat z. B. eine bestimmte Blütenform bei der Zierwicke (Spencer type) die früher vorherrschende Haubenform ersetzt und ist in viele haubenförmige Varietäten eingekreuzt worden. Selbst ganze Blumenarten können für lange Zeit aus der Mode kommen, um später – manchmal nach Jahrhunderten – wiederentdeckt zu werden. Wenn man alte Bilder von Gartenblumen oder selbst die Blumen in entlegenen Bauerngärten und Dorffriedhöfen mit den Erzeugnissen des modernen Gartenbaus vergleicht, erscheinen die großen Veränderungen unter Varietäten und Blumenarten sehr eindrucksvoll.

Der Ursprung vieler Blumen-, Gemüse- und Obstarten ist im Einzelnen unbekannt, doch kann man manchmal begründete Vermutungen anstellen. So herrscht allgemeine Übereinstimmung darüber, daß die rotblühende Roßkastanie, *Aesculus carnea,* ein Hybride zweier recht verschiedener Arten ist, nämlich der gemeinen Roßkastanie, *A. hippocastanum,* eines großwüchsigen euroasiatischen Baums, und der *A. pavia,* eines ziemlich kleinen nordamerikanischen Busches. *A. carnea* ist völlig fertil und pflanzt sich ziemlich unverändert fort, und zytologische Studien lassen es wahrscheinlich erscheinen, daß die Art als ein Allopolyploid (s. S. 84) entstanden ist, da ihre Zellen 40 Chromosomen haben während die Stammformen nur 20 haben. Jedoch ist es völlig unbekannt, wann oder wo die erste rotblühende Kastanie entstanden ist.

In dem Buch „The Genetics of Garden Plants" von CRANE und LAWRENCE sind die folgenden vier Methoden beschrieben, mit deren Hilfe neue Varietäten und Arten von Blütenpflanzen entstehen. 1. Durch Mutationen innerhalb einer Art. 2. Durch einfache Autopolyploidie (s. S. 84) entweder als Folge des Ausbleibens der Reduktionsteilung in den Geschlechtszellen oder als Folge von Chromosomenverdoppelung in somatischem Gewebe. 3. Durch Auslese von Kreuzungsprodukten zwischen zwei Arten ohne Chromosomenverdoppelung oder -aberration. 4. Durch Kreuzung zwischen zwei Arten mit Chromosomenverdoppelung oder abnormer Zellkernstruktur.

Beispiele von Mutationen bei Pflanzen sind auf vielen Seiten dieses Buches beschrieben und jedermann mit genügend Geduld kann die

Aufspaltung von Genen für Blütenfarbe, -form und -duft bei vielen häufigen Gartenpflanzen beobachten. Die für diese Merkmale verantwortlichen Mutationen sind größtenteils spontan entstanden, doch kann man manche durch Bestrahlung erzeugen.

Viele Arten von Autopolyploiden entstehen von Zeit zu Zeit infolge fehlerhafter Meiose oder durch somatische Chromosomenverdoppelung. Häufig sind die so entstandenen Pflanzen größer und für den Gärtner ansprechender, wie z. B. manche Primeln. Der Umstand, daß viele Varietäten von Blumen, Gemüsen und anderen Kulturpflanzen Chromosomenzahlen haben, die durch vier teilbar sind – manchmal sind sie sogar durch 8 oder 16 teilbar – weist auf die Abstammung von diploiden Vorfahren hin; diese Zahlen mögen durch einen oder mehrere Verdoppelungsschritte entstanden sein. Viele beliebte Varietäten bei Tulpen, Hyazinten und Äpfeln sind triploid. Manche von diesen haben ihren Ursprung durch Ausfall der Meiose des einen Elters während andere aus Kreuzungen tetraploider und diploider Pflanzen hervorgegangen sind und zwar innerhalb einer Art oder zwischen zwei Arten.

Chromosomenverdoppelungen kann man experimentell erzeugen, wenn man Sämlinge, Schößlinge oder abgeschnittene Äste mit Colchicin oder ähnlichen Drogen behandelt, welche die Spindelbildung während der Kernteilung stören. Auf diese Weise sind die tetraploiden Formen von Nelken *(Dianthus)*, Ringelblumen, Tradescantia, Tomaten und von vielen anderen Kulturpflanzen erzeugt worden. Die Ansammlung verwandter Pflanzenarten aus entfernten Ländern in vielen Gärten hat seit langer Zeit mannigfaltige Gelegenheiten zur Hybridisation geboten. Die so entstandenen Zufallsmischungen werden natürlich durch bewußte Kreuzungsversuche des Gärtners vermehrt. Die roten Johannisbeeren in den meisten unserer Gärten sind diploide Abkömmlinge von drei verschiedenen *Ribes*-Arten. Unsere modernen großfrüchtigen Erdbeeren stammen von einer im 18. Jahrhundert in Europa vorgenommenen Kreuzung zweier ausländischer oktoploider Arten, deren eine aus dem östlichen Nordamerika kommt, während die andere in Südamerika heimisch ist.

In Allopolyploiden finden sich alle Chromosomen der Stammarten und häufig sind diese Formen das Produkt mehrerer schrittweiser Veränderungen. Zahlreiche Beispiele dafür gibt es unter den Dahlien, Pflaumen *(Prunus)* und den *Rubus*-Arten (Brombeeren, Loganbeeren, Veitch-Beeren und anderen Gartenvarietäten). Die bereits erwähnte, rotblühende Roßkastanie ist ein weiteres Beispiel dieser Art.

Die oben beschriebenen Pflanzenvarietäten unterscheiden sich natürlich von ihren Stammformen nicht nur in bezug auf ihre Größe, ihr Aussehen oder ihren Duft und Geschmack, sondern auch in vielen anderen Hinsichten, häufig in bezug auf praktisch wichtige Eigenschaften. Als Beispiele solcher sei die Resistenz gegen Virus-, Pilz-

oder Insektenparasiten genannt oder die unterschiedliche Empfindlichkeit für die Tageslänge oder ihre Änderung. Derartige genetische Unterschiede in bezug auf die Photoperiodizität verschiedener Varietäten bilden die Grundlage für die lichtkontrollierte Glashauskultur von Chrysanthemen.

Viele der erwähnten Blumen- und Obstvarietäten, sowie auch andere sind unfruchtbar und müssen vegetativ durch Ableger, Zwiebeln, Pfropfen oder ähnliche Methoden vermehrt werden. Viele andere, wie z. B. Erdbeeren sind durchaus fruchtbar, verlieren aber bei geschlechtlicher Fortpflanzung ihre erwünschten Eigenschaften und müssen daher gleichfalls auf ungeschlechtliche Weise fortgepflanzt werden.

21. Verbreitung von Genen in Populationen und Gengleichgewicht

Wir haben bereits ausgeführt, daß Genmutationen mit einer bestimmten Häufigkeit, wenn auch recht selten, auftreten und daß es verschiedene Methoden gibt, um die Mutationsrate zu bestimmen. Was aus diesen Mutanten wird, entscheiden verschiedene Umstände, von denen wir einige jetzt besprechen wollen. Die Häufigkeit selbst ist ein sehr wichtiger Faktor; ein anderer ist die Größe der Population und ein dritter ihre Fruchtbarkeit. Wenn wir als Beispiel ein Insektenpaar nehmen, das jährlich tausend Nachkommen produziert, so hätte eine Mutation mit der Häufigkeit von 1 auf 500 nur eine geringe Chance, in der nächsten Generation vertreten zu sein und zwar unabhängig davon, ob sie schädlich ist; für ein neutrales Gen beträgt der Wert dieser Wahrscheinlichkeit 1 zu 500*. Wenn wir aber in Betracht ziehen, daß Insekten gewöhnlich in großen Zahlen vorkommen, so wird dieser seltene Fall des Überlebens dennoch bei einer gewissen Anzahl von Befruchtungen vorkommen; und wenn das mutierte Gen nicht allzu nachteilig ist, so wird es sich hie und da ein wenig ausbreiten. Anders ist die Lage beim Menschen, der nur wenige Kinder produziert, von denen die Majorität aufwächst und sich fortpflanzt; hier hat fast jede nicht-letale Mutation gute Aussichten zu überlen, unab-

* Dies folgt aus der Überlegung, daß sich die Individuenzahl in einer Spezies von Jahr zu Jahr im allgemeinen nicht ändert und daß daher nur zwei von den tausend Nachkommen im Durchschnitt Geschlechtsreife erlangen.

hängig davon, ob die Bevölkerung groß oder klein ist; natürlich kann es auch schon in der nächsten Generation verloren gehen. In zahlenmäßig kleineren Gruppen, ob diese nun eine ganze Art repräsentieren oder nur einen isolierten Teil einer solchen, gehen Mutanten leichter verloren als in großen Populationen und dies hat einen Verlust genetischer Variabilität in diesen Gruppen zur Folge.

Es ist also klar, daß in der ersten Periode der Ausbreitung eines Gens der Zufall eine bedeutendere Rolle spielt als die Lebenstüchtigkeit. Auf diese Weise erklärt sich, warum selbst schädliche Gene mit einer meßbaren Häufigkeit vorkommen, vorausgesetzt, daß sie nur oft genug durch Mutation entstehen. Autosomale Mutanten sind viel häufiger im heterozygoten Zustand vorhanden als im homozygoten. Infolgedessen ist die Selektion zwischen Heterozygoten und Wildformen wichtiger als die Selektion zwischen Homozygoten.

In Versuchen, in denen es möglich ist, die Zahl von Mutanten durch Inzucht und Auslese zu vermehren, kann man die Lebensfähigkeit der Homozygoten messen, indem man den Prozentsatz der überlebenden Nachkommen aus einer bestimmten Kreuzung oder nach einigen Generationen bestimmt. Wir haben bereits darauf hingewiesen, daß die meisten Mutationen die Lebenstüchtigkeit herabsetzen; man muß aber sagen, daß verminderte Eignung für ein bestimmtes Wohngebiet eine Vermehrung der Eignung für ein benachbartes Gebiet bedeuten mag und daß man daher die Träger derartiger Mutationen manchmal als präadaptiert für eine neue Umwelt betrachten kann. Man muß dann erwarten, daß solche Organismen in Gebiete eindringen, die vorher nicht von der Art bevölkert waren und auch solche Fälle hat man beobachtet.

Die wichtigste „Kraft" in der Dynamik genetischer Populationssysteme ist der Auslesedruck, der auf die verschiedenen Genotypen einwirkt. Der Grad des Selektionsdrucks auf ein mutiertes Gen hängt von dem Chromosom ab, in dem es liegt und auch von der Dominanz des Merkmals, das ausgelesen wird. Ein in einem Geschlechtschromosom lokalisiertes schädliches Gen wird seine Auswirkungen stets im heterogametischen Geschlecht zeigen, ob es nun rezessiv oder dominant ist; es wird schneller ausgeschaltet als ein rezessiv autosomales Gen, weil das letztere sich erheblich ausbreiten kann, bevor es in beiden homologen Chromosomen eines Individuums vereint seinen schädlichen Charakter zur Geltung bringen kann. Ein dominantes Gen wird, selbst wenn es autosomal ist, noch schneller ausgeschaltet als ein geschlechtsgebundenes Gen, weil es sich in jedem Träger auswirkt. Gene, die eine mittelmäßige Lebensfähigkeit bewirken, unterliegen der Selektion in verschiedenem Ausmaß, gewöhnlich kommt sie bei Heterozygoten weniger stark als bei Homozygoten zur Geltung. Es kann sich jedoch auch ein Gleichgewicht einstellen, wenn nämlich die Heterozygoten durch Auslese begünstigt werden, wie dies wahrscheinlich in polymorphen Arten vorkommt, deren Individuen in besondere Gruppen zerfallen, die sich entweder im Aussehen oder im Verhalten voneinander unterscheiden. Unter diesen Bedingungen wird kein Typ von einem anderen verdrängt, weil nämlich die Heterozygoten als die Lebenstüchtigeren die größte Zahl von Nachkommen hervorbringen, die ihrerseits alle drei Typen – Heterozygote und die beiden Homozygoten — hervorbringen; auf diese Weise entsteht ein Gleichgewicht aller drei Genotypen. Es ist erwähnenswert, daß der Grad der Lebenstüchtigkeit nicht immer mit sichtbaren Merkmalen Hand in Hand geht. So mag ein sichtbares Merkmal zwar rezessiv sein, aber die durch dasselbe Gen verliehene Lebenstüchtigkeit kann im heterozygoten Zustand entweder vermindert oder vermehrt sein. Eine Steigerung der Lebensfähigkeit bei Organismen, die in bezug auf viele Gene heterozygot sind, der sogenannte „hybrid vigour" oder „das Luxurieren der Bastarde", ist Pflanzen- und Tierzüchtern seit langem wohlbekannt und tritt am deutlichsten nach der ersten Kreuzung in Erscheinung. Dieser Heterosis-Effekt geht allmählich nach Inzucht der ersten Tochtergeneration wieder verloren.

Die Ausbreitung und Verteilung von Mutationen in einer Bevölkerung spielt die größte Rolle für die Evolution aller Arten und auch des Menschen. Veränderungen in der Genhäufigkeit, die zu einem Gleichgewicht führen können oder auch nicht, werden durch die Mutationsrate und den Selektionswert der Mutanten bestimmt, sowie durch die Größe und Beweglichkeit der Population. Wie in allen statistischen Modellen, ist es notwendig, Hypothesen aufzustellen, die zwar scheinbar einfach sind, aber in der Natur nie vollkommen verwirklicht werden und daher später modifiziert werden müssen. So kann man, ausgehend von den vier folgenden Voraussetzungen, gewisse Schlüsse ziehen: 1. Es liegen zwei Allele, B und b vor, die stabil sind, d. h. Mutationen sind so selten, daß man sie vernachlässigen kann. 2. Die drei möglichen Genotypen, BB, Bb, bb, produzieren die gleiche Zahl von Nachkommen in jeder möglichen Kombination, d. h. sie sind alle gleich lebenstüchtig und fruchtbar. 3. Die Population ist unendlich groß und 4. Jedes Männchen hat die gleiche Wahrscheinlichkeit, sich mit jedem beliebigen Weibchen in der ganzen Population zu paaren. Bevor wir irgendwelche Schlüsse aus diesen Voraussetzungen ziehen, soll darauf hingewiesen sein, daß ein derartiger Zustand in der Natur nicht wirklich vorkommen kann. Die dritte und die vierte Annahme widersprechen einander: in einer unendlich großen Population, und selbst nur in einer sehr großen, ist es unmöglich, daß jedes Männchen die gleiche Chance hat, sich mit einem beliebigen Weibchen zu paaren, einfach weil dies durch die räumliche Ausdehnung der Art verhindert wird. Um ein Beispiel vom Menschen zu nehmen, es ist viel wahrscheinlicher, daß ein Londoner eine Londonerin als eine New Yorkerin heiratet. Ferner kann man sich keine andere Möglichkeit vorstellen, die zur gleichzeitigen Existenz der Allele B und b führt als die Mutation, und daher darf man Mutationen nicht einfach vernachlässigen. Endlich kommt es nur ausnahmsweise vor, daß die drei Genotypen gleich lebensfähig und fruchtbar sind. Trotz aller dieser Einwände sind Schlußfolgerungen, die von unseren vier Annahmen ausgehen, sehr nützlich, wie unten gezeigt werden soll.

Nehmen wir an, daß das Gen B viermal so häufig ist wie b und daß die Häufigkeit von B den Wert p hat. In diesem Falle ist $p = 0{,}8$; das bedeutet, daß, wenn wir eine sehr große Zahl von Chromosomen ansehen und die genetischen Unterschiede an dem betroffenen locus sehen könnten – was wir nicht tatsächlich können – wir 80 % Chromosomen mit dem Gen B entdecken würden, eine Häufigkeit von 0,8. Daraus folgt, daß die Chromosomen mit b eine Häufigkeit von 1—0,8 d. h. 0,2 haben. Diese Häufigkeit nennen wir q. Wenn wir die relativen Häufigkeiten der Genotypen BB, Bb und bb in der Bevölkerung ermitteln wollen, so können wir dies gemäß unserer vierten Annahme aus dem Schema ablesen.

		Väterliche Chromosomen	
		0,8 B	0,2 b
Mütterliche	0,8 B	0,64 BB	0,16 Bb
Chromosomen	0,2 b	0,16 Bb	0,04 bb

Wenn wir in dieses Schema p und q eingesetzt hätten, so wäre das Ergebnis in bezug auf die Häufigkeit der Genotypen das folgende gewesen: p^2 BB : 2pq Bb : q^2 bb. Diese Formel ist ein Ausdruck des Gengleichgewichts in der Population, das besteht, falls unsere Annahmen gültig sind.

Wenn man diese Formel mit dem Schema auf S. 51 vergleicht, so sieht man, daß sie lediglich eine Modifizierung des 1 : 2 : 1 Spaltungsverhältnisses ist durch p und q, d. h. durch die relative Zahl der Typen, die wir für die Mischung ausgesucht haben. Umgekehrt kann man die Häufigkeit der Allele in einer Bevölkerung aus den relativen Zahlen der Phänotypen ableiten.

Für geschlechtsgebundene Gene und andere kompliziertere Verhältnisse, wie drei oder mehr Allele, kann man ähnliche Formeln ableiten. Ein geschlechtsgebundenes, rezessives Gen zeigt seine Anwesenheit im „hemizygoten" Zustand im heterogametischen Geschlecht (im Mann beim Menschen oder im Weibchen bei den Vögeln) stets an (Häufigkeit p), während es im homogametischen Geschlecht sich nur im homozygoten Zustand zeigt und zwar mit einer Häufigkeit von ungefähr p^2. Wenn man in einer großen Bevölkerung nach einem Merkmal, wie einem bestimmten Typ der Rot-Grünblindheit (Deuteranomalie, s. S. 147) sucht, so kann man finden, daß die Zahl unter den Männern, wenn man bestimmte Kriterien anwendet, 3 % ist. Die

Zahl der deuteranomalen Frauen in der gleichen Bevölkerung ist dann ungefähr 0,09 %. Es ist daher sehr wahrscheinlich, daß mindestens ein Mann im Bekanntenkreise jedes Lesers rot-grün-blind ist, aber ganz unwahrscheinlich, daß eine Frau dieser Art darunter ist. Man kann sich ausrechnen, daß die Häufigkeit rot-grünblinder Männer, nämlich 3 %, der Quadratwurzel der Häufigkeit deuteranomaler Frauen entspricht, nämlich 9 von 10 000 und man kann schon daraus allein schließen, daß diese Art der Farbenblindheit beim Menschen geschlechtsgebunden ist. Die Häufigkeit unter den Männern ist wie gesagt 3 % und unter den Frauen sind 6 % heterozygot und 0,09 % homozygot. Diese Schlußfolgerung steht mit den Befunden von Familienuntersuchungen im Einklang.

Die Ausbreitung von Mutanten in Populationen verschiedener Arten ist häufig beobachtet worden; andererseits findet man auch häufig eine Art Gleichgewicht mit dem Wildtypallel. Unter den wenigen Populationen, in denen die Abnahme einer Mutante beobachtet worden ist, befinden sich die Silberfüchse einiger nördlicher Regionen Kanadas. In diesen Gegenden hat man Füchse seit mehr als hundert Jahren geschossen und in Fallen gefangen, Aufzeichnungen über die erbeuteten Felle wurden an mehreren Orten, insbesondere in den Missionsstationen der Mährischen Missionare gemacht. Der kanadische Fuchs sieht dem europäischen Rotfuchs ziemlich ähnlich und die meisten verzeichneten Felle waren gewöhnliche Rotfüchse, doch gab es auch zwei abweichende Felltypen: Silberfüchse mit dunklerem Fell und weißen Haarspitzen und Kreuzfüchse, die im Typus zwischen den gewöhnlichen und den Silberfüchsen standen, aber ziemlich rötlich und im Ganzen dem Wildtyp ähnlicher waren. Aus dem Material kann man schließen, daß ein Silberfuchs für ein bestimmtes Gen homozygot ist, während der Kreuzfuchs die heterozygote Form darstellt. Die für ein Jahr verzeichneten Pelze stellen keineswegs eine unausgesuchte Probe der Population dar; im Durchschnitt wurde viermal so viel für einen Silberfuchs gezahlt wie für einen Rotfuchs und man muß annehmen, daß die Jäger daher immer eine verhältnismäßig größere Zahl von Silberfüchsen geschossen haben, was allerdings für die Fallensteller nicht zutraf. Da es für einen Jäger schwierig ist, zwischen den heterozygoten Kreuzfüchsen und den Rotfüchsen zu unterscheiden, so sind die ersteren wahrscheinlich nicht bevorzugt abgeschossen worden. Obgleich, wie gesagt, die Jäger mehr hinter den Silberfüchsen her waren, zeigen die Listen dennoch eine klare Abnahme im Prozentsatz der Silber- und Kreuzfüchse. Einer Schätzung von HALDANE gemäß, ist der Prozentsatz von Silberfüchsen seit 1840 je nach der Region von 11–18 % auf 4–6 % abgesunken, das entspricht einer signifikanten Abnahme. Die Gesamtzahl der Felle andererseits hat nicht in gleicher Weise abgenommen, obgleich diese starken Schwankungen einer komplizierten Periodizität unterliegen mit einem deutlichen Vierjahresrhythmus, der wahrscheinlich abhängig ist von einem Überfluß an Nagetieren, von denen die Füchse leben. Die periodische Verminderung einer großen Fuchspopulation spielt wahrscheinlich eine wichtige Rolle für den Erfolg eines selektiven Abschießens. Es ist natürlich möglich, daß andere Faktoren als die weibliche Mode den Prozentsatz der kanadischen Silberfüchse vermindert haben, wir wissen aber nicht, welcher Art sie sein könnten, da sich die von den Füchsen bewohnten Gebiete während des in Frage kommenden Jahrhunderts kaum verändert haben. Die Zucht von Silberfüchsen, die den Marktwert sicherlich vermindert hat, wurde zu spät begonnen, als daß sie die geschilderte Situation hätte beeinflussen können, es ist jedoch möglich, daß sie die künftige Entwicklung bestimmen wird. Es ist von gewissem Interesse, daß weiße Haarspitzen sich auf den Fellen gefangener Silberfüchse nur dann entwickeln, wenn diese an leichtem Vitaminmangel leiden und man kann vielleicht annehmen, daß dies auch unter natürlichen Verhältnissen der Fall ist.

Die Frage, ob eine bestimmte Gruppe von Allelen sich in einer Bevölkerung zahlenmäßig in stabilem Gleichgewicht befindet – mit anderen Worten, ob die relativen Häufigkeiten der verschiedenen Allele nach einer Störung des Gleichgewichts wieder zu den alten Werten zurückkehren würden – ist für die Beurteilung des evolutionären Geschehens grundlegend. Die Frage ist jedoch gewöhnlich schwer zu beantworten, weil wir meist nicht zureichend über alle wichtigen Faktoren informiert sind. Für menschliche Populationen besteht die zusätzliche Schwierigkeit der schnellen Veränderung unserer Lebensumstände und unserer Umwelt. Das Verschwinden der Seuchen, wie Pest, Cholera und Flecktyphus aus den meisten Ländern hat z. B. alle Selektionsvorteile entfernt, die gewisse genetische Merkmale (wie die ABO-Antigene, s. S. 141) ausgeübt haben mögen, so daß die Häufigkeiten dieser Gene, die wir jetzt feststellen, nicht das Ergebnis von in der Gegenwart wirksamen Kräften sind, sondern von vergangenen und zum großen Teil unbekannten Bedingungen bestimmt wurden. In unserer Zeit befinden sich die Tuberkulose und die Malaria in ähnlichem Rückzug und man kann kaum bezweifeln, daß die Ausmerzung der Malaria einen tiefgreifenden Einfluß auf die Häufigkeit mehrerer Gene (Sichelzellen-Anämie, Thalassämie, G6PD-Mangel) haben wird, von denen wir annehmen, daß sie den Widerstand gegen diese noch immer am weitesten verbreitete Krankheit erhöhen.

Am Ende dieses Kapitels muß darauf hingewiesen werden, daß ein volles Verständnis der genetischen Veränderungen und der Gengleichgewichte in Populationen eine mathematische und zahlenmäßige Behandlung verlangt, die den Rahmen dieses Buches übersteigt. Qualitative Überlegungen allein können auf diesem Gebiet außerordentlich irreführen.

22.
Anpassung der Art

Tiere und Pflanzen sind normalerweise an ihre Umgebung angepaßt; ihre Existenz in den entsprechenden Biotopen ist gewährleistet, d. h. sie können genügend Nachkommen hervorbringen, um die Art vor dem Aussterben zu bewahren. Andererseits weisen uns die Fossilienfunde darauf hin, daß es in der Vergangenheit sehr viele andere Pflanzen- und Tierarten gegeben hat, die heute von der Erde verschwunden sind. Diese Formen müssen auf eine der folgenden Weisen verschwunden sein: entweder sind alle Individuen gestorben, als sich die Lebensbedingungen änderten – was wahrscheinlich für die Mehrzahl zutrifft – oder die Art veränderte sich in einer Weise, daß sie unter den neuen Umweltbedingungen weiterleben konnte. Es gibt mehrere Beispiele, von denen die Forscher annehmen, daß sie mehr oder minder vollkommene Reihen solcher Veränderungen darstellen. Berühmt ist die lange Abstammungslinie der Pferde, die mit fünfzehigen, hasenartigen Formen beginnt und mit den gegenwärtigen Pferden und Eseln ihr vorläufiges Ende findet; sehr bekannt sind auch die vielen erstaunlichen Funde in der Entwicklungsreihe der Ammoniten.

Es gibt zahlreiche Umweltbedingungen, deren Veränderungen die Umwandlung einer Art auslösen können. Die Verteilung von Land und Meer, Bergen und Ebenen hat sich während der geologischen Epochen verändert und auch das Klima hat gewechselt. Im allgemeinen geschehen solche Veränderungen allmählich und ein Menschenleben ist meist zu kurz, um größere Veränderungen an Tieren oder Pflanzen zu beobachten; es gibt aber ziemlich plötzliche natürliche Veränderungen wie Vulkanausbrüche, die die Bildung neuer Inseln oder die Zerstörung der gesamten Flora und Fauna anderer Inseln zur Folge haben. Ein Fluß kann gleichfalls plötzlich seinen Lauf ändern, ein künstlicher See sich in einem Jahr füllen und eine große Stadt kann in einem Tag zerstört werden. Untersuchungen des Pflanzen- und Tierlebens nach solchen Ereignissen haben sich als sehr aufschlußreich erwiesen.

Gegenwärtig dürfte der wichtigste Faktor in den Veränderungen der Lebensbedingungen auf der Erde die Tätigkeit des Menschen sein. Erhebliche Flächen des Meeres sind mit Öl bedeckt, was das Leben der Seevögel stark beeinträchtigt; die Luft ist voll von Rauch und Ruß und verursacht so den Industrie-Melanismus der Schmeterlinge; die natürliche Pflanzendecke riesiger Gebiete wird ständig durch

Ackerbau und Forstwirtschaft verändert und mit dem Pflanzenwuchs ändert sich zwangsläufig das Leben der Tiere. Nicht nur die großen Städte und Industriegebiete, sondern auch Dorfanger, Parkanlagen und künstliche Schwimmbäder stellen völlig neue Existenzbedingungen für allerhand Organismen dar. Ganz abgesehen von den direkten Einflußnahmen des Menschen, durch die er ihm nützliche Arten fördert und schädliche Arten unterdrückt, begünstigt der Mensch auch unwillkürlich Veränderungen in Flora und Fauna. Aus diesem Grund finden wir die besten Beispiele für Anpassung und Anpassungsfähigkeit der Arten unter den Kulturformen ehemals wild lebender Tiere und wild wachsender Pflanzen.

Tiere und Pflanzen sind im allgemeinen am besten an das Gebiet ihres Vorkommens angepaßt und wenn man sie verpflanzt, gehen sie oft zugrunde oder gedeihen nicht gut. Doch trifft das nicht immer zu. Der Mensch vor allem, der eines der größten Verbreitungsgebiete unter den Tieren hat, ist oftmals besser gediehen, wenn er in fremde Länder ausgewandert ist, wie z. B. nach Nordamerika; und verschiedene Tierarten, die von Siedlern in die neuen Gebiete mitgenommen wurden, haben sich in der neuen Umgebung besser entwickeln können als in ihren Ursprungsländern – wenigstens für einige Zeit. Auf diese Weise sind die Beuteltiere Australiens zum Teil durch eingeführte europäische Säugetiere verdrängt worden; ganze Inseln sind jetzt von Kakteen bedeckt und der Löwenzahn, den die Indianer die „Pflanze des weißen Mannes" genannt haben, ist entlang den Eisenbahnstrecken entlang bis in den Westen der Vereinigten Staaten vorgedrungen. Insektenplagen erwiesen sich manchmal katastrophal in neu besiedelten Gegenden und Mikroorganismen und Viren, Ursachen der verschiedensten Epidemien bei Mensch und Tier, sind gleichfalls in für sie neuen Gebieten verheerend aufgetreten.

Ob nun das Vordringen einer Art in ein neues Gebiet auffällt oder nicht, so verlangt doch jede neue Umwelt gewisse Anpassungen. Es wäre am natürlichsten, anzunehmen, daß sich die Individuen anpassen und zwar entweder sofort oder im Laufe der Generationen und daß ihre erbliche Konstitution auf ihre Nachkommen übertragen wird. Die Vorstellung von der Vererbung erworbener Eigenschaften, die man nach dem französischen Zoologen LAMARCK (1744–1829) Lamarckismus nennt, ist von fast allen heute lebenden Biologen fallengelassen worden und die Gründe dafür sind für jeden Leser dieses Buches leicht einzusehen. Gene mutieren nur selten und produzieren normalerweise nur identische Gene; und selbst wenn sie sich verändern, so hat offenbar die Richtung der Mutation keinen Zusammenhang mit den besonderen Erfordernissen der Umgebung und ist viel häufiger schädlich als nützlich. Demzufolge nimmt die Mehrzahl der Biologen an, daß die organische Entwicklung einen Anpassungsvorgang darstellt, der in der Hauptsache aus zwei Komponenten besteht, die beide der Auslese durch die Umgebung unterliegen: die Variabilität, die durch die Mutation einzelner Gene entsteht und die Neukombination von Genen. Solange sich ein Milieu nicht verändert, wird ein stabiles genetisches Gleichgewicht aufrechterhalten und neue Mutanten können sich nicht leicht durchsetzen, es sei denn, daß sie die Lebensfähigkeit des Organismus erhöhen*; auch würden neue Genkombinationen nicht die alten verdrängen. Aber wenn sich die Lebensumstände ändern, können sie für Mutanten und Genkombinationen, vorteilhaft werden, die bis dahin ausgemerzt worden waren, und diese können sich jetzt in der Bevölkerung durchsetzen. Auf diese Weise kann sich die Art der neuen Umgebung anpassen. Viele Biologen sind der Meinung, daß die dauernde Umgruppierung von mutierten Genen während der Befruchtung und Meiose ihre hauptsächliche Bedeutung darin hat, daß sie die Variabilität dauernd erhält und so Rekombinationen von Genen ermöglicht, die die Art dazu befähigen, sich einer verändernden Welt anzupassen. So betrachtet verlieren die Worte „günstig“ und „ungünstig“, wenn man sie auf Gene anwendet, ihre vorherige Bedeutung.

Als ein Beispiel von Anpassungsfähigkeit sei erwähnt, daß in manchen heißen Quellen Islands und auch anderswo, Insekten leben, die angeblich Temperaturen bis 70 ° C aushalten, eine Temperatur, in der normalerweise das Eiweiß gerinnt und Leben unmöglich ist. Da andere Insekten in so hohen Temperaturen sterben, so muß man annehmen, daß die Bewohner der heißen Quellen sich allmählich an die Hitze angepaßt haben, vermutlich durch Einwanderung aus den kühleren Bächen, die von den Quellen gespeist werden. Erstaunlicherweise kann man diese Anpassung nachahmen, wenn man Insekten durch mehrere Generationen in ansteigenden Temperaturen aufzieht; obzwar man die extremen natürlichen Werte nicht erreicht hat, so kann man doch Kulturen gewinnen, die bei Temperaturen gedeihen, in denen ihre Vorfahren gestorben wären und in denen Nachkommenschaft, die in Parallelkulturen bei normalen Temperaturen gezüchtet wurden, gleichfalls umkommen. Ähnliche Ergebnisse erhält man bei Versuchen mit Infusorien und Flagellaten. Zur Zeit ist wenig über den Mechanismus dieser Anpassungen bekannt, ob sie genetisch bedingt sind oder ausschließlich durch individuelle Regulation.

Eine andere wichtige Form der Anpassung ist die Gewöhnung mariner Tiere an Süßwasser und umgekehrt. So finden sich Crustaceen in Seen, deren nächste Verwandte nur in Salzwasser vorkommen, ein Beispiel ist die Garnele *Mysis*. Der bereits erwähnte Industriemelanismus ist ein anderer eindrucksvoller Anpassungsprozeß. Viele

* Dies kann man tatsächlich bei manchen Bakterienkulturen beobachten, in denen „periodische Auslese“ dazu führt, daß ein sich schneller vermehrender Klon (s. S. 41) alle anderen Individuen verdrängt.

Schmetterlinge, die vorher durch hellfarbige Wildtypen vertreten waren, wurden ungefähr 80 Jahre nach der Industrialisierung oder Bebauung einer Gegend durch dunkle Formen verdrängt. Dieses zuerst in England beobachtete Phänomen ist seither aus Frankreich, Deutschland, Belgien, Mitteleuropa, den Vereinigten Staaten und der Sowjet-Union berichtet worden. Es ist möglich, daß die dunklen Formen gegenüber irgendwelchen Substanzen der Industrieatmosphäre und der verrußten Vegetation widerstandsfähiger sind, obgleich sie vermutlich in einer sauberen Umgebung benachteiligt sind, wie man aus ihrer früheren Seltenheit schließen kann. Der wichtigste Vorteil der dunklen Formen ist, daß sie, wie die Versuche von KETTLEWELL gezeigt haben, von Vögeln auf den rußigen Bäumen, Mauern und Blättern weniger gut gesehen werden als die hellen Formen.

Die Vorgänge der Artenanpassung sind zwar außerordentlich wichtig und immer am Werk, sie sind aber sehr schwer zu studieren. Bisher sind sie dem Verständnis der Wissenschaftler meist unzugänglich geblieben, man darf aber erwarten, daß mit zunehmenden Kenntnissen im nächsten Jahrzehnt viele dieser Mechanismen aufgeklärt werden. Um einen Einblick in die Wirkung von Selektionsvorgängen in einer Bevölkerung zu gewinnen, wollen wir die Entwicklung der Dominanz erörtern. Die Wirkung vieler mutierter Gene ist rezessiv oder nahezu rezessiv, wenn man sie in einem Laboratoriumsinzuchtstamm, einer Viehherde oder einer Pflanzenvarietät zuerst entdeckt. Das ist verständlich, weil mutierte Gene, die die Lebensfähigkeit ihrer Träger stark vermindern — und daher auch vermutlich deutliche Wirkungen im heterozygoten Zustand ausüben — viel leichter ausgeschaltet werden als Mutationen, die nur schwache Wirkungen haben, die rezessiv und fast rezessiv sind. Wenn sich eine rezessive Mutante hie und da einmal in einer Population durchsetzt, so wird sie häufig auch dominant, wie allgemein angenommen wird. Zur gleichen Zeit werden die Merkmale, die dieses neue Gen bedingt, immer weniger deutlich, so daß die Phänotypen nach einiger Zeit den Phänotypen ähnlich werden, die vor der Verbreitung der Mutante existierten. Es wäre schwierig, diesen Dominanzwechsel durch eine Veränderung im Allel des mutierten Gens zu erklären, da dies eine erneute Mutation bedeuten würde. Gewöhnlich liegt die Ursache des Dominanzwechsels im Genmilieu und besonders im sogenannten genetischen Hintergrund (genetical background), der nichts anderes ist als die Summe aller anderen Gene in den Chromosomen. Der umgekehrte Vorgang wurde mehrfach bei Hühnern beschrieben, bei denen Gene, die in den Hausrassen dominant sind, durch fortgesetztes Einkreuzen in einen Wildtyp-background rezessiv wurden. Wie erwähnt, dürften viel mehr Individuen ein seltenes Gen in einfacher als in doppelter Dosis tragen; daher greift die Auslese viel häufiger Heterozygote als Homozygote an. Da nun der Wildtyp fast immer besser an seine Umgebung angepaßt ist als die Mutante, scheinen diejenigen Heterozygoten, die dem

Wildtyp ähnlicher sind, denjenigen überlegen zu sein, die eher der homozygoten Mutante ähneln. Auf diese Weise begünstigt die Auslese eine schwache Auswirkung des mutierten Gens. So lange dies der Fall ist, wird der heterozygote Zustand vorteilhafter und andere Gene, die in diesem Zusammenhang Modifikations-Gene genannt werden, werden in der umgekehrten Richtung ausgewählt. Auf diese Weise wird die Dominanz einer Mutation ungefähr zur gleichen Zeit erzielt wie ihr zahlenmäßiges Übergewicht. Hier sei darauf hingewiesen, daß die Auslese der neuen Zusammenstellung der „Modifikations-Gene" nicht an das Auftreten von Mutationen unter ihnen gebunden ist, nachdem die Mutation des „Hauptgens" erfolgt war, sondern daß diese Auslese auf den Vorrat an mutierten Genen zurückgreifen kann, die es als Folge der heterogenen Zusammensetzung der meisten Populationen gibt.

Diese Theorie ist eine recht gute Erklärung für das häufige Vorkommen zahlreicher phänotypisch rezessiver Merkmale in Wildpopulationen. So lange nur wenig Inzucht stattfindet, entstehen nur wenige Homozygote und die Heterozygoten, die sich nur wenig vom Wildtyp unterscheiden, mögen ein wenig begünstigt sein und das rezessive Gen in der Bevölkerung vermehren. Wenn viele rezessive Merkmale sich auf diese Weise verbreiten, so wird die ganze Population für ein oder mehrere Gene heterozygot; und wenn man jetzt von einem befruchteten Weibchen dieser Art einen Inzuchtstamm gewinnt, so werden zahlreiche rezessive Merkmale in Erscheinung treten. Die Theorie ist nicht auf geschlechtsgebundene Gene anwendbar.

Eine interessante Situation entsteht, wenn zwei Arten sich gegenseitig aufeinander abstimmen, wie ein Parasit und sein Wirt. Viele Parasiten, Pilze, Bakterien, Viren oder kleine Tiere haben einen kürzeren Lebenszyklus als ihre Wirte und können sich daher veränderten Bedingungen schneller anpassen. Daher wird eine jede Veränderung auf Seiten des Wirtes ziemlich schnell durch eine Veränderung in der Genkonstitution des Parasiten pariert. Demzufolge beobachten wir regelmäßig das Auftreten resistenter Stämme bei den Mikroorganismen der Menschen und Tiere, sowie unter Insekten, die sich so verheerend auf die Vegetation auswirken können; zunächst erfolgreiche chemische Kontrollmethoden werden dadurch nach einiger Zeit völlig unwirksam. Die heterogene Beschaffenheit von Bevölkerungen ist nicht nur für alle Theorien der Evolution und der natürlichen Anpassung einer Art wichtig, sondern stellt auch das Rohmaterial für die Auslese des Züchters dar. Die Möglichkeit der Abtrennung verschiedener reiner Linien von einem gemeinsamen Stamm kann nur auf Grund seiner Zusammensetzung aus Heterozygoten verstanden werden.

23.

Die evolutionäre Bedeutung von Rekombinationen; Genetische Belastung

Es steht fest, daß die Mutationen die erbliche Variabilität liefern, an der die Auslese sich auswirken kann und daß dieser doppelte Vorgang die Evolution der Organismen darstellt. Jedoch haben wir in diesem vereinfachten Bild ein Detail vernachlässigt, die Zeit, die es einer Art ermöglicht, Allele anzusammeln.

Wir wollen autosomal rezessive Gene betrachten. Derartige Mutanten sind gewöhnlich im homozygoten Zustand benachteiligt, die Homozygoten werden daher schnell ausgeschaltet; ein sich einstellendes Gleichgewicht entwickelt sich hauptsächlich zwischen dem Wildtyp und den Heterozygoten, die ihm oft sehr ähnlich sehen. Da es in einer großen Bevölkerung viel mehr Heterozygote gibt als Homozygote, so werden neue Mutanten zuerst durch Auslese der Heterozygoten in Schach gehalten und später in stärkerer Weise durch Auslese der Homozygoten. Auf diese Weise sind in einer freilebenden Bevölkerung eine große Zahl von Chromosomenorten mit verschiedenen Allelen in verschiedenen Prozentsätzen besetzt und falls die Mutationsraten und das Milieu für eine lange Zeit konstant bleiben, so kann eine Art labilen Gleichgewichts zwischen allen diesen Genen eintreten. Das ganze komplizierte System, das außerdem noch auf die Zwischenwirkungen der Gene untereinander abgestimmt sein muß, kann dann „genetisch adaptiert" genannt werden und es wird einigermaßen stabil sein. Nehmen wir nunmehr an, daß sich die Verhältnisse ändern. Da zeigt sich, daß ein derartiges kompliziertes System viel mehr Möglichkeiten für Regulationen in sich birgt und eine schnellere Anpassung an die Milieuänderungen gewährleistet als eine genetisch homogene Population, die sich nur mittels neu auftretender Mutationen verändern und anpassen kann. Wenn wir ein etwas vereinfachtes Beispiel näher betrachten und annehmen, daß infolge veränderter Umstände ein bestimmtes mutiertes Gen vorteilhafter wäre als das Wildtypallel, das sich unter den alten Bedingungen durchgesetzt hatte, so ist es klar, daß eine Anpassung viel schneller erfolgen kann, wenn die Mutanten bereits überall in der Bevölkerung vorkommen, als wenn die Auslese nur die seltenen Individuen bevorzugen kann, in denen die Mutation gerade erst erfolgt ist. Der Unterschied zwischen den zwei Situationen wird vielleicht durch einen Vergleich zwischen einem See und einem Bach klar. Die Neuentstehung von Mutationen in einer bestimmten Rate entspricht der Wassermenge, die ein Bach in einer gewissen Zeit befördert; die Auslese könnte bei Abwesenheit von schon vorhandenen Heterozygoten nur an dieser kleinen Wassermenge ansetzen. Die Ansammlung vieler Heterozygoter aus einer gemischten Population kann man andererseits mit einem See vergleichen, der sich im Verlauf des Baches aufgestaut hat und die Selektion kann dann die geeignetesten Genkombinationen aus dem großen Volumen der in dem See gespeicherten Variabilität „herausschöpfen". Natürlich darf man diese Analogie nicht übertreiben.

Die genetische Mannigfaltigkeit ist offenbar eine Funktion der Fortpflanzungsfähigkeit einer Population. Die kleinste Einheit ist der „Heiratskreis" oder das Isolat. Das kann ein Teil einer größeren Population sein, wie dies meist für windbestäubende Pflanzen zutrifft, oder es kann mit einer wirklich isolierten Population identisch sein wie Schneckenpopulationen in benachbarten Tälern. Solche Isolate weichen nicht nur von der Hauptbevölkerung ab, sondern werden auch weniger anpassungsfähig und sterben infolge von Inzucht häufig aus. Ihre Wohnbezirke werden dann manchmal von Nachkommen der Hauptmasse der Bevölkerung wiederbesiedelt und zwar unabhängig davon, ob Paarungsschranken existiert haben oder nicht.

Wenn in einer menschlichen Bevölkerung viele Heterozygote eines bestimmten Typs vorkommen, so werden die verantwortlichen rezessiven Gene häufig homozygot und damit manifest. Wenn die Heterozygoten selten sind, so werden Homozygote unter den Nachkommen blutsverwandter Paare häufiger sein als unter den Nachkommen der übrigen Bevölkerung. Falls die rezessiv wirkenden Gene schädlich sind, kann man diesen Vorgang als degenerative Inzucht bezeichnen. In dieser Hinsicht ist die Situation ziemlich bemerkenswert. Religiöse oder nationale Minoritäten, wie auch die Bevölkerungen abgelegener Gebiete haben die Tendenz zur Inzucht. Rezessive Merkmale treten daher in diesen Gruppen häufiger in Erscheinung als anderswo und zwar unabhängig davon, ob es indifferente Merkmale sind – wie z. B. Rothaarigkeit unter Juden, Iren oder Zigeunern – ob sie schädlich, wie manche seltene Defekte, oder ob sie sogar vorteilhaft sind. Zur gleichen Zeit werden nämlich die schädlichen Gene in der erwähnten Gruppe gegenüber der Hauptbevölkerung abnehmen, da sie häufiger homozygot und damit auch häufiger ausgeschaltet werden als in einem System, das nicht der Inzucht unterworfen ist. Wenn daher ein Angehöriger aus einem Isolat einen Partner aus einer anderen Gruppe oder aus der Hauptbevölkerung heiratet, so ist die Wahrscheinlichkeit kleiner, daß die Kinder aus solchen Ehen rezessive Defekte haben als sie normalerweise in der allgemeinen Bevölkerung oder auch in seiner ursprünglichen isolierten Gruppe erwartet werden. Hauptsächlich infolge des Stadtlebens und der Verbesserung der Verkehrsmittel nimmt die Inzucht gegenwärtig ab und Ehen zwischen Mitgliedern verschiedener Gruppen werden häufiger; dadurch werden sich die schädlichen rezessiven Gene allmählich über die ganze Menschheit verbreiten. Dagegen wird sich die Häufigkeit von Erkrankungen, die durch diese rezessiven Faktoren ausgelöst werden können, solange vermindern, wie die Ausdehnung der Heiratskreise fortschreitet. Zur Zeit sind daher die meisten gravierenden Maßnahmen der negativen Eugenik überflüssig, d. h. man kann darauf verzichten, die Ausbreitung schädlicher Gene zu vermindern. Sollte die Menschheit sich aber aus irgend einem Grunde wieder in kleinere Isolate teilen, so würde die Ausbreitung schädlicher rezessiver Gene sich sofort durch ein vermehrtes Auftreten von Erbkrankheiten bemerkbar machen. Eine solche Entwicklung ist aber sehr unwahrscheinlich und würde das Ende unserer Zivilisation bedeuten; unter solchen Umständen dürften genetische Erwägungen bedeutungslos werden. Andererseits muß man erwarten, daß die neuen größeren Heiratskreise in ferner Zukunft auch mit Rezessivheterozygoten gesättigt sein werden und daß ein Gleichgewicht auf einem neuen, ähnlichen Niveau erreicht werden wird.

Die Bedeutung latenter Variabilität zeigt sich auch von einem anderen Gesichtspunkt. Bei den üblichen Erörterungen über den Selektionsmechanismus wird meist nicht genügend unterschieden zwischen den die Erbmerkmale übertragenden Einheiten – den Chromosomen bzw. Genen – und den Einheiten, die der Auslese unterliegen – den Individuen oder Individuengruppen. Ein Organismus ist mehr als die Summe unabhängiger genetischer Faktoren und ein Gen beeinflußt mehr als ein Merkmal; daher ist ein Organismus das Produkt des Zusammenwirkens aller Gene und der Umwelteinflüsse. Wir haben bereits ausgeführt, daß unter verschiedenen Umweltbedingungen oder nach Milieuwechsel unterschiedliche Allele vorteilhafter und daher ausgelesen werden; das trifft auch für verschiedene kompliziertere Genkombinationen zu. Außerdem können sich Gene vielfältig kombinieren, um die Wirkungen eines bestimmten Gens, das sich aus irgend einem Grund durchgesetzt hat, auszugleichen. Es ist seit langer Zeit bekannt, daß viele Mutanten, die zuerst sehr auffällig waren, sich im Laufe der Zeit immer weniger vom Wildtyp unterschieden, auch wenn sie ursprünglich sogar vom Züchter wegen ihres auffallenden Merkmals ausgewählt worden waren. So kann eine schwarze Insektenmutante im Laboratorium immer mehr abblassen und zum Schluß kaum mehr vom ursprüglichen Wildtypus unterschieden werden. Wenn man jedoch solche Tiere mit dem Wildtyp kreuzt, erscheinen die Mutanten unter den Nachkommen wieder mit der ursprünglichen Deutlichkeit. Ähnliche Ergebnisse hat man bei Kreuzungen verschiedener Haushuhnrassen mit der wilden Ursprungsform erhalten. Dies läßt sich nur erklären, wenn man annimmt, daß sich in der Population ein Vorrat von Modifikations-Genen befindet. Die Selektion hat ihre Wirkungen auf diese modifizierenden Gene ausgeübt; aber das Ergebnis wird gewöhnlich als ein auf das „Hauptgen“ bezüglicher Dominanzwechsel beschrieben.

24.

Ökonomische Anwendung der Genetik: Tier- und Pflanzenzucht

Die unbewußte Selektion (s. S. 40) hat der Menschheit seit vorgeschichtlicher Zeit geholfen, ihr Vieh und die Ernteerträge zu verbessern; aber mit der Entwicklung der Zivilisation wurden die Zuchtmethoden Teil bewußter Anstrengungen der Landwirte, um die Leistungen der Tiere und Pflanzen zu ihren Gunsten zu verändern. Wenn jemand einen besonders guten Schäferhund hat, oder ein besonders starkes Pferd oder eine Kuh, die mehr Milch gibt als die seines Nachbarn, so wird letzterer versuchen, das Tier zu erwerben oder die Erlaubnis zu erhalten, es zur Zucht zu benutzen. Das wird sicherlich schon immer so gewesen sein. Die Entwicklung von Städten und höfischem Leben gab Anlaß zur Zucht der verschiedensten Formen, einerseits, um Schritt zu halten mit den mannigfachen neuen Erfordernissen des Wohllebens, wie der Jagd und dem Pferderennen und andererseits auch aus reiner Freude an Zierformen. Auf diese Weise wurden die Rennpferde von Nutzpferden abgetrennt, entwickelten sich die verschiedenen Hunderassen; man züchtete Goldfische und Zierenten und die Blumenzucht nahm ihren Aufschwung.

Es ist beachtenswert, daß vor einer Generation noch ein viel engeres Verhältnis zwischen Genetik und der Zucht von Zierformen bestand als zwischen Genetik und ökonomischer Zucht. Aus diesem Grund gibt es in rückständigen Ländern wie auch in Rußland immer noch Züchter und sogar Wissenschaftler, die die praktische Verwendbarkeit des Mendelismus leugnen. Der Grund dafür ist unschwer einzusehen: wir haben bereits gezeigt, daß starke Abweichungen von der Norm häufig die Folge plötzlicher Genveränderungen sind; und da die harmonische Funktion eines Organismus aus einem sehr gut ausgewogenen Zusammenspiel aller Gene besteht, ist es daher nicht erstaunlich, daß eine sehr einschneidende isolierte Veränderung einer Erbanlage gewöhnlich zu Organismen führt, die weniger lebenstüchtig sind und daher kaum von einem Züchter ausgewählt werden.

Ein ökonomisch denkender Züchter liest wirksame Kombinationen vieler Gene aus, die im einzelnen nur kleine Effekte haben, die jedoch zusammen Kraft, Schnelligkeit, Milch- oder Fleischproduktion und ähnliche Eigenschaften vermehren. Die Analyse derartiger Kombinationen, die quantitative Eigenschaften kontrollieren, ist sehr schwierig und bisher nicht recht entwickelt; Züchter müssen sich daher immer noch auf ziemlich willkürliche Zuchtpläne stützen um ihre Zuchtobjekte in bezug auf ökonomische Merkmale zu verbessern. Andererseits sind qualitative und auffallende Änderungen, wie das Auftreten eines Schimmels, einer gefleckten Kuh oder Weizen mit langen Grannen, Vorkommnisse, die oft durch ein einziges Gen bedingt sind, nur von geringer ökonomischer Bedeutung; aber gerade solche Merkmale sind gewöhnlich am besten wissenschaftlich untersucht.

Unter den Liebhaberzuchtformen haben gerade besonders bizarre Veränderungen qualitativer Art am meisten Aussicht, weitergezüchtet zu werden; dabei spielt es keine Rolle, ob die betreffenden Tiere oder Pflanzen weniger lebenstüchtig als die Wildformen sind. Man verwendet die größte Mühe darauf, Bulldoggen, Teleskopfische, Riesenbegonien und sogar blaue Rosen zu züchten, obwohl sie oft nur mit den größten Schwierigkeiten zu erzeugen sind. Die Art der Vererbung vieler dieser auffallenden Mutanten konnte von den Genetikern verhältnismäßig leicht aufgedeckt werden und es ist daher nicht erstaunlich, daß sie sich zunächst derartigem Material zuwandten. Auf diese Weise hat man fast alle der wichtigsten Gesetzmäßigkeiten der Vererbung gefunden, von den Mendelschen Gesetzen bis zu fast allen in diesem Buch beschriebenen Überlegungen.

Natürlich ist die Vorstellung, daß einzelne Gene ökonomisch uninteressant sind, schon lange aufgegeben worden; im Verlauf der Zeit hat man immer mehr einzelne Gene entdeckt, die einen Einfluß auf die wichtigsten Merkmale von Kulturpflanzen, Haustieren und industriell ausgebeuteten Mikroorganismen haben. Resistenz gegenüber dem Rost beim Weizen und gegen *Fusaria*, eine Pilzerkrankung beim Mais, werden von einzelnen Genen kontrolliert. Bei Geflügelepidemien sind genetische Faktoren entscheidend. Der Ertrag an Antibiotika von gezüchteten Mikroorganismen, wie z. B. von *Penicillium notatum*, unterliegt der Wirkung einzelner Gene.

Beim Mais gibt es ein Allel, dessen Vorhandensein die Ablagerung von Zucker in den Körnern verursacht, in denen sonst Stärke gespeichert ist; diese Kolben (sweet corn) eignen sich besonders gut für Gemüse.

Der Geflügelzüchter nutzt die Gesetze der Vererbung wieder auf andere Art. Es ist von kommerzieller Bedeutung, das Geschlecht schon bei frisch geschlüpften Kücken zu bestimmen, da ein größerer Bedarf an Hennen besteht, während Hähnchen entweder getötet oder getrennt für die Tafel gemästet werden. Obgleich es japanische Spezialisten gibt, die das Geschlecht junger Kücken jeder Rasse durch Inspektion der Geschlechtsöffnungen in der Cloake bestimmen können, so sind die Ergebnisse dieser schwierigen Kunst nicht absolut verläßlich. Daher verwendet man häufig geschlechtsgebundene Merkmale, meistens Eigenschaften der Befiederung, zur Geschlechtsbestimmung. Wenn wir uns ins Gedächtnis zurückrufen, daß bei Vögeln das Weibchen das heterogametische Geschlecht darstellt, so kann man geschlechtsgebundene Unterschiede zwischen Stämmen mit früher und später Federbildung zur Unterscheidung von Männchen und Weibchen heranziehen, oder goldgelbes Daunengefieder gegenüber silbernem oder helle Köpfchen gegenüber dunklen. Endlich kann man ein geschlechtsgebundenes Gen verwenden, das eine Querstreifung der Federn verursacht, wenn man es in eine nicht gestreifte Hühnerrasse einkreuzt.

Bei manchen tropischen Rinderrassen vererbt sich ein sogenannter Temperamentscharakter, nämlich das Einschießen der Milch. Es ist ein Reflex auf das Saugen oder Streichen des Euters; bei manchen Rassen aber – so in Jamaika und Trinidad – ist dieser Reflex an die Anwesenheit des Kalbes gebunden. Man kann das als ein primitives Verhalten ansehen, welches früher wahrscheinlich ganz allgemein verbreitet war; auf babylonischen Friesen sind Kälber abgebildet, die an den Hals ihrer Mütter gebunden sind; dagegen sind unsere modernen Milchkühe fügsamer. Ähnliche Gene, die Zahmheit bewirken, kommen wahrscheinlich auch bei Mäusen und Ratten vor.

Der weitaus größte ökonomische Erfolg der modernen Vererbungslehre wurde jedoch durch eine Kombination der traditionellen Züchtermethoden mit denen des analytischen Experimentalforschers erzielt. Er betrifft den Mais, das Korn der Indianer. Dieses Hauptnahrungsmittel der Eingeborenen von Mittel- und Südamerika zeigt neben der starken Variabilität eine andere charakteristische Eigenschaft, die Heterosis oder das „Luxurieren der Bastarde“. Es war seit langem bekannt, daß Kreuzungen verschiedener Maisstämme besonders kräftige Pflanzen mit vielen Kolben produzieren. Von dieser Beobachtung leitet sich – nach allerhand Umwegen – die moderne Methode der Herstellung von „Hybridenmais“ her. Sie erfolgt in mehreren Schritten: zuerst stellt man durch Selbstbestäubung eine Anzahl von Linien her und schaltet nach einigen Generationen offensichtlich minderwertige Pflanzen – wahrscheinlich Rezessivhomozygote – aus. Gleichzeitig muß man dabei einen erheblichen Verlust an Wachstumskraft und Produktivität in Kauf nehmen – von etwa 50 % gegenüber den fremdbestäubten Pflanzen. Diese verschiedenen schwächlichen Inzuchtstämme, die die meisten „praktischen“ Züchter wegwerfen würden, sind die Elternformen, von denen man die ersten Tochtergenerationen (F_1) züchtet, und die bereits in ihrem Ertrag die ursprünglichen, fremdbestäubten Formen übertreffen. Die praktische Form der Erzeugung von „Hybridenmais“ wurde im Jahre 1917 von Jones eingeführt und beruht auf der Kombination von vier verschiedenen großelterlichen Inzuchtstämmen. Man braucht daher zwei Generationen, um die im Handel erhältliche „Doppelkreuzungssaat“ zu erhalten.

Diese Art der Züchtung, die zuerst in den Vereinigten Staaten in großem Umfang angewendet wurde, ermöglichte es den Farmern, die Maisproduktion während der Kriegsjahre 1942–1944 mehr als zu verdoppeln, was erheblich zum Sieg der Alliierten und zur Versorgung der Völker Westeuropas und anderer Länder nach dem Kriege beigetragen haben dürfte.

Hybridenmais ist mit Erfolg in einigen Ländern eingeführt worden, doch ist es gewöhnlich besser, ein Hybridisierungsprogramm an Ort und Stelle mit lokalen Pflanzen zu beginnen, indem man zuerst eine Anzahl Inzuchtstämme isoliert und sie dann in verschiedenen kombinierten Doppelkreuzungen vereinigt. In den meisten Mais kultivierenden Ländern ist dies bereits geschehen oder man ist dabei, es zu tun.

Auf dem Gebiet der Tierzucht gibt es keine ähnlich sensationellen Beispiele. Doch zeigen sich auch hier überall Fortschritte. Man braucht nur die Größe von Hühnereiern in den Geschäften zivilisierter westlicher Länder mit den armseligen kleinen Eiern zu vergleichen, die die Hühner primitiver bäuerlicher Betriebe und wenig entwickelter Länder legen, sie unterscheiden sich kaum von denen wildlebender Hühner. Auch ein Vergleich neuerer mit alten Angaben bezüglich der Milchproduktion oder des Butterfettgehaltes zeigt den großen Fortschritt, den die Tierzucht und die verbesserte Tierhaltung mit sich gebracht haben.

Eine ökonomisch besonders nützliche genetische Methode ist die Einführung eines einzelnen Gens oder auch eines ganzen Chromosoms von einer an sich nicht besonders schätzenswerten Varietät in eine wertvollere, der jedoch eine bestimmte wichtige genetisch bedingte Eigenschaft fehlt. Es mag sich dabei um die Resistenz gegen Pilzinfektionen von Getreide oder Kartoffeln handeln, oder um einen unangenehmen Bitterstoff in Lupinen oder anderen Futterpflanzen, oder etwa um den Besitz eines Enzyms in Hühner- oder Kaninchenfleisch, das ein fettlösliches gelbes Pigment oxydiert und dadurch entfärbt. Die Gene oder Chromosomen mit den zusätzlichen günstigen Eigenschaften werden durch Kreuzung der beiden Varietäten zunächst eingeführt; durch wiederholte Rückkreuzung mit dem nützlicheren Stamm und Auslese der Individuen, die schließlich alle gewünschen Eigenschaften in sich vereinigen, erhält man die Hybriden mit der besten Genkombination.

Besondere Schwierigkeiten bestehen für die Zucht ökonomisch wünschenswerter Eigenschaften, die man erst spät im Fortpflanzungszyklus der Individuen bestimmen kann oder die gar nicht in den auszulesenden Individuen sichtbar werden. Mit beiden Schwierigkeiten muß man bei der Auslese für Menge oder Qualität von Kuhmilch rechnen. Es ist nämlich praktisch nur möglich, die Stiere auszulesen, die selbst natürlich keine Milch produzieren (s. S. 77). Man muß die Qualitäten eines Stieres durch Prüfung seiner weiblichen Nachkommenschaft abschätzen, d. h. durch sorgfältige Messungen der Milchproduktion dieser Kühe. Das beansprucht jedoch einige Jahre, und dann ist sein Fortpflanzungsvermögen gewöhnlich vorüber; hier hilft die künstliche Besamung, die es ermöglicht, den Stiersamen zu „verdünnen", so daß man eine ansehnliche Zahl von Nachkommen auch von einem alternden Stier erhalten kann. Das alles ist sehr kostspielig und mühsam und man darf sich daher nicht wundern, daß Zuchtstiere immer noch hauptsächlich auf Grund ihres Aussehens eingeschätzt werden. Der Körperbau eines Stieres gibt vielleicht einen gewissen Hinweis für den seiner männlichen Nachkommen, besonders wenn diese nach ihrer Kastrierung zu Mastochsen heranwachsen; das Aussehen hat aber nur einen geringen Einfluß auf die Milchproduktion der weiblichen Nachkommenschaft. Aber welchen Erfolg die Prüfung seitens der Züchterverbände tatsächlich auf die Qualität der Milchkühe ausüben kann, beweist am besten das Beispiel der „dänischen Butterbullen".

Weitere Beiträge von großer praktischer Bedeutung lieferten die Genetiker in bezug auf die Pflanzenzüchtung; gerade Pflanzen neigen dazu, polyploide Formen zu bilden; viele Getreidearten – wie auch unser Obst und Gemüse – sind polyploid, gewöhnlich autopolyploid. Es gibt heute Methoden, um solche Formen beinahe wie auf Bestellung herzustellen, z. B. durch Abschneiden von Sproßen und nachfolgende vegetative Vermehrung des tetraploiden Narbengewebes, oder durch komplizierte Pfropfungen. Wenn man Colchicin, das Alkaloid der Herbstzeitlosen, auf die Schnittwunde streicht, erhöht sich die Wahrscheinlichkeit der Polyploidie in den regenerierenden Pflanzenteilen, die gewöhnlich tetraploid werden; erstaunlicherweise sind viele dieser Tetraploiden fähig, sich geschlechtlich fortzupflanzen ohne wieder diploid zu werden, und selbst wenn sie keine tetraploiden Samen bekommen, lassen sie sich vegetativ vermehren. Die Colchicinmethode hat uns viele kräftigere Pflanzen und größere Gartenblumen geschenkt: Portulak, Phlox, Fingerhut, Kapuzinerkresse, Goldlack und viele andere. Mit Hilfe des Colchicins ist auch die wichtige Kreuzung zweier Tabakarten gelungen, die allopolyploide fertile Mischform aus *Nicotiana tabacum* und *Nicotiana glutinosa.* Es gibt Beispiele dafür, daß eine Verdoppelung der Chromosomen sterile Formen fruchtbar machen kann, diözische Rassen in zwittrige und einjährige in perennierende Pflanzen verwandelt.

Wenn man Haustiere für bestimmte Zwecke züchtet, kann man von den verschiedenen Wachstumsgeschwindigkeiten einzelner Körperteile und Organe während verschiedener Entwicklungsphasen Gebrauch machen; sie sind von vielen Faktoren abhängig. So wachsen beim Pferd die Beine während der Fötalzeit besonders stark und eine Förderung dieses frühen Wachstums führt daher zu schnelleren Pferden. Das Körpergewicht und die Stärke von Knochen und Muskeln nehmen dagegen erst nach der Geburt erheblich zu und darum werden Zugpferde hauptsächlich durch die Auslese aus Pferdestämmen gewonnen, die nach der Geburt starkes Wachstum aufweisen. Bei Schweinen sind Körpergestalt und Beschaffenheit der Organe besonders leicht durch genetische und Milieufaktoren zu beeinflussen. Durch Auslese von Typen, die in ihrem Körperbau von der Wildform erheblich abweichen, hat man die Fleisch- und Fettproduktion beträchtlich steigern können. Es gibt Schweinerassen, die man eigens zur Fettgewinnung züchtet und die schnell geschlechtsreif und fett werden. Sie werden möglichst reichlich gefüttert und früh geschlachtet. Langsamer wachsende Rassen, die weniger stark gemästet werden, liefern mehr mageres Fleisch und weniger Fett. Auch bei den Schafen muß man Milieufaktoren und genetische Konstitution aufeinander abstimmen, um gutes Hammelfleisch oder viel Wolle zu erzeugen und auch hier bedient man sich der Wachstumsunterschiede innerhalb der Art. Es ist nicht allgemein bekannt, daß das feine Haar der Merinowolle bei dieser Schafrasse nicht allein genetisch bedingt sondern auch Folge der Unterernährung ist.

Die Methoden zur Verbesserung der Haustiere hängen zum großen Teil von der Fruchtbarkeit der Art ab. Geflügel und Schweine haben eine zahlreiche Nachkommenschaft in rascher Folge; man kann leicht mit gekauften Eiern oder Ebern und Sauen eine Zucht beginnen. Rinder, Schafe und Pferde dagegen, die im allgemeinen nur ein Junges im Jahr haben, kann man nur in Ausnahmefällen auf diese Weise verbessern. Diese Arten werden gewöhnlich „aufgebessert", indem die vorhandenen Weibchen – minderwertige Kühe oder Mutterschafe – von hochgezüchteten Stieren oder Widdern gedeckt werden. Hierbei ist die stark verbesserte Technik der künstlichen Besamung eine große Hilfe; denn es ist viel billiger und einfacher, Sperma der Zuchtmännchen über große Entfernungen zu transportieren, als die Tiere selbst; außerdem kann eine viel größere Zahl von Weibchen auf diese Weise befruchtet werden.

Wenn man diese Methode der „Aufbesserung" über mehrere Generationen bei den weiblichen Nachkommen dieser Kühe und Schafe anwendet, erhält man Tiere, deren Qualität diejenige der reinen Rassen fast erreicht und die sich auch ziemlich rein weiter fortpflanzen. In Gegenden mit ungünstigen Lebensbedingungen können sich derart „aufgebesserte" Stämme sogar besser bewähren als die ursprüngliche reine Rasse. Außer Inzucht und „Aufbesserung" bedient sich der Tierzüchter noch einer weiteren Kreuzungsart. So gehen die unfruchtbaren Maultiere aus der Paarung von Pferd und Esel hervor; die beiden Elternarten – besonders geeignete Rassen – werden eigens zu diesem Zweck gehalten. Kreuzungen zwischen zwei verschiedenen Stämmen einer Art haben zweierlei Vorteile: unerwünschte rezessive Merkmale kommen weniger leicht zum Vorschein, so daß die Tiere kräftiger als die der reinrassigen Vorfahren werden; außerdem kann man wertvolle ökonomische Eigenschaften mehrerer Stämme miteinander kombinieren. In Australien z. B. kombiniert man die Widerstandsfähigkeit, große Fruchtbarkeit und befriedigende Milchproduktion der Mutterschafe einiger Merinorassen mit den für die Fleischproduktion wertvollen Qualitäten von Widdern verschiedener englischer Rassen (Border Leister, Romney Marsh und Dorset Horn).

Nach allgemeiner Übereinstimmung gibt es keine absolut erstklassige Varietät bei Pflanzen oder Tieren, sondern nur verschiedene, an bestimmte geographische Gegenden am besten angepaßte Rassen. Einige der am höchsten geschätzten westeuropäischen Rinderrassen, mit den höchsten Milcherträgen in der Welt, gedeihen in tropischen Ländern, wie Indien, schlecht und sind manchmal nur schwer dort am Leben zu erhalten. Andererseits sind die lokalen Rinderrassen solcher Gegenden, obgleich sie armselig aussehen und wenig Milch produzieren, an die örtlichen Verhältnisse sehr gut angepaßt; sie geben zwar wenig Milch, dafür aber täglich. Wenn man den Milchertrag in solchen Gegenden verbessern will, ist es daher nicht sinnvoll, völlig neue Rassen einzuführen, sondern von den lokalen Rindern ausgehend, andere Rassen einzukreuzen und gleichzeitig die Haltungsbedingungen zu verbessern, indem man die Tiere mit Wasser, Salz und besseren Weiden mit Schattenbäumen versorgt.

Die gleichzeitige Verbesserung von genetischer Qualität und Umweltfaktoren sollte man auch in der Pflanzenzucht betreiben. Es ist einzusehen, daß eine zähe Pflanze, die sich auf kargem Boden und im Wettbewerb mit vielerlei Unkraut gut behauptet, nicht unbedingt auch auf gutgedüngten Feldern und in der Abwesenheit von Unkraut am besten gedeiht. Wenn man die klimatischen Faktoren nicht beeinflussen kann, muß man Pflanzenvarietäten züchten, die den gegebenen Umständen angepaßt sind. So hat früher der kurze Sommer dem Weizenanbau in Kanada recht enge Grenzen gesetzt; schnell wachsende Stämme neigten im Frühjahr zu Frostschäden und späte reiften manchmal zu langsam und nicht vor Einbruch des Winters. Durch eine Kombination von Kälteresistenz bedingenden Genen mit solchen für frühe Entwicklung hat man dann sehr vorteilhafte Weizensorten gezüchtet, wie die Sorte „Marquis“, und auf diese Weise ist die Nordgrenze des Weizenanbaus ständig vorgerückt. Einen vergleichbaren Erfolg hat man in Rußland mit Honigbienen erzielt, bei denen ebenfalls die Kälte einen der begrenzenden Faktoren darstellte, während der andere eine zu geringe Saugrüssellänge war. Die nördlichen russischen Bienenrassen hatten im allgemeinen kurze Rüssel und einige der wichtigsten Nektarpflanzen dieser Gegenden – unter anderem der Rotklee – haben ziemlich lange Blütenkelche, die es den lokalen Bienen unmöglich machten, den Nektar am Blütenboden zu erreichen. Es wird berichtet, daß durch die Kombination von kältebeständigen mit langrüsseligen Bienen, Stämme erzielt worden sind, die noch viel nördlicher gehalten werden können als vorher.

25.

Genetik des Menschen und ihre Methoden*

Zur Erforschung der erblichen Eigenschaften des Menschen muß man sich anderer Methoden bedienen als in der tierischen und pflanzlichen Vererbungslehre. Menschen können nicht für experimentelle Zwecke gezüchtet werden und der Genetiker, der sich für ein bestimmtes Erbmerkmal interessiert, muß seine Informationen von den vorhandenen Menschen mit dem betreffenden Merkmal und von Stammbäumen sammeln. Er kann daher nur mit Hilfe statistischer Methoden erschließen, was er mit Gewißheit durch ein wohlüberlegtes Experiment zeigen könnte. Es gibt noch andere Schwierigkeiten in der menschlichen Genetik: 1. die Langlebigkeit des Menschen; sie beschränkt die Zahl der Generationen, die ein Forscher gleichzeitig überblicken und untersuchen kann, auf drei oder höchstens vier. 2. Die geringe Nachkommenzahl. 3. Die große Zahl von Chromosomen ($2n = 46$) und die demgemäß große Zahl von Koppelungsgruppen. Aus diesen Gründen bedarf es in den meisten Gebieten der Humangenetik komplizierter statistischer Methoden, wenngleich manchmal auch einfachere Wege zum Ziel führen.

Es gibt aber auch einige günstig liegende Fälle, die für die Erforschung mancher Tatsachen der menschlichen Vererbung geeigneter sind. Von diesen ist das Auftreten eineiiger Zwillinge einer der wichtigsten. Es gibt nämlich beim Menschen zweierlei Arten von Zwillingen: zweieiige und eineiige (dizygote und monozygote), von denen die ersteren in europäischen und afrikanischen Populationen vorwiegen, während die letzteren in Japan häufiger sind. Zweieiige Zwillinge sind das Produkt der Befruchtung zweier verschiedener Eizellen, und nehmen an Häufigkeit mit dem Alter der Mutter zu. Derartige Kinder sind einander genetisch nicht ähnlicher als verschiedenaltrige Kinder derselben Eltern und sie können wie jene verschiedenes Geschlecht haben. Die Wahrscheinlichkeit, daß zwei Brüder oder zwei Schwestern genau die gleichen 2×23 Chromosomen in ihren Zellkernen enthalten ist so extrem klein, daß sie in Anbetracht der Anzahl aller existierenden menschlichen Geschwister außer acht gelassen werden kann. Monozygote Zwillinge dagegen entstehen durch einen Unfall bei der ersten Furchungsteilung, der zur Folge hat, daß die zwei Hälften eines befruchteten Eis nicht zusammenbleiben, sondern daß sich die beiden ersten Furchungszellen, jede für sich, zu zwei vollständigen

* Viele Erbeigenschaften des Menschen werden an verschiedenen Stellen dieses Buchs behandelt und können im Sachregister nachgesehen werden.

Individuen entwickeln; wenn man von seltenen chromosomalen Aberrationen absieht (s. S. 75), so haben diese immer das gleiche Geschlecht. Zwei eineiige Zwillinge bilden also einen Klon. Dieser Vorgang der vegetativen Vermehrung, der beim Menschen und bei den meisten anderen Tieren nur ausnahmsweise vorkommt, ist bei einigen Arten parasitisch lebender Wespen die Regel und auch bei einem primitiven Säuger — dem Gürteltier — normal und man spricht von Polyembryonie. Falls die Trennung der zwei Hälften nicht vollständig ist, entstehen Doppelmißbildungen, die entweder gar nicht lebensfähig sind oder verschiedene Typen von Verwachsungen zeigen; die berühmten siamesischen Zwillinge sind ein Beispiel dafür.

Ein kritischer Vergleich zwischen eineiigen und zweieiigen Zwillingen, oder auch Drillingen oder Vierlingen, kann wichtige Aufschlüsse über die Vererbung menschlicher Eigenschaften und Fähigkeiten geben, sowie einen Einblick in die Wirkungen der Erbkonstitution im Gegensatz zu den Milieuwirkungen gewähren. Zweieiige Zwillinge des gleichen Geschlechtes, die in der gleichen Familie aufwachsen und die gleiche Erziehung und soziale Stellung genießen, sind wahrscheinlich damit den ähnlichsten vorstellbaren Milieueinflüssen ausgesetzt; alle zwischen ihnen bestehenden Unterschiede sollten daher hauptsächlich genetischer Ursache sein. Es gibt natürlich auch Unterschiede im Leben jedes Zwillingspaars, die ganz offensichtlich der Umwelt entstammen — so, wenn der eine bei einem Straßenunfall oder im Krieg ums Leben kommt – was jedoch nur zeigt, daß die Umgebungen zweier Individuen niemals völlig gleich sein können. Bei eineiigen Zwillingen dagegen können sich ganz besondere auffallende Ähnlichkeiten entwikkeln, selbst wenn die Partner in verschiedener Umgebung voneinander entfernt aufwachsen, etwa infolge von Adoption durch verschiedene Adoptiveltern. Von solchen eineiigen Zwillingsbrüdern, die in ganz verschiedenen Gegenden lebten, wurde berichtet, daß sie ganz ähnliche Verbrechen begangen haben und manche Krankheiten, wie Heufieber, Asthma und Tuberkulose können gleichfalls bei diesen getrennt voneinander lebenden Zwillingen zur selben Zeit beginnen und einen ähnlichen Verlauf nehmen.

Zwillinge des gleichen Geschlechts mit einer gemeinsamen Plazenta sind stets eineiig, aber zwei Plazenten schließen Eineiigkeit nicht aus. Nach der Geburt kann man auf die Art der Zwillingsschaft durch Ähnlichkeitsvergleich schließen, in dem man Fingerabdrücke, Farbe von Haut, Haaren und Augen oder die Klangfarbe der Stimme miteinander vergleicht. Laien nehmen an, daß jedes Paar von Zwillingsbrüdern oder Zwillingsschwestern, die einander gleichen „wie ein Ei dem anderen" eineiig sein müssen, doch kann man die Eineiigkeit allein durch Ähnlichkeit niemals absolut sicher beweisen. Man kann sie aber ausschließen, wenn ein einziges erbliches Blutgruppenmerkmal in den beiden Partnern verschieden ist. Die Interpretation psychischer Ähnlichkeiten bei Zwillingen beider Arten muß mit größter Vorsicht geschehen, da die bloße Tatsache, daß jemand ein Zwilling ist, seine geistige und seelische Entwicklung erheblich beeinflussen kann. Die Tendenz, zweieiige Zwillinge zu gebären, ist erblich; in Europa ist etwa jede 80. Geburt eine Zwillingsgeburt.

Viele der erblichen Eigenschaften des Menschen werden von zahlreichen Genen kontrolliert, so die Farbe der Augen, der Haare und der Haut — und das Studium dieser polygenen Merkmale ist sehr schwierig. Eine Anzahl von Gesetzmäßigkeiten, die man in der Vergangenheit glaubte ableiten zu können, sind inzwischen widerlegt worden. So ist es z. B. nicht ausnahmslos richtig, daß hellbraune Augen immer über blaue dominant sind und daß daher Kinder zweier blauäugiger Eltern keine braune Komponente in ihrer Irispigmentation haben können; so etwas kommt allerdings nur selten vor. Ein ähnliches Beispiel sind rothaarige Eltern, die meist rothaarige Kinder haben, aber auch nicht immer. Unter den wichtigsten und interessantesten erblichen Merkmalen des Menschen sind manche Krankheiten des Körpers und des Geistes; da jedoch ein volles Verständnis dieser Zustände erhebliche medizinische Kenntnisse verlangt, sind im vorliegenden Buch nur wenige beschrieben, wie die Hämophilie, der manchmal zu Komplikationen führende Rhesusfaktor, die Farbenblindheit und einige andere.

Es ist auffallend, daß unter den von der Humangenetik her bekannten Genen, eine große Zahl von ihnen dominante oder semidominante Merkmale verursacht, während die meisten der beschriebenen Gene bei Pflanzen und Tieren rezessiv sind. Dies ist jedoch eine Folge der verschiedenen Methoden, mittels derer die Gene entdeckt werden. Wenn man Tiere oder Pflanzen einfach so studieren würde, daß man zahlreiche Individuen inspiziert, so würde man, wie beim Menschen, zuerst nur dominante und semidominante Eigenschaften entdecken, da diese ihre Anwesenheit bereits verraten, wenn sie nur in einem Chromosom vertreten sind. Ein Gen, das ein normalerweise rotes Fliegenauge braun macht und nur einmal unter tausend Individuen vorkommt, würde doppelt, d. h. in beiden Chromosomen nur bei einer Fliege unter einer Million vorkommen (s. Kapitel 21); wenn es sich um einen dominanten Charakter handeln würde, so könnte man ungefähr 10 braunäugige Individuen unter 10 000 untersuchten Fliegen finden; ist das Merkmal aber rezessiv, dann wäre wahrscheinlich unter dieser Anzahl nicht eine einzige braunäugige Fliege zu finden. Die große Zahl von phänotypisch rezessiven Merkmalen, die wir bei Kulturpflanzen und Haustieren kennen, ist eine Folge der erhöhten Inzucht unter den Bedingungen der Kultivierung. Bei Züchtungsexperimenten ist die Wahrscheinlichkeit, daß sich zwei identische rezessive Gene in einem Individuum vereint finden, noch weiter erhöht. Beim Menschen dagegen ist der Grad der Inzucht erheblich geringer und außerdem zur Zeit infolge der wachsenden Beweglichkeit und Freiheit der Menschen in ständiger Abnahme begriffen. Zwei gleiche rezessive Gene treffen daher nur selten im gleichen Individuum zusammen. Man hat dagegen viele der seltenen rezessiven Gene des Menschen in Gemeinschaften entdeckt, in denen Blutsverwandtenehen häufig waren. Dies trifft auf die Bewohner kleiner Inseln oder isolierter Gebirgstäler zu und auch auf die Mitglieder religiöser Minderheiten, wie die Juden in Europa und die Parsen in Indien; außerdem gab es kleinere Gruppen, in denen Verwandtenehe die Regel war, wie bei manchen der ägyptischen Pharaonen-Dynastien.

Die möglichen schädlichen Folgen von Verwandtenehen, wie die Ansammlung ungünstiger rezessiver Gene bei den Nachkommen, ist seit Urzeiten von den Gesetzgebern und religiösen Führern erkannt worden und daher sind Ehen zwischen Bruder und Schwester und selbst zwischen Onkel und Nichte oder Tante und Neffe gewöhnlich verboten und eine Heirat zwischen Vetter und Base ersten Grades wird nicht gern gesehen. Man sollte jedoch bedenken, daß Inzucht auch eine Zunahme besonderer Talente zur Folge haben kann.

Es ist üblich, diejenigen genetischen Merkmale des Menschen, die man in der heterozygoten Form feststellen kann, als dominant zu bezeichnen; wir wissen jedoch meist nicht, wie ein solches dominantes Merkmal in der homozygoten Form aussieht. In doppelter Dosis kann so ein Gen letal sein oder doch schwerwiegendere Wirkungen haben als im heterozygoten Zustand. Als Beispiel sei ein Stammbaum angeführt, in dem beide Eltern mit erblich verkürzten Fingergliedern (Brachyphalangie) ein homozygotes Kind ohne Arme hatten, während beide Eltern wie gesagt nur durch verkürzte Finger auffielen. Zwei oder drei ähnliche Fälle sind gleichfalls beschrieben worden.

Wie am Anfang des Kapitels erwähnt, können wir Menschen nicht für wissenschaftliche Experimente heranziehen, wie wir es mit Tieren und Pflanzen zu tun gewohnt sind. Der Humangenetiker muß daher nach „Experimenten der Natur“ Ausschau halten. Das hat erhebliche Nachteile und erfordert außerdem eine gewisse Vertrautheit mit statistischen Methoden. Ein Mäusegenetiker, der das rezessive Albinogen untersucht, kann Männchen und Weibchen, von denen er weiß, daß sie beide heterozygot sind, paaren und erwartet dann eine Verteilung von einer albinotischen zu drei nicht-albinotischen Mäusen unter den Nachkommen aller dieser Kreuzungen. Dagegen muß ein Humangenetiker, der das rezessive Albinogen beim Menschen untersucht, ganz anders vorgehen. Er weiß nur ganz ausnahmsweise, ob beide Eltern heterozygot für Albinismus sind, nämlich wenn sie bereits ein albinotisches Kind haben. Auf diese Weise an Familien gesammeltes Zahlenmaterial ist aber verzerrt, weil alle die Geschwisterschaften von heterozygoten Eltern, die zufälligerweise keinen Albino enthalten, nicht einbezogen sind. Daher wird das erwartete 1 : 3-Verhältnis von

Albinos in den Geschwisterschaften im gesammelten Familienmaterial einen Überschuß über das erwartete Viertel hinaus aufweisen. Außerdem ist die Wahrscheinlichkeit, daß man eine Familie mit mehr als einem Albino entdeckt, größer, als die Entdeckung einer Familie mit nur einem Albino und dieser Umstand erhöht den Prozentsatz der Albinos noch weiter. Zur Vermeidung dieser durch die Methoden der Familienauslese verursachten Irrtümer hat man verschiedene Korrekturmöglichkeiten entwickelt, von denen die einfachste darin besteht, daß man in jeder Geschwisterreihe den „Probanden", d. h. den zuerst gefundenen Albino, nicht mitzählt. Auf diese Weise kommt man dem Mendelschen 3 : 1-Aufspaltungsverhältnis viel näher. Da aber die meisten menschlichen Familien recht klein sind und nur wenige der beobachteten Familien mehr als ein albinotisches Kind enthalten, so vermindert dieses Vorgehen das statistische Material und verhindert die Ausnützung der gesamten ermittelten Information.

Die Suche des Humangenetikers nach Kindern aus Verwandtenehen ist ein Äquivalent zum Inzuchtversuch bei Pflanzen und Tieren; dabei handelt es sich meistens um Kinder aus Vettern–Basenehen ersten Grades, oder um die Nachkommen von Onkeln und Nichten und selbst um die von Bruder und Schwester oder Vater und Tochter (Inzest). Die Suche kann zweierlei Formen annehmen: wir können entweder unter einer großen Zahl von Abkömmlingen solcher Verwandtenehen nach rezessiven Merkmalen suchen oder – und das ist die gebräuchlichere Methode – wir untersuchen, ob Patienten mit einer rezessiven Erbkrankheit zu einem ungewöhnlich hohen Prozentsatz aus Verwandtenehen stammen. Die zahlenmäßige Angabe für diese Blutsverwandtenrate ist in der Vergangenheit, als sogenannte Vetternehen noch recht häufig waren, von erheblichem Wert für den Nachweis der rezessiven Natur sehr seltener Anomalien, wie Albinismus oder Alkaptonurie* gewesen, bei denen die verantwortlichen Gene eine Häufigkeit von 1 ‰ oder weniger haben. Dagegen ist die Blutsverwandtenrate bei häufigeren rezessiven Merkmalen wie Diabetes mellitus oder Rothaarigkeit kaum höher als in der sonstigen Bevölkerung; und in der modernen Großstadtbevölkerung ist die Zahl der Vetternehen so tief gesunken (weniger als 1 %), daß auch Albinos nur noch selten verwandte Eltern haben.

Diese Überlegung mag als Beispiel dafür dienen, daß es zum Studium der meisten Merkmale des Menschen der Kenntnis vieler Faktoren bezüglich der Partnerwahl und anderer Umstände in der Bevölkerung

---

* Diese beiden Stoffwechseldefekte verursachen Pigmentmangel bzw. ein Nachdunkeln des Harns; sie sind ziemlich harmlos. Dagegen schädigt ein ähnlicher anderer Fehler, die Phenylketonurie das wachsende Gehirn und führt zu Schwachsinn.

bedarf, der die untersuchten Menschen angehören, und daß es nicht ausreicht – wie man früher dachte – einfach Stammbäume zu studieren. Leider sind für die populationsgenetische Behandlung derartiger Probleme besondere statistische Methoden nötig, die hier nicht erklärt werden können; aber einige einfachere populationsgenetische Aspekte sind auf Seite 112 erörtert.

Die geschilderten Nachteile und Schwierigkeiten der Humangenetik sind zahllos, werden aber bis zu einem gewissen Grad durch die Vorliebe des Menschen für das Studium seiner selbst aufgewogen. Daher ist unsere Kenntnis der menschlichen Physiologie und Pathologie viel eingehender, als die anderer Arten und die Krankengeschichten in unseren Spitälern sind zu einem ungeheuren Material angewachsen. Außerdem gibt es Lebensstatistiken, Blutspenderlisten, Rekrutenverzeichnisse und ähnliches, ganz abgesehen von den Untersuchungsergebnissen an besonderen Patientengruppen wie an Blinden, Tauben oder Schwachsinnigen. Man braucht sich daher nicht zu wundern, daß das menschliche Beobachtungsmaterial in den letzten Jahren erhebliche Beiträge zum Fortschritt vieler Zweige der allgemeinen Genetik geliefert hat, so zur Eiweißsynthese (s. S. 14), zur Genetik der Stoffwechselvorgänge (s. S. 137) oder zur Lehre von den Gengleichgewichten in Bevölkerungen (s. S. 117).

26.

Erbliche Eigenschaften des menschlichen Blutes

Die meisten Menschen schenken zeitlebens kleinen Schnittwunden und Quetschungen nur wenig Beachtung; es gibt aber Knaben und Männer, die nicht aufhören zu bluten, wenn sie sich schneiden, und die auch viel mehr blaue Flecke haben als andere Menschen. Diese Bluter, oder Hämophilen, müssen ihren Tätigkeiten viel vorsichtiger nachgehen als andere Menschen. Die Extraktion eines Milchzahnes kann ein großes Unternehmen sein, wenn die Blutung nicht stehen will und oftmals kann das Leben dieser Kinder nur durch Bluttransfusionen gerettet werden.

Um zu verstehen, was diesen Menschen fehlt, muß man ein wenig auf die Funktion des Blutes und der Gefäße eingehen. Das menschliche Blut kreist in einem geschlossenen Röhrensystem, in dem große Gefäße, die Arterien, das Blut aus dem Herzen fortschaffen, während andere, die Venen, es wieder dem Herzen zuführen; Arterien und Venen sind durch eine Vielzahl kleiner Gefäße, die Kapillaren, miteinander verbunden. Die Auswirkungen einer Verletzung des Kreislaufsystems sind je nach dem Ort des Schadens verschieden, doch bringt der Verlust von etwa einem Fünftel des Blutvolumens das Leben in Gefahr. Wenn das Herz, oder eine der großen Arterien perforiert ist, besteht unmittelbare Lebensgefahr, weil an diesen Stellen der Blutdruck am höchsten und damit der Blutverlust in Sekunden enorm groß ist. Normalerweise ist eine Verletzung kleinerer Arterien, Venen oder Kapillaren nicht unmittelbar bedrohlich, obzwar dies manchmal gefährlich sein kann.

Die Blutung wird hauptsächlich durch die Bildung eines Gerinnungspfropfens aus dem Plasma gestillt; das Blutplasma ist eine blaßgelbe klare Flüssigkeit, in der viele Substanzen gelöst sind, zusammen mit den in ihr suspendierten roten und weißen Blutkörperchen stellt sie das Blut dar. Wenn Kapillaren eines normalen Menschen verletzt werden, blutet die Wunde eine kurze Zeit und wenn man nichts weiter unternimmt, steht die Blutung bald, und zwar hauptsächlich dadurch, daß die Öffnungen sich mit geronnenem Blut verstopfen. Durch Zusatz von Natriumcitrat wird Blut künstlich ungerinnbar gemacht; in einer solchen Blutprobe sinken die Blutkörperchen langsam zu Boden und das Plasma bleibt als klare Flüssigkeit darüber stehen. Die Blutgerinnung ist eine wichtige Funktion des Blutes; sie ist von vielen Faktoren abhängig, unter anderem von der Anwesenheit von Calciumionen und anderen gelösten Substanzen sowie gewisser korpuskulärer Elemente, den Blutplättchen oder Thrombocyten. Ein im Plasma gelöster Eiweißstoff, das Fibrinogen, wird bei der Blutgerinnung in das unlösliche Fibrin verwandelt. Selbstverständlich darf Blut normalerweise nicht in den Gefäßen gerinnen, da sonst der Kreislauf unterbrochen würde und Schäden entstehen, die den Tod zur Folge haben können. Die Blutgerinnung muß aber einsetzen, wenn Blut der Luft ausgesetzt ist oder bei Verletzung mit Gewebssäften in Berührung kommt. Blut, dem eine der vielen für die Fibrinbildung notwendigen Substanzen fehlt, gerinnt nicht. Bei den als Blutern beschriebenen Knaben und Männern fehlt gewöhnlich einer von zwei bestimmten Gerinnungsfaktoren dieser Kette, was zu verschieden schweren Blutungen Veranlassung geben kann, vom Nasenbluten bis zur schweren, oft tödlichen, inneren Blutung. Je nachdem, welcher Gerinnungsfaktor fehlt, unterscheidet man jetzt zwischen der klassischen Hämophilie (Hämophilie A) und der Hämophilie B, die auch Christmas disease genannt wird. An diesen beiden Krankheiten leiden fast ausschließlich Knaben oder Männer und nur sehr selten Mädchen oder Frauen und die Betroffenen finden sich meist in Familien, in denen noch andere männliche Mitglieder Bluter sind, wenn auch nicht alle. Beide Erkrankungen werden durch geschlechtsgebundene rezessive Gene verursacht und darum werden sie in Männern manifest während die Frauen sie nur übertragen. Ein an Hämophilie leidender Mann kann daher eine phänotypisch gesunde Tochter haben, die aber das Hämophiliegen mit dem väterlichen X-Chromosom erhalten hat und an die Enkel weitergeben kann. Sofern diese männlich sind, werden etwa 50% Bluter sein, während ein gleich großer Teil der Enkelinnen das Gen weitergeben kann. Abb. 29 zeigt den Stammbaum einer Bluterfamilie (s. auch S. 87).

Blutverluste kommen gehäuft im Krieg vor, wenn viele Menschen verwundet werden und daher haben die Kriegschirurgen schon vor langer Zeit versucht, schweren Blutverlusten entgegenzuwirken. Vor über 100 Jahren wurden schon die ersten Versuche gemacht, Schafblut in menschliche Venen einzuspritzen, und einigen wurde das Leben gerettet; doch gab man diese Versuche bald auf, nachdem hierbei zahlreiche Unfälle vorgekommen waren. Später benutzte man mit wechselndem Erfolg verschiedene Salzlösungen als Blutersatz; die berühmteste von ihnen – die Ringerlösung – wurde von dem englischen Physiologen RINGER angegeben. Am wünschenswertesten erschien jedoch, Blut nur durch anderes Blut zu ersetzen, und so kam es zur ersten Blutübertragung von einem Menschen auf den anderen, nachdem ein Apparat konstruiert worden war, der die Gerinnung des Spenderblutes verhinderte. Auf diese Weise konnten viel mehr Menschenleben gerettet werden als durch frühere Methoden, doch gab es immer noch eine Reihe tödlicher Unfälle. Die Erklärung hierfür hat der Österreicher LANDSTEINER gegeben; er fand, daß das Blut jedes einzelnen Menschen ohne schädliche Folgen in die Venen von manchen Menschen injiziert werden kann, während es in anderen großes Unheil anrichtet. Durch

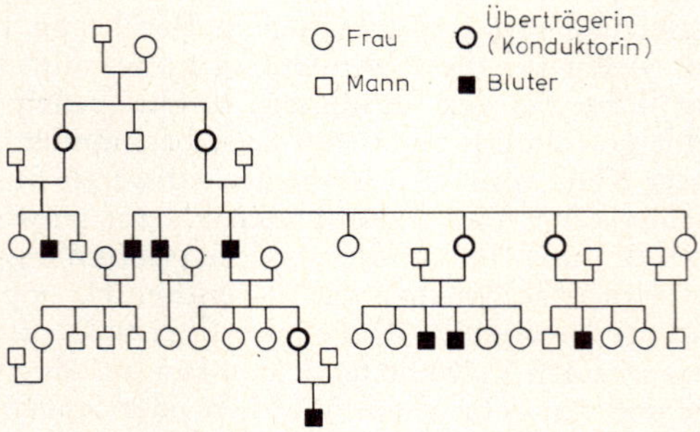

Abb. 29 Stammbaum einer Bluterfamilie als Beispiel der Vererbung eines geschlechtsgebundenen rezessiven Merkmals (nach BIRCH, Haemophilia, Urbana, 1937).

Mischung von Bluttropfen, die er vorher durch chemische Mittel ungerinnbar gemacht hatte, konnte LANDSTEINER zeigen, daß unterschiedliche Reaktionen auftraten, wenn er Blut verschiedener Personen mischte; und das bedeutet, daß sich nicht jedermanns Blut gleich verhält.

Wenn man Plasmatropfen eines Menschen mit Blutstropfen einer Reihe anderer Menschen mischt, dann verklumpen oder agglutinieren die roten Blutkörperchen in einigen Fällen, nicht aber in allen. Wenn man nun das Plasma von einer Person nimmt, deren Blutkörperchen sich verklumpt hatten, und sie mit dem Blut der anderen an dem Versuch beteiligten Menschen einschließlich des ursprünglichen Plasmalieferanten mischt, so wird das Blut derjenigen, deren Blutkörperchen mit dem Plasma der ersten Person keine Klumpen gebildet haben, jetzt agglutinieren und umgekehrt. Es gibt jedoch Menschen, deren Blutkörperchen in keinerlei Plasma verklumpt und andere, die fast immer agglutinieren. Es ist einfacher, die Schlußfolgerungen aus LANDSTEINERS Versuchen zu erklären, als die Umwege zu beschreiben, auf denen er zu ihnen gelangte.

Das Verhalten des Blutes und die Vererbung der Blutgruppen kann man durch die Annahme von drei Allelen A, B und O, an einem autosomalen Genlocus erklären; nur zwei verschiedene Gene können gleichzeitig in einem Individuum vorhanden sein. Gleichzeitig sind die serologischen Eigenschaften, die an die Anwesenheit von der Blutgruppe A oder B gebunden sind, voneinander unabhängig, so daß ein Mensch mit den beiden Allelen A und B Blut hat, daß mit jedem der beiden Seren kreuzweise reagiert, es gibt keine Mischreaktion.

Die auf dem ABO-locus gelegenen Gene haben je zwei Wirkungen. Jedes produziert ein spezifisches Antigen in den roten Blutkörperchen und unterdrückt gleichzeitig die Entstehung der homologen Antikörper. Wenn das nicht so wäre, würden die roten Blutkörperchen eines jeden Menschen miteinander verklumpen. Außerdem ist die Produktion der Antigene und der Antikörper durch das A-Gen und das B-Gen unabhängig voneinander, beide Allele sind aber dominant über das O-Gen.

Das folgende Schema zeigt in etwas vereinfachter Form die Verteilung der Antikörper im Serum und der Antigene in den roten Blutkörperchen bei den verschiedenen Blutgruppen:

Antigene in roten Blutkörperchen	O	A	B	A-B
Antikörper im Serum	Anti-A Anti-B	Anti-B	Anti-A	keine

Tafel IV.

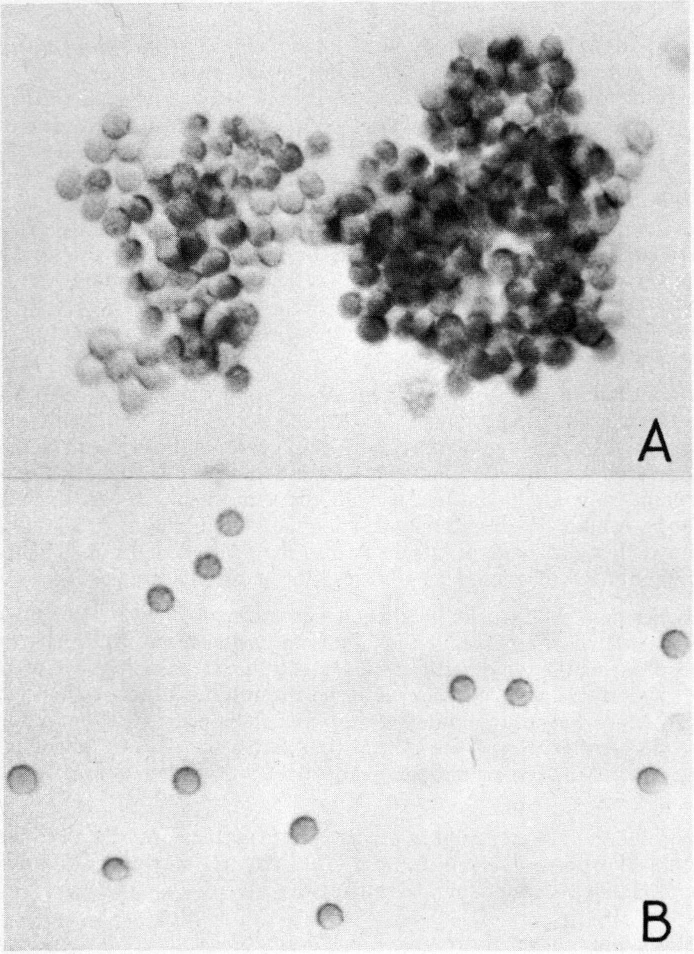

Verdünnte Suspension von roten Blutkörperchen der Blutgrppe A agglutiniert durch das anti-A-Serum (A) und nicht verklumpt durch anti-B-Serum (B).

Die relative Häufigkeit der Blutgruppen in einer Bevölkerung kann man aus ihrer Verteilung in einer großen Musterbevölkerung abschätzen und zwar ungefähr in der im Kapitel über die Verbreitung der Gene geschilderten Weise. Die Gene, die bestimmen, zu welcher der vier Blutgruppen ein Mensch gehört, sind unter den Völkern der Erde nicht gleichmäßig verteilt; der Faktor A ist im Westen Europas häufiger als im Osten, während der Faktor B umgekehrt gegen den Osten zunimmt, ohne jedoch jemals häufiger als A zu werden. Aus Bestimmungen der relativen Häufigkeit dieser zwei Faktoren kann man manchmal Schlüsse über die Mischung und Wanderungen von Völkerstämmen in der Vergangenheit ziehen, sogar über vorgeschichtliche Wanderungsbewegungen.

Die Ursache der unterschiedlichen Häufigkeit der einzelnen Blutgruppen ist zur Zeit ziemlich rätselhaft. Die Behauptung, daß der Besitz verschiedener Blutgruppen unterschiedliche Widerstandskräfte gegen die großen Seuchen der Vergangenheit, die Pest, Cholera, Syphilis oder das Fleckfieber verliehen habe, ist zwar durch indirekte Beweise unterstützt worden, aber auch scharf angegriffen worden. Auf jeden Fall handelt es sich um eine interessante Hypothese. Nachdem diese Seuchen jetzt aber nicht mehr auftreten, während die Unterschiede der Blutgruppenverteilung nach wie vor bestehen, so muß man annehmen, daß die letzteren als Folge der bisher unvollkommenen Diffusion der Allele, d. h. durch ungenügende Vermischung benachbarter Bevölkerungen weiter bestehen. Bei Menschengruppen, deren Mitglieder untereinander heiraten und die in der Vergangenheit ihren Wohnort gewechselt haben, würde man erwarten, daß ein Ausgleich der Blutgruppenverteilung zwischen ihren und den Blutgruppen ihrer früheren und ihrer jetzigen Nachbarn stattgefunden hat. Tatsächlich haben die Juden und die Zigeuner Mitteleuropas einen etwas höheren Prozentsatz der Blutgruppe B aufgewiesen, als die anderen Bewohner der gleichen Orte, aber einen niedrigeren Prozentsatz von B als viele nichtjüdische und nicht zu den Zigeunern zählenden, weiter östlich lebenden Bevölkerungen. Die Schwarzfußindianer Amerikas haben zu 80% die Blutgruppe A und bemerkenswerterweise fehlt ihnen die Blutgruppe B völlig. Man hat daher angenommen, daß das für die Blutgruppen B verantwortliche Gen durch Mutation in der Alten Welt entstanden ist.

Blutgruppenuntersuchungen werden heutzutage häufig als Beweismaterial bei Vaterschaftsgutachten herangezogen. Nach der Bestimmung bei Mutter und Kind kann man manchmal mit Bestimmtheit sagen, daß dieser oder jener nicht der Vater des Kindes sein kann; aber Blutgruppenbestimmungen können nie einen vollen Beweis für die Vaterschaft eines Mannes liefern. Das folgende Schema zeigt die möglichen klassischen Blutgruppen der Kinder, die aus einer Vereinigung von Eltern gegebener Blutgruppenkonstitution hervorgehen können:

Blutgruppen der Eltern	Mögliche Blutgruppen der Kinder
O × O	O
O × A	O, A
O × B	O, B
A × A	O, A
A × B	O, A, B, AB
B × B	O, B
A × AB	A, B, AB
B × AB	A, B, AB
AB × AB	A, B, AB

Seit einigen Jahren kann man die Blutgruppe A in zwei Untergruppen A_1 und A_2 unterteilen. Die Erweiterung für das oben stehende Schema kann der Leser leicht selbst ableiten. Abgesehen von dem ABO-System der Blutgruppen kennt man jetzt über ein Dutzend andere Antigensysteme, durch die sich die roten Blutkörperchen und das Serum verschiedener Menschen unterscheiden. Eins dieser von A und B unabhängigen Systeme ist das MN-System. Die Faktoren M und N findet man mit Hilfe unterschiedlicher Reaktionen der Blutkörperchen mit dem Serum von Kaninchen, die mit dem Blut verschiedener Menschen vorbehandelt worden waren.

Der *Diego*-Faktor wurde bisher fast ausschließlich bei japanischen, chinesischen und indianischen Bevölkerungen gefunden, ein Umstand, der die Hypothese unterstützt, daß die Indianer Amerikas über die Behring-Straße in die Neue Welt eingewandert sind. Interessanterweise fehlt jedoch das Diego-Antigen den kanadischen Eskimos.

Ein anderer wichtiger Faktor, der sogenannte Rh-Faktor, wurde gleichfalls von LANDSTEINER entdeckt, und zwar im Verlauf eines Experiments, bei dem Blut eines Rhesus-Affen einem Kaninchen eingespritzt worden war. Das Kaninchen bildete daraufhin in seinem Serum einen Rhesus-Antikörper, der die Wirkung hatte, die roten Blutzellen eines Rhesus-Affen zu verklumpen. Später fand man, daß dieser Antikörper auch die roten Blutkörperchen von 85 % der europäischen Bevölkerungen agglutiniert, die man daher Rh-positiv nennt; die 15 % der Menschen, deren rote Blutkörperchen von dem Serum nicht verklumpt werden, sind rh-negativ.

Unter bestimmten Umständen können sich rh-negative Menschen so verhalten wie das Kaninchen. Wenn ein rh-negativer Patient eine Transfusion Rh-positiven Blutes erhält, so kann er Rh-Antikörper in seinem Serum produzieren. Wenn das geschieht und Rh-positives Blut später noch einmal in sein Gefäßsystem eingeführt wird, dann wird es zerstört, geradeso als würde eine ABO-Unverträglichkeit bestehen. Die Zerstörung der Rh-positiven transfundierten Blutkörperchen kann tödlich sein.

In ähnlicher Weise kann eine rh-negative schwangere Frau durch rote Blutkörperchen eines Rh-positiven Fötus, der sein Rh-positives Gen vom Vater hat, zur Bildung von Rh-Antikörpern angeregt werden. Glücklicherweise geschieht dies nur in ungefähr einem Zwanzigstel der Schwangerschaften, in denen die Konstellation der Rh-Gruppen dies möglich macht, und das sind etwa 10 % aller Schwangerschaften. Diese Immunisierung hat offensichtlich keine Folgen für die Mutter, aber ihre Rh-Antikörper schädigen die roten Blutkörperchen weiterer Rh-positiver Kinder, die totgeboren werden können, oder nach der Geburt unter Anämie und schwerer Gelbsucht als Folge des Erythrocytenabbaus leiden. Die Aufdeckung der Ursachen dieser Art von Anämie brachte einen großen Fortschritt für die Behandlungsweise mit sich und heutzutage macht man bei einem solchen ikterischen Säugling eine Austausch-Transfusion mit rh-negativem Blut. In den letzten 20 Jahren hat man zahlreiche Allele auf dem Rh-locus entdeckt. Die sich aus diesen Entdeckungen ergebenden Komplikationen können hier nicht erklärt werden, obgleich bei Vaterschaftsprozessen oft von Richtern und Geschworenen verlangt wird, daß sie diese Dinge verstehen.

Zwei weitere wichtige Bluteigenschaften, die Bildung von Sichelzellen und die Primaquine-Empfindlichkeit sind auf Seite 93 und Seite 80 beschrieben worden.

27.

Erbliche Unterschiede sinnlicher Wahrnehmung

Wenn man einen Durchschnittsmenschen fragt, ob ein Gegenstand rot ist oder eine Substanz bitter schmeckt, so wird er nach einem Blick oder einer Geschmacksprobe ohne weiteres erklären „dieses Tuch ist rot“ oder „diese Lösung ist bitter“. Dies schien seit jeher so selbstverständlich, daß es eines philosophisch veranlagten Schusters aus Cumberland bedurfte, eines gewissen Mr. Harris, der im Jahre 1777 erklärte, er könne nicht verstehen, warum die Leute einen Strumpf, den er auf der Straße gefunden hatte, als einen *roten* Strumpf ansprechen. Ihm selbst schien das Wort „Strumpf“ allein, eine ausreichende Beschreibung zu sein.

Volle 155 Jahre später wurde ein anderes Rätsel gelöst – das sich allerdings niemand gestellt hatte – nämlich, daß einige organische Substanzen in einem Handbuch der Chemie als „sehr bitter“ beschrieben waren und in einem anderen als „geschmacklos“. Im Jahre 1932 berichtete A. L. Fox, ein Fabrikchemiker in den Vereinigten Staaten, daß er eine neue Substanz, Äthoxy-äthylthiocarbamid synthetisiert habe und daß einige Kollegen sich über einen stark bitteren Geschmack im Mund beklagten, als ein wenig von dem Pulver sich in der Zimmerluft verteilt hatte; er selbst jedoch, sowie einige andere Kollegen, fanden es geschmacklos. Auch hier bestand also ein Unterschied in der Sinneswahrnehmung einzelner Menschen; es handelte sich nicht etwa um verschiedene Stoffe.

Erfahrungen dieser Art, daß nämlich die Empfindungen verschiedener Menschen so offensichtlich unterschiedlich sein können, haben verschiedene Leute zu der Erklärung veranlaßt, daß es für einen Normal-Farbsichtigen unmöglich sei, sich vorzustellen, wie die Welt, oder sagen wir konkret, ein Wohnraum „wirklich" für unseren farbenblinden Schuster ausgesehen hat und natürlich für Millionen anderer Farbenblinder; oder auch Herrn Fox und Millionen anderer gleich ihm, eine Vorstellung davon zu geben, welchen Geschmack die von ihm hergestellte Substanz für andere hat, die sie schmecken können. Für diese Art von Lehnstuhl-Philosophie hat allerdings die Genetik und die Physiologie längst vollauf befriedigende Lösungen dieser „Probleme" bei der Hand.

Die Frage nach verschiedenen Farbeindrücken ist durch Menschen geklärt worden, die meist infolge eines genetischen Zell-Mosaiks (somatische Mutation) auf einem Auge farbenblind und auf dem anderen normal farbtüchtig sind. Solche Menschen können vergleichen, was sie sehen, wenn sie das eine oder das andere Auge schließen, und sie können in der Sprache des Farbtüchtigen beschreiben, was sie mit dem anormalen Auge wahrnehmen; oder – noch einfacher – dem Normalsichtigen, das für ihr eigenes normales Auge abgestimmte Bild zeigen. Man kann sie zwei Bilder von einem bunt eingerichteten Zimmer malen lassen und zwar das eine unter Benutzung des normalen Auges; sie werden dabei die ganze Palette benutzen; bei dem zweiten Bild mit dem farbenblinden Auge, können sie ohne rote und grüne Farbtöne auskommen und nur blau, gelb und die verschiedenen Grauabstufungen verwenden.

Das Problem der verschiedenen Geschmacksempfindungen kann man folgendermaßen lösen: die von A. L. Fox hergestellte Substanz, sowie eine ganze Reihe verwandter Substanzen, von denen Phenylthiocarbamid (PTC) am meisten untersucht wurde, haben zwar für viele Menschen keinen Geschmack; die gleichen Menschen jedoch ermangeln durchaus nicht jeglicher Bitter-Empfindung und reagieren sehr deutlich auf Chinin, Pikrinsäure und viele andere „bittere" Substanzen. Um also Herrn Fox – oder einem anderen PTC-Nicht-Schmecker – eine Vorstellung davon zu geben, was für einen Geschmack eine starke PTC-Lösung für einen PTC-Schmecker hat, lassen wir ihn an einer konzentrierten Chininlösung nippen, die für einen Schmecker genau so bitter war, wie eine starke PTC-Lösung. Falls der Schwellenwert für Chinin bei beiden Versuchspersonen nicht zu verschieden ist, dann ist das eine ausreichende Demonstration. Farbenblindheit, die Unfähigkeit, PTC zu schmecken und vermutlich andere weniger erforschte Eigentümlichkeiten der Sinneswahrnehmung, sind nicht nur von größtem Interesse für den Sinnesphysiologen, sondern auch für den Genetiker und sie haben praktische Bedeutung.

Mit Ausnahme der sehr seltenen autosomalen *Tritanopie,* bei der eine Verwechslung von blau und grün, sowie von rosa und orange vorkommt, sind die erblichen Störungen der Farbtüchtigkeit geschlechtsgebunden und mehr oder weniger rezessiv. Man hat sie früher alle miteinander als Rot-Grünblindheit bezeichnet, weil die betroffenen Personen in verschiedenem Maße rot und grün verwechseln. Die „Farbenwelten" aller dieser Menschen sind ärmer als beim Normal-Sichtigen, und alle diese verschiedenen geschlechtsgebundenen Defekte unterscheiden sich im einzelnen doch erheblich. Das Spektrum ist für Protanope am langwelligen Ende gewöhnlich verkürzt, so daß rotes Licht keine Farbempfindung auslöst. Das allele Gen für *Protanomalie* bewirkt nur eine Schwächung der Rot-Empfindung.

Die zweite Reihe von Allelen geschlechtsgebundener Farbenblindheit besteht aus dem Gen für *Deuteranopie,* das den Verlust des Unterscheidungsvermögens zwischen rotem und grünem Spektrallicht verursacht, und dem Gen für *Deuteranomalie,* deren Träger nur die weniger gesättigten Schattierungen von rot und grün verwechseln (s. S. 79).

In europäischen, nordamerikanischen sowie einigen anderen Bevölkerungen sind etwa 8 % aller Männer „rot-grünblind" und zwar je 1 % protanop, protanomal und deuteranop, die übrigen 5 % deuteranomal. Die Häufigkeit der meisten dieser Gene ist bei anderen Völkern geringer und bei manchen kleinen Stämmen fehlen sie anscheinend ganz.

Die verschiedenen Formen der Farbenblindheit bringen für ihre Träger gewisse Nachteile mit sich, die mit dem technischen Fortschritt noch zunehmen. In früheren Zeiten sind Schiffe gesunken und Züge zusammengestoßen, weil Warnungssignale von Farbenblinden falsch ausgelegt wurden. Gegenwärtig werden Farbuntüchtige von gewissen militärischen Waffengattungen und Zweigen des Verkehrswesens ausgeschlossen; man hat andererseits versucht, die Verkehrsampeln durch eine Beimischung von blau zum „grün" zu verbessern, so daß sie für die meisten Farbenblinden wahrnehmbar sind.

Bei manchen anderen Berufen ist Farbenblindheit zwar nicht gefährlich aber doch nachteilig. Das gilt für Maler, Textilkoloristen, Modezeichner, Chemiker, die Schwierigkeiten beim Titrieren haben können, ferner für Bakteriologen, die spezielle Färbungen zur Differenzierung übersehen können, und viele andere. Untersuchungen in Deutschland haben jedoch gezeigt, daß Farbenblinde in diesen Berufen keineswegs fehlen und daß sich offensichtlich viele von ihnen auf eine oder die andere Weise über ihre Schwäche hinwegsetzen können. Es ist trotzdem zu empfehlen, daß jedermann seinen Farbensinn kennen sollte und daß er, wenn er eine Schwäche vermutet, ihn an Farbtafeln prüfen und bei positivem Befund sich weiter untersuchen lassen sollte.

Das Erhaltenbleiben von augenscheinlich nachteiligen Genen (s. S. 102), wie denjenigen für die Farbenblindheit, stellt immer ein Problem dar: wir müssen uns fragen, wie es möglich ist, daß ungefähr 8 % der Männer diese Schwäche zeigen. Wir wissen es nicht, doch können wir verschiedene Hypothesen aufstellen. Eine besonders hohe Mutationsrate der Gene für Farbenblindheit kann man wohl ausschließen, obgleich wir nicht wissen, ob die Vitalität farbenblinder Männer überhaupt beeinträchtigt ist. Ein geringer Verlust der männlichen Lebenstüchtigkeit könnte natürlich ganz leicht durch eine noch kleinere Zunahme der Tauglichkeit bei den häufigeren weiblichen Heterozygoten ausgeglichen werden – und diese Erhöhung brauchte gar nichts mit der Farbwahrnehmung zu tun zu haben, sondern könnte durch eine andere „pleiotrope" (s. S. 94) Manifestation der Gene vermittelt sein. Es ist jedoch auch möglich, sich eine Situation vorzustellen, in der eine von der Majorität abweichende Art der Farbwahrnehmung für eine Minderheit von Vorteil ist. Wenn wir annehmen, daß ein vom Menschen gejagtes Tier oder auch ein großes Raubtier im Laufe der Evolution eine Färbung erworben hat, die es dem normalen Menschen in gewohnter Umgebung verbirgt, so muß ein Farbenblinder durchaus nicht immer durch diese Art von Mimikry getäuscht werden; er hat dann einen Vorteil. Aber dieser bleibt nur solange bestehen, als er in der Minderheit ist. Wenn die überwiegende Mehrheit der Menschheit farbenblind würde, so ist es wahrscheinlich, daß ein solches Tier eine neue andersgeartete Schutzfarbe entwickeln würde, nun zum Vorteil des jetzt seltenen Normal-Sichtigen. Man kann sich also Situationen vorstellen, in denen 8 % farbenblinder Jäger „im Gleichgewicht" gehalten werden. Niemand sollte natürlich eine solche Spekulation als erwiesen betrachten; doch kann sie als ein Beispiel dafür dienen, mit was für Problemen ein Genetiker sich befassen muß, wenn er Evolutionsforschung betreibt (s. S. 123).

Begleiterscheinungen des Geschmackspolymorphismus sind auch für Evolutionshypothesen interessant, vor allem sind sie besser durch Tatsachen untermauert, die für Pathologie und Medizin von Wichtigkeit sind.

Man löst 1,3 g Phenylthiocarbamid (= PTC = Phenylthioharnstoff) in einem Liter kochenden Wasser, gießt die eine Hälfte dieser Lösung in eine Flasche Nr. 1 und verdünnt die andere Hälfte wieder mit einem halben Liter Wasser, man verfährt genauso mit der Hälfte von Lösung Nr. 2 und so fort, bis man 14 oder 15 Verdünnungen hergestellt hat, mit deren Hilfe die Geschmacksschwelle bestimmt werden kann.

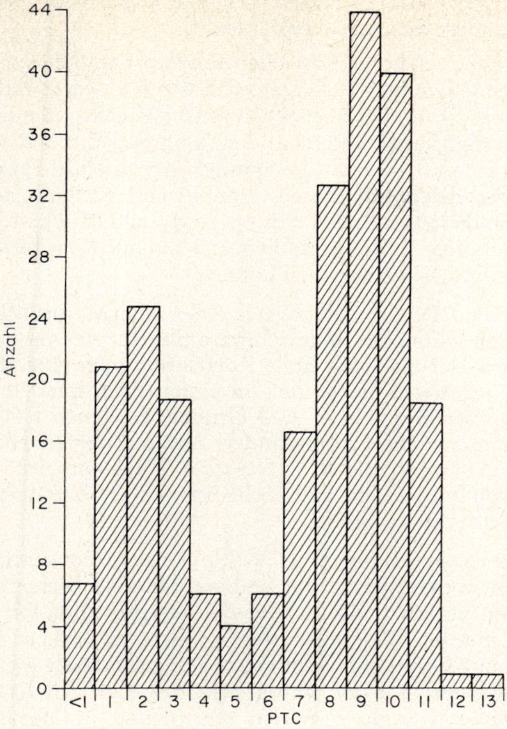

Abb. 30 Anzahl von Menschen in einer englischen Bevölkerung mit verschiedenen PTC-Schwellenwerten.

Eine mit diesen Lösungen fachmännisch geprüfte europäische Bevölkerungsgruppe wird im allgemeinen eine Verteilung von Schwellenwerten zeigen, wie sie Abb. 30 wiedergibt. Bei diesem Versuch wurden Personen mit Verdünnungen zwischen 1 zu über 10 000 getestet; in dem Diagramm finden wir zwei Gipfel, einen bei der Verdünnung Nr. 2 und den anderen bei Nr. 9; zwischen den beiden Gipfeln liegt ein tiefes Tal, das eine zahlenmäßig kleine Klasse von Menschen repräsentiert. Eine solche bimodale Verteilung zeigt an, daß die Versuchsreihe einer zusammengesetzten Bevölkerung entnommen ist – in unserem Falle einer Mischung von „Schmeckern" und „Nicht-Schmeckern". Eine geringe Zahl von Personen zeigt Schwellenwerte, die in der Mitte zwischen beiden Gruppen liegen und deren Klassifizierung besondere Schwierigkeiten macht.

Eine Untersuchung dieser Schwellenwerte in Familien zeigt, daß die Schmecker genetisch eine zusammengesetzte Klasse darstellen und aus Homozygoten TT und Heterozygoten Tt bestehen, die sich in ihren Schwellenwerten kaum unterscheiden, während die Nicht-Schmecker alle homozygot – tt – sind. Die Häufigkeit von Nicht-Schmeckern ist regional verschieden: in Europa, Nord-Amerika, Japan und einigen Indischen Landstrichen finden sich bis zu einem Drittel Nicht-Schmekker, während diese in afrikanischen und indianischen Bevölkerungen sehr selten sind und ganz fehlen können.

Wenn man die PTC-Schwellenwerte einer Anzahl von Menschen mit den Schwellenwerten für andere bittere Substanzen vergleicht, so ergibt sich entweder eine sehr hohe Korrelation oder eine sehr niedrige oder sogar negative Korrelation. Im ersten Falle handelt es sich um Substanzen mit einer $>N{-}C=S$ Gruppe, zu denen PTC gleichfalls gehört und im zweiten Fall um andere bittere Substanzen. Man kann daher alle Substanzen, die N, C, S in einer Folge enthalten, zur Unterscheidung von Schmeckern und Nicht-Schmeckern benützen, doch sind nicht alle gleich gut geeignet.

Diese Substanzen kommen in Wildpflanzen und auch in einigen Gemüsearten weitverbreitet vor und werden vom Menschen und von vielen Tieren verzehrt. Kaninchen, die ausschließlich mit diesen Gemüsearten, meistens Kohl, gefüttert werden, entwickeln Kröpfe. Die Milch, von mit Grünkohl gefütterten Kühen, enthält gleichfalls derartige Substanzen und es wurde berichtet, daß Kinder, die solche Milch getrunken hatten, zeitweise vergrößerte Schilddrüsen aufwiesen. Außerdem benutzt man Thiouracil-Verbindungen, die gleichfalls $>N{-}C=S$ enthalten, zur Behandlung der Basedowschen Erkrankung. Alle diese Befunde weisen auf einen Zusammenhang zwischen der Fähigkeit, diese Substanz zu schmecken und dem Zustand der Schilddrüse hin; in der Tat hat man gefunden, daß Nicht-Schmecker eher zu nodulärem Kropf neigen und Schmecker mehr zu Basedow. Außerdem sind diejenigen Kretins, denen die Schilddrüsenanlage fehlt, stets Nicht-Schmecker. Gegenüber dem Einwand, daß Kretins für Schwellenbestimmungen untauglich sind, muß konstatiert werden, daß die meisten dieser Prüflinge unter erfolgreicher Behandlung standen und daß außerdem die Häufigkeit von Nicht-Schmeckern unter ihren gesunden Verwandten gegenüber der übrigen Bevölkerung stark erhöht war. Zweifellos hat der Geschmackspolymorphismus noch andere Ursachen und Wirkungen die wir noch nicht kennen. Anscheinend hat es ihn schon seit langer Zeit gegeben; man hat Schmecker und Nicht-Schmecker unter den Schimpansen festgestellt.

28.

Negative und positive Eugenik

Die meisten Leute sind sich darüber einig, daß die menschliche Gesellschaft Mängel aufweist und viele streben danach, sie zu verbessern. Dies kann auf mancherlei Weisen geschehen, aber die Verbesserungen, die diese Leute gerne anbringen würden, sind selbst außerordentlich verschieden. Ganz unabhängig von den Idealen, die man in dieser Hinsicht haben mag, ist es für jede Verbesserung menschlicher Individuen und der Gesellschaft wichtig, zu wissen, welche unserer Eigenschaften vererbt und welche umweltsbedingt sind; oder besser, auf welche Weise Erbanlagen und Milieufaktoren in der Entstehung bestimmter menschlicher Eigenschaften zusammenwirken. Der Leser wird sich daran erinnern, daß diese Überlegungen am Anfang des Buches bereits angestellt wurden. Leider ist es selten möglich, ein vollkommenes Bild darüber zu erhalten, was beim Menschen Anlage und was Erziehung ist, und am wenigsten dort, wo diese Fragen am brennendsten sind. In Südafrika z. B. bildet die Annahme einer angeborenen Minderwertigkeit der Eingeborenen, oder zumindest die Existenz einer unüberbrückbaren geistigen Verschiedenheit, die Grundlage für eine sich steigernde Absonderung der Rassen. Wenn man den „Africa Report" von 1938 liest und sich die damaligen Zustände klar macht, so kann man sich nur schwer vorstellen, auf welche Weise dort eine intellektuelle Gleichheit der weißen und der schwarzen Bevölkerung hätte entstehen können. So betrug in Nordrhodesien der Beitrag der Regierung für die Erziehung eines europäischen Kindes £ 28. 8.s 7d pro Jahr, während nur £ 0. 4s. 6d auf jedes eingeborene Kind entfielen*. In den meisten Gegenden Afrikas und in vielen anderen Ländern herrschten bis vor kurzem noch ähnliche Verhältnisse; man kann mit Sicherheit erwarten, daß mit ihrem Verschwinden die intellektuellen Leistungen dieser Völker ehemaliger Analphabeten sich außerordentlich verbessern werden.

Es wird häufig behauptet, daß Mischlinge zwischen Europäern und Negern, oder sogar Mischlinge jeder anderen Art, deren Eltern von sehr verschiedener Abstammung sind, gegenüber beiden elterlichen Stämmen minderwertig sind, obzwar dafür keinerlei Beweise vorliegen, jedenfalls liegen keine Messungen solcher Eigenschaften vor, wie der Intelligenz oder des sozialen Wertes für die Gesellschaft. Mit Sicherheit kann man nur behaupten, daß in Verhältnissen, in denen die eine oder auch beide der elterlichen Gruppen die Mischung mißbilli-

* Dies entspricht ungefähr DM 340.— bzw. DM 3.—.

gen, die Klasse der Mischlinge oft unter Verfolgungen leidet und manchmal in schlechteren Umständen leben muß, als jede der elterlichen Gruppen.

Das gilt besonders, wenn es sich um eine kleinere Zahl von Menschen handelt, da diese dann ein gesellschaftliches Leben eigener Art kaum entwickeln können. Ganz vereinzelt auftretende Mischlinge mögen andererseits überhaupt nicht unter Benachteiligung leiden. Leider gibt es bisher noch keine umfassende historische Behandlung der Rassenschranke zwischen Farbigen und Weißen, obwohl ein Vergleich aller dieser Erscheinungen auf der ganzen Welt und Feststellung von Tatsachen sehr aufklärend wirken müßte. Aber die verfügbaren Informationen zeigen auch, daß es Mischbevölkerungen ziemlich jungen Ursprungs gibt, in denen Rassenunterschiede kaum eine Rolle spielen. Dies trifft für Hawaii und Kuba zu und auch für manche der südamerikanischen Republiken. Die Menschen in diesen Ländern sind jedenfalls von zureichender Tüchtigkeit und in vieler Beziehung glücklicher als Menschen in einem starren Kolonialsystem. Bevölkerungsmischungen, deren Elemente weniger verschieden sind, vermindern die Vitalität und die sozialen Fähigkeiten in keiner Weise, wofür Engländer und Nordamerikaner hinreichende Zeugen sind.

Wenn man die Geschichte einzelner Fälle farbiger Rassenschranken studiert, so zeigt sich meist, daß diese mit Klassenunterschieden Hand in Hand gehen, wie sie etwa die Differenz zwischen Eroberern und Besiegten mit sich bringt, oder zwischen Einheimischen und Einwanderern. Die nordamerikanischen Neger z. B. stammen alle von Sklaven ab und werden noch von vielen als minderwertig betrachtet. Das hatte auch Rückwirkungen auf die Stellung der Neger in Afrika. In vielen Ländern Europas war den Juden Landbesitz sowie der Militär- oder Staatsdienst verwehrt, und die Stellung eines Juden wurde darum als minderwertig betrachtet. Es gibt aber fast überall verschiedene Klassenunterschiede; obwohl sich die Individuen weder in ihrer Hautfarbe noch in anatomischen Einzelheiten unterscheiden und in denen genetische Unterschiede nicht bekannt sind. Die Anschauungen verschiedener Menschen in bezug auf den Ursprung von Klassenunterschieden und den Wunsch nach Aufrechterhaltung dieser Schranken hat einen erheblichen Einfluß auf die Meinungen über die Rolle, die der Vererbung bei der Klassenbildung zukommt. Angehörige einer hohen sozialen Schicht, besonders wenn sie ihre Stellung einem ererbten Privileg verdanken, neigen dazu, ihre Vorrechte durch die Behauptung zu verteidigen, sie gehörten einer wertvolleren Rasse an und daß ein Abkömmling der unteren Schichten im allgemeinen nicht so ein prächtiger Kerl werden könnte, noch auch seine Vorteile so gut auszunutzen verstünde. Im Gegensatz dazu sind die Besitzlosen geneigt, zu leugnen, daß die ihnen sozial Überlegenen gute Erbeigenschaften haben; und sie führen irgendwelche Verdienste derselben auf die rein zufällige Begünstigung durch die soziale Stellung zurück, oder sogar auf durchaus unerwünschte Eigenschaften. Beide Einstellungen sind zu extrem und entsprechen nicht den Tatsachen. In einem sozialen System, das einigermaßen stabil aber nicht zu starr ist, findet ein Aufstieg der Begabteren und ein Abstieg der weniger Begabten in einem gewissen Maße statt; und da sich diese Veränderungen gewöhnlich langsam vollziehen, wird immer eine ungleiche Verteilung angeborener Eigenschaften zwischen den Klassen bestehen bleiben.

In der Meinung mancher sind diese natürlichen sozialen Bewegungen in der Bevölkerung ausreichend, um die gegenwärtigen, heftigen, politischen Spannungen auszugleichen, während andere glauben, daß die augenblickliche Sozialstruktur der Völker des Westens nicht nur unaufhaltsam zu gefährlichen zahlenmäßigen Veränderungen sondern auch zum Verlust der Begabteren durch selektive Geburtenkontrolle führen müsse. Beide Annahmen sind zu unbestimmt und nicht völlig richtig. Ihr größter Fehler besteht darin, daß die Menschen, die sie vertreten, ihr Augenmerk auf die Individuen richten, anstatt auf das Verhältnis des Individuums zur Gesellschaft. Ein agressiver oder gewinnsüchtiger Mensch ist in einer Gesellschaft sehr wertvoll, die sich ausdehnen will und die den Kampf mit der Natur zu bestehen hat; dagegen müssen solche Menschen in einem übervölkerten zivilisierten Land fast unausweichlich ihre Mitmenschen ausbeuten und sind daher unerwünscht. Über die erbliche Grundlage derartiger Eigenschaften ist fast nichts bekannt; und wir wissen auch nicht, mit was für anderen wünschenswerten oder unerwünschten biologischen Eigenschaften sie zusammen vorkommen. Eine weitere Komplikation besteht darin, daß in der menschlichen Gesellschaft nicht nur Individuen der Auslese unterliegen, sondern auch ganze Gruppen von Menschen, die nicht einmal miteinander verwandt sein müssen oder von ähnlicher genetischer Beschaffenheit sind. Es scheint daher, daß die meisten Amateureugeniker in einem Land der Phantasie leben und nicht in der Wirklichkeit, und sie sind besonders geneigt, wirtschaftliche Gegebenheiten zu vernachlässigen. Trotzdem gibt es mehrere begrenzte Gebiete, auf die eugenische Maßnahmen erfolgreich angewandt werden können. Vor allem muß man die zahlenmäßige Entwicklung einer Bevölkerung untersuchen und versuchen, ihre Fortpflanzungsrate den Bedürfnissen und Möglichkeiten künftiger Generationen anzupassen. In einer stabilen oder sich langsam vermehrenden Bevölkerung sollte immer ein bestimmtes Verhältnis zwischen fortpflanzungsfähigen und nicht oder nicht mehr sich vermehrenden Individuen wie Kindern, Alten und Kranken eingehalten werden. Ein plötzlicher Abfall der Geburtenzahl lädt der kommenden Generation eine zu schwere Bürde von nichtfortpflanzungsfähigen Personen auf. Andererseits kann die plötzliche Zunahme der Geburtenzahl nicht für lange aufrecht erhalten werden, es sei denn, wenn gleichzeitig erhebliche Veränderungen in der Gesellschaftsstruktur einsetzen und in der Art und Weise, wie die Menschen ihren Unterhalt verdienen. Ein anderes wichtiges quantitatives Problem ist die Erhaltung eines annähernd normalen Geschlechtsverhältnisses. Das kann durch einen herkömmlich geführten Krieg erheblich gestört werden; und da unsere monogame Gesellschaftsordnung sich diesem Umstand nur schwer anpassen kann, ist es ein Argument dafür, Kriege zu verhindern. Die Anwendung der Ergebnisse von Tierexperimenten auf den Menschen, in denen von einer willkürlichen Abänderungen des Geschlechtsverhältnisses berichtet wurde, könnte beträchtliches Unheil anrichten.

Die eigentliche qualitative Eugenik kann man in eine negative und positive unterteilen. Bestrebungen, die Geburt besonders untauglicher Kinder zu verhindern und den weniger erwünschten Mitgliedern der Gesellschaft von der Fortpflanzung abzuraten, sind leider zu politischen Fragen geworden; und es ist schwer, dieses Problem zu diskutieren, ohne sofort Widersprüche auszulösen. Einige Punkte sollten jedoch mit Hilfe dieses Buches klargestellt werden. Erbkrankheiten, wie spezifische Formen des Wahnsinns, des Schwachsinns oder chronischer Krankheiten, die die befallenen Individuen zu einer dauernden Bürde der Gesellschaft machen, sind nicht allzu häufig. Ferner besteht gewöhnlich nur die Möglichkeit und keineswegs die Sicherheit, daß selbst eine dominante Krankheit sich auf die Kinder eines bestimmten Ehepaares vererbt. Die schwereren Abweichungen von der Norm machen die meisten ihrer Träger zur Fortpflanzung ungeeignet und das allein macht eugenische Maßnahmen schon überflüssig. Die bereits erwähnte Auflösung der Heiratsschranken, die wir zur Zeit erleben, vermindert die Wahrscheinlichkeit, daß zwei schädliche rezessive Gene der gleichen Art sich im selben Individuum vereint finden. Wenn ein solches Gen einmal unter tausend Genen der Bevölkerung vorkommt, so treten Homozygote, bei denen sich die Erkrankung also manifestiert, nur etwa im Verhältnis eins zu einer Million auf; nach der Ausschaltung dieses einen Menschen bleiben aber immer noch 1998 Heterozygote zurück, die das Gen weiter verbreiten können. Die einzige praktische Schlußfolgerung, die man aus dieser Situation ziehen kann, ist, daß man von der Heirat zwischen Blutsverwandten abrät, wenn eine gewisse Wahrscheinlichkeit besteht, daß sich zwei schädliche Gene in ihren Nachkommen vereinigen. In den allermeisten Fällen kann der Humangenetiker daher drastische Maßnahmen wie Sterilisierung und besonders zwangsweise Sterilisierung, nicht unterstützen, ausgenommen bei Fällen gewisser seltener Formen von Schwachsinn und einiger grober anatomischer Defekte, in denen der Erbgang gründlich untersucht ist. Anstatt sich auf gesetzlich festgelegte Maßnahmen zu verlassen, sollte man daher danach trachten, genetisches Wissen und gesunde Ansichten in bezug auf menschliche Qualitäten zu verbreiten.

Die Argumente für eine positive Eugenik sind noch schwächer. Selbst wenn es wünschenswert wäre, die Zahl der Genies zu erhöhen – und niemand weiß genau, was ein Genie ist – so gibt es bis heute kein Rezept, um sie zu erzeugen. Die besonderen Eigenschaften, die menschliche Größe ausmachen, entstehen vermutlich durch eine Mischung vieler Gene und entwickeln sich nur unter bestimmten Umständen, die man zusammen vielleicht als „kongenial" bezeichnen kann, die sich aber zur Zeit einer Definition entziehen. Daher kann die Sammlung und Aufbewahrung des Spermas hervorragender Männer zu allgemeinem Gebrauch vielleicht zur Befriedigung persönlicher Eitelkeit solcher Männer dienen, dürfte jedoch kaum zur Wohlfahrt der Menschheit beitragen. Andererseits scheinen Spezialbegabungen wie die für Musik (Abb. 31), Malerei oder Mathematik zu einem erheblichen Grad erblich zu sein; und wenn man diese Fähigkeiten für besonders erwünscht hält, so kann man sich in der Wahl seines Heiratspartners danach richten.

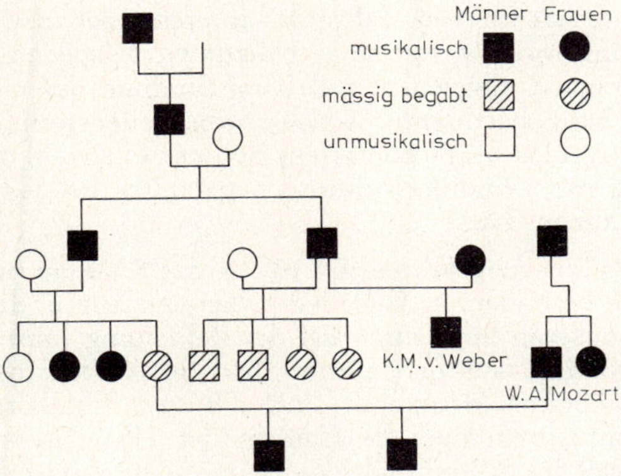

Abb. 31 Die musikalische Begabung in der Mozart-Weber-Familie.

Zusammenfassend kann gesagt werden, daß diejenigen Leute, die am wenigsten von Vererbungslehre verstehen, sie am meisten zur Erklärung politischer und sozialer Verhältnisse heranzuziehen versuchen. Ein eugenisches Programm kann nur dann nützlich werden, wenn es Verbesserungen der Lebensbedingungen mit der Auslese angeborener menschlicher Eigenschaften in ein Gleichgewicht bringt. Insbesondere muß ein solches Programm seine Wirkungsgrenze in der Erkenntnis finden, daß der positive Inhalt und die Ideen im Geist eines Menschen durch seine Kulturtradition gegeben sind und nicht durch seine

Gene. Ein wirklicher Beitrag, den die Humangenetik zur Wohlfahrt der Menschheit leisten kann, wird nicht in der Konstruktion allgemeiner biologischer Utopien bestehen, sondern in der Entdeckung, dem sorgfältigen Studium sowie der Verhütung oder Heilung spezifischer Erbkrankheiten.

29.

Extrachromosomale Vererbung

Der außerordentliche Erfolg der Mendelschen Genetik und der Chromosomenlehre hat für viele Jahre das Interesse der meisten, modernen Vererbungsforscher von lange bekannten Beispielen zytoplasmischer Übertragung abgelenkt; z. B. vom Studium der meist mütterlichen Vererbung bestimmter Formen von Pollensterilität oder der Panaschüre (farbloser Chloroplasten) höherer Pflanzen, oder von der Übertragung der Windungsrichtung bestimmter Landschnecken auf ihre Nachkommenschaft.

In den letzten zwanzig Jahren hat jedoch das Studium verschiedener Zellorganelle besonders in Einzellern erkennen lassen, daß viele dieser zytoplasmischen Strukturen bei der Zellteilung nicht von neuem entstehen, sondern aus den mütterlichen Strukturen durch Teilung hervorgehen. Solche Strukturen sind z. B. die Basalkörperchen der Zilien der Infusorien und die Geißeln der Flagellaten. Man weiß jetzt auch, daß die Mitochondrien, kleine membranöse Körperchen, die man heute als die Hauptagenten des Energiestoffwechsels betrachtet, der Selbstteilung fähig sind.

Am besten untersucht sind jedoch die Chloroplasten, komplizierte mikroskopische Gebilde, die mittels der Blattgrünpigmente (Chlorophylle) die Energie des Sonnenlichts in chemische Energie umwandeln, ein Prozeß auf dem der gesamte Haushalt der lebenden Natur aufgebaut ist. Nun ist seit langem bekannt, daß viele Erbeigenschaften der Chloroplasten, z. B. in der Maispflanze, durch chromosomale Gene bestimmt werden, aber andere strukturelle und biochemische Eigenschaften werden vom Chloroplast direkt auf zwei Töchterchloroplasten übertragen und damit von der Mutter- auf die Tochterzellen. Wenn dann z. B. bei der sexuellen Zellverschmelzung einer Blütenpflanze nur die mütterlichen Keimzellen Chloroplasten mitbringen, die Pollenzellen aber nicht, so ist ohne weiteres klar, daß Chlorophyllverlust und damit der Verlust der grünen Farbe nur von der Mutterseite übertragen wird, nicht aber von der väterlichen Pflanze. In der umgekehrten, reziproken Kreuzung werden dann nur die normalen grünen Chloroplasten übertragen. In manchen Zierpflanzen kommen normale und farblose Chloroplasten gleichzeitig vor, und durch zufällige Verteilung gibt es in den Blättern dieser Pflanzen grüne und farblose Zellen bzw. ganze blasse und grüne Areale.

In den meisten Populationen der weltweit verbreiteten Taufliege *Drosophila melanogaster* kommen Individuen vor, die in einem kalten Strom von Kohlendioxid binnen weniger Sekunden sterben, während „normale" Individuen eine solche Behandlung stundenlang aushalten. Diese Empfindlichkeit gegen Kohlensäure (CO_2-sensitivity) wird durch alle Weibchen auf die Nachkommenschaft übertragen, während die Nachkommen CO_2-empfindlicher Männchen und CO_2-resistenter Weibchen nur vereinzelt oder auch gar nicht empfindlich sind. Diese Art der Vererbung läßt sich verstehen, wenn man annimmt, daß im Eiplasma stets eine genügende Anzahl „infektiöser" Partikel vorhanden ist, während das viel spärlichere Zytoplasma des Spermatozoons entweder keine oder nur sehr wenige solcher Teilchen in den Befruchtungsvorgang mitbringt. Es ist übrigens gelungen, die CO_2-Empfindlichkeit durch die Injektion von Hämolymphe empfindlicher Fliegen auf unempfindliche Larven oder Fliegen zu übertragen; doch hat man die verantwortlichen Partikel bisher nicht im Ultramikroskop aufzeigen können.

Anders steht es mit dem sogenannten „killer" Gen („kappa") des Pantoffeltierchens *Paramecium aurelia.* In dieser Art gibt es Stämme die 0,2 μ große Partikel enthalten, die, ins Wasser entlassen, tödlich für Individuen anderer Stämme sind, die selbst solche Partikel nicht enthalten. Die letale Wirkung tritt meistens dann ein, wenn die Partikel mit der Nahrung aufgenommen werden. Dagegen wird keine schädliche Wirkung beobachtet, wenn ein „killer" Gen enthaltendes Paramecium mit einem anderen Paramecium konjugiert, dem dieser Partikel mangelt. Die Konjugation ist ein sexueller Vorgang, in dem Kernmaterial beider Partner zum Teil ausgetauscht wird, also eine Art gegenseitiger Befruchtung. Nach der Konjugation trennen sich die beiden Paramecien und jedes beginnt sich wieder zu teilen. Wenn nun beim Konjugationsvorgang normalerweise kein Zytoplasma ausgetauscht wird und damit keine „killer" Partikel in das partikelfreie Paramecium übertreten, so produziert das Tier des ursprünglichen „killer" Stamms weiter „killer", während der Partner empfindliche Tiere produziert. Wenn aber unter bestimmten experimentellen Bedingungen „killer" Partikel über die Plasmabrücke in das vorher partikelfreie Tier gelangen, so vermehren sich diese, und die Nachkommenschaft beider Konjugationspartner sind dann „killer". Außer dem „killer" Gen und den bereits erwähnten Zilien besitzen Paramecien noch andere sich selbständig teilende Organelle wie die Mundstrukturen und die der Exkretion dienenden kontraktilen Vakuolen. Auch grobe Mißbildungen, z. B. eine verkrüppelte Körperregion, können durch viele Generationen mitgeschleppt werden. Die Beispiele des „killer" Gens und der CO_2-Empfindlichkeit machen es klar, daß die traditionelle Unterscheidung zwischen Vererbung und Infektion nicht immer möglich ist. Man kann nämlich die Agenzien in beiden Situationen, wie auch viele andere, sowohl als „Plasmagene" als auch als Parasiten oder Symbionten ansehen. Dies trifft auch für den auf S. 18 erwähnten „Milchfaktor" der Mäuse zu.

In bezug auf die Chloroplasten würde dies eine alte, halb vergessene Hypothese stützen, die besagt, daß diese Gebilde in allen Pflanzen Abkömmlinge einzelliger Algen seien. Diese Algen seien vor sehr langer Zeit in eine Symbiose eingetreten, wie das auch noch heute zu beobachten ist, z. B. in allen Flechten, die aus Pilzen und Algen zusammengesetzt sind, sowie in einigen Protozoenarten. Im Laufe der Stammesentwicklung hatten diese Algen dann alle möglichen Veränderungen durchgemacht.

Für die Symbiontenhypothese spricht auch, daß die Chloroplasten sowie übrigens auch die Mitochondrien DNS enthalten, also diejenigen Makromoleküle, die auch in den Chromosomen die Träger der Reduplikation sind (S. 9). Anzeichen einer gewissen Ordnung dieser extranuklearen Gene in den Chloroplasten sind gleichfalls beschrieben worden.

Enge Beziehungen zwischen Chromosomen und offenbar parasitischen Partikeln, den Bakteriophagen genannten Viren (S. 5), bestehen in vielen Bakterienarten. Ein invadierendes Bakteriophagenteilchen vermag sich dem Bakterienchromosom so intim einzugliedern, daß dieses nunmehr statt Bakterien-Protein und RNS, Phagenprotein und RNS erzeugt und damit zur Zerstörung der Bakterienzelle führen kann. Dieser Vorgang heißt Bakteriolyse, und die so frei gewordenen Bakteriophagen können Chromosomenteile ihrer vormaligen Wirtszellen mit sich bringen mit denen sie dann andere Bakterien infizieren können. Ein derartiger durch Bakteriophagen vermittelter Austausch von Chromosomensegmenten kann sogar zwischen Bakterien verschiedener Arten stattfinden, worauf die Übertragung erworbener Drogenfestigkeit zwischen verschiedenen Krankheitserregern zurückgeführt wird.

30.

Kurze Geschichte der Vererbungslehre

Gewisse genetische Einsichten hat es zweifellos schon in biblischen Zeiten gegeben. Es ist unsicher, ob Jakob, als er die Schaf- und Ziegenherden seines Schwiegervaters verteilte (1. Buch Moses 30), von genetischen Kenntnissen Gebrauch machte; dagegen besteht kein Zweifel darüber, daß die Doktrin des Talmuds eine Kenntnis von der Vererbung und Übertragungsart der Hämophilie beinhaltet. So waren der dritte und jeder spätere Sohn einer Frau, die die ersten zwei durch Blutverlust verloren hatte, von der rituellen Beschneidung ausgenommen und auch die Söhne der Schwester einer solchen Frau brauchten nicht beschnitten zu werden. Das Gesetz von Nasse (Professor in Marburg) im Jahre 1820 stellt nur eine neue Fassung dieser alten Erkenntnisse dar, die übrigens schon im Jahr 1793 in Chemnitz wiederentdeckt worden waren.

Die alten Griechen hatten gleich ihren Zeitgenossen gewisse genetische Erkenntnisse ähnlicher Art gesammelt. Die Hauptbedeutung der Griechen für die Vererbungslehre – wie für die meisten anderen Wissenschaften – besteht aber in ihren theoretischen Fähigkeiten. Die Unterscheidungen und Definitionen bezüglich der Organisation des Lebens, die die frühen griechischen Philosophen einführten, haben bis jetzt ihre Gültigkeit behalten, sind immer noch wichtig und werden es vermutlich bleiben. Man kann grob gesagt zwei Denkrichtungen unterscheiden. Auf der einen Seite stehen die Pangenesis-Theorien des Hippokrates und Demokrit. Auf Grund dieser Vererbungstheorie entsteht jede Struktur und normale oder kranke Eigenschaft des erwachsenen Organismus aus einem eigenen vorgebildeten Teilchen; diese Auffassung ist offensichtlich ein Vorläufer der späteren Präformationslehre und die Grundlage eines Großteils der formalen und beschreibenden Genetik. Andererseits muß man Aristoteles, der in seinem Buch *„De generatione animalium"* diese atomistischen Ideen zu widerlegen suchte, als den ersten Vorkämpfer der Epigenetiker und aller derer betrachten, die die Ganzheit der Lebewesen und ihrer Entwicklungsvorgänge betonen*. Zwei sich aus dieser Ansicht ergebende Gesichtspunkte haben Eingang in die moderne Genetik gefunden, nämlich erstens, daß die pleiotrope Manifestansart eines Allelen-Unterschiedes das Ergebnis von Regulationen ist und daß zweitens die Gesamtentwicklung eines Organismus durch das Zusammenwirken aller Gene miteinander und in bezug auf das Milieu zu-

* Diese Probleme wurden in ausgezeichneter Weise von E. S. Russell in seinem Buch *The Interpretation of Development and Heredity*, Clarendon, Oxford 1930, behandelt.

stande kommt. Das Studium der Variation und der Unterschiede zwischen den Organismen an Stelle der Untersuchung ihrer Eigenschaften – welche die Grundlage der Genetik bildet (s. S. 1) –, ist dagegen neueren Datums.

Wie andere Wissenschaften hat auch die Genetik während des Mittelalters kaum Fortschritte gemacht, obgleich sich manches praktische Wissen erhalten haben muß und vielleicht sogar vermehrt wurde. Eine Vorahnung der 1 : 1 Aufspaltung erblicher Eigenschaften bei Singvögeln findet sich in den Werken des Ornithologen FERDINAND V. PERNAU zu Beginn des 18. Jahrhunderts. Etwas später, im Jahre 1752, veröffentlichte MAUPERTUIS zahlenmäßig belegte Überlegungen, aus denen hervorging, daß bestimmte angeborene Mißbildungen nichtinfektiöser Art, z. B. der Besitz eines sechsten Fingers, in der Bevölkerung im allgemeinen sehr selten sind, aber mit erheblicher Häufigkeit in bestimmten Familien auftreten. Er schloß daraus, daß Verteilungen dieser Art nicht zufällig sein könnten, sondern das Bestehen einer familiären erblichen Veranlagung voraussetzen.

Die entscheidende Bedeutung der Veröffentlichung von MENDELS Abhandlung (1865) liegt in der klaren Erkenntnis des Bestehens bestimmter, umschriebener Einheiten der Vererbung, die sich unverändert von Generation zu Generation fortpflanzen, selbst wenn ihre Anwesenheit sich nicht verrät und sie sich meist unabhängig voneinander aufspalten und auf die Nachkommen verteilen.

Tatsachen von der Art, aus denen diese Schlüsse gezogen wurden, waren zur Zeit MENDELS bekannt und waren sogar schon lange vorher richtig beschrieben worden. Sie waren jedoch mit allerlei falschen Berichten durchsetzt und nicht zu einer Lehre zusammengefaßt worden. Die Wiederentdeckung von MENDELS Befunden durch Correns, Tschermak und De Vries über die Dominanz und die unabhängige Weitergabe der Erbmerkmale um die Jahrhundertwende ist schon sehr oft beschrieben worden und soll hier nicht wiederholt werden, besonders, da verschiedene Seiten dieser Probleme hier bereits angeführt wurden (s. S. 48). Es soll jedoch eine kritische Studie erwähnt werden, in der die zahlenmäßigen Ergebnisse und das Vorgehen MENDELS bei seinen ursprünglichen Versuchen analysiert werden, weil sie Licht auf die Quellen wissenschaftlicher Erkenntnisse wirft. R. A. FISHER zeigte im Jahr 1936, daß die veröffentlichten Aufspaltungszahlen einiger Erbsenexperimente so nahe an die erwarteten theoretischen Zahlenverhältnisse herankommen, daß es wahrscheinlich ist, daß es sich um ausgewählte ursprüngliche Beobachtungen handelt*. Außerdem schien es FISHER klar, daß viele

---

* Eine übersichtliche und lehrreiche Darstellung wissenschaftlichen Vorgehens ist von W. I. B. BEVERIDGE unter dem Titel *„The Art of Scientific Investigation"* erschienen (Heineman, Educational Books, London 1950).

Einzelheiten der aufeinanderfolgenden Schritte während des Verlaufs der Versuche nur verständlich sind, wenn man annimmt, daß MENDEL – und wahrscheinlich auch seine Gärtner – sehr wohl wußten, was zu erwarten war. Die berichteten Ergebnisse stellen daher in Wirklichkeit eine Bestätigung oder Demonstration der Theorie dar, zu der er schon vorher gekommen war, möglicherweise auf abstraktem Wege. Es ist schwierig, die Gültigkeit dieser Auslegung zu prüfen.

Die ersten Versuche, in denen sich eine nicht-unabhängige Aufspaltung von zwei MENDELschen Merkmalen zeigt, sind wahrscheinlich von BATESON und PUNNET im Jahre 1906 berichtet worden und zwar bei Wicken. Die richtige Erklärung jedoch, daß es sich bei diesen Beobachtungen um Genkoppelung handelt, wurde erst nach dem Jahre 1910 möglich auf Grund von MORGANS Studien über die Rekombination mehrerer geschlechtsgebundener Merkmale bei Drosophila und durch JOHANNSENS Einführung des Ausdrucks *Gen,* das die Unterscheidung zwischen Merkmal und dem es bestimmenden materiellen Teilchen zum Ausdruck brachte. JOHANNSEN war auch der erste, der zwischen milieubedingter und ererbter Variabilität unterschied, er führte die Ausdrücke Phänotyp und Genotyp ein und züchtete reine Linien (1903).

Ein anderer wichtiger Schritt in der Geschichte der Vererbungslehre ist viel weniger bekannt, obgleich er einen der größten geistigen Triumphe der Wissenschaft darstellt. Es handelt sich um die Zusammenschau von der an materielle kleinste Teilchen gebundenen Vererbungslehre und der etwa gleichzeitig aufgestellten Zellenlehre, die zu der Chromosomentheorie der Vererbung führte. Die peinlich genaue Neuverteilung des Kernmaterials während der Meiose und Mitose hatte bereits verschiedene Biologen dazu bewegt, in diesen Strukturen Elemente der Vererbung zu sehen; tatsächlich hat ROUX schon im Jahre 1883 den Gedanken ausgesprochen, daß die Erbkörperchen in linealer Reihenfolge auf den Chromosomen angeordnet sind. 1891 beobachtete HENKING in der Feuerwanze *Pyrrhocoris,* daß während der Spermatogenese ein einzelnes Chromatinelement sich verdichtete und später, ohne sich zu teilen, in eine von zwei Tochterzellen gelangte. Zwei Arten von Spermatiden entstanden dabei, eine mit zwölf und eine mit elf Chromosomen. Im Jahre 1901 diskutierte McCLUNG Beobachtungen dieser Art und schlug vor, daß diese auffallenden Körper, nämlich die heterochromatischen X-Chromosomen gewisser Geradflügler (Orthoptera), an der Geschlechtsbestimmung beteiligt seien, wobei er allerdings dachte, daß das X-Chromosom männchenbestimmend sei. Trotz dieses Irrtums hat sich seine Hauptthese von der Beteiligung bestimmter Chromosomen an der Geschlechtsbestimmung tausendfach bestätigt. Seine Folgerungen fanden später Unterstützung durch die Auffindung geschlechtsgebundener Mutanten bei Drosophila durch MORGAN und seine Schule; und seither hat man viele Abwandlungen der chromosomalen Geschlechtsbestimmung entdeckt. Die Rekombination geschlechtsgebundener Merkmale führte nicht nur zur Auffindung der Genkoppelung, sondern auch zur Bestimmung der genauen Reihenfolge und der Abstände von Rekombinationseinheiten, d. h. der verschiedenen mendelnden Allele innerhalb der beiden X-Chromosomen, und unterstützte damit den von BOVERI und SUTTON gelieferten Beweis (1903), daß Aufspaltung und Rekombination Folgen der Lokalisation der Gene auf den Chromosomen sind. Die physische Grundlage für das genetische Phänomen des Crossing over wurde von JANSSENS im Jahre 1909 entdeckt, der aus seinen cytologischen Studien schloß, daß während der Chiasmabildung gepaarter Chromosomen ein Austausch von Abschnitten zwischen ihnen stattfinden kann. Schließlich zeigte PAINTER (1933), daß sichtbare Strukturen (Bänder) in den Riesenchromosomen aus der Speicheldrüse genau mit den Ergebnissen genetischer Lokalisation übereinstimmten, und er setzte somit den Schlußstein zu diesem theoretischen Gebäude. Die Rolle der Autosomen bei der Vererbung wurde erst einige Zeit später aufgedeckt. Die Entdeckung einer stetig wachsenden Zahl von Mutanten bei Drosophila und Mais, die bald die Anzahl der in diesen Organismen vorkommenden Chromosomen bei weitem überstieg, ließ erkennen, daß viele Gene auf einem Chromosom untergebracht sein müssen. Hie und da wurden auch zusätzliche Extrachromosomen beschrieben, die jedoch nicht immer mit spezifischen multiplen Fehlentwicklungen bei Pflanzen und Tieren in Zusammenhang gebracht werden konnten. Wir wissen heute, daß das Vorhandensein eines bestimmten zusätzlichen Chromosoms (Nummer 21) beim Menschen das Down-Syndrom verursacht oder den mongoloiden Schwachsinn; das Chromosom Nr. 21 ist nicht doppelt, sondern dreifach vorhanden – man spricht daher auch von Trisomie 21 (s. S. 83). Die häufigste Ursache dieser Anomalie ist die Nicht-Trennung (Non-disjunction) der beiden homologen Chromosomen Nr. 21 in einer elterlichen Geschlechtszelle, wahrscheinlich meistens in der Eizelle. Ähnliche Nicht-Trennung von ganzen Chromosomen sowie Inversionen, Verdoppelungen und Translokationen (STERN 1931) von Chromosomenteilen stehen – wie man seit vielen Jahren für viele Arten gezeigt hat – mit eigentümlichen Übertragungsweisen von Mutanten und anderen Abnormitäten im Zusammenhang, so daß gegenwärtig, abgesehen vielleicht von einigen Anhängern von LYSENKO, kein Biologe an der Chromosomentheorie der Vererbung zweifelt.

Die Ursache der spontanen Entstehung von Mutanten ist immer noch nicht sicher bekannt; jedoch hat seit MULLERS Entdeckung, daß Röntgenstrahlen Mutationen erzeugen (1927), und AUERBACH und ROBSONS (1945) gesicherter Beobachtung von chemischen Mutagenen, das Studium dieses „Rohmaterials" biologischer Variation und organischer Entwicklung große Fortschritte gemacht.

Die andere Evolutionskomponente, nämlich die Selektion, hat man mittlerweile mit Hilfe von Modellversuchen zu verstehen versucht; und die so erhaltenen zahlenmäßigen Ergebnisse können nunmehr unbestimmte allgemeine Behauptungen, wie die vom „Überleben der Tauglichsten" oder von den „notwendigen Übeln der Inzucht" durch genauere und beweisbare Ansätze ersetzen.

Die Beseitigung der am Anfang des Jahrhunderts herrschenden Gegensätze zwischen den Biometrikern (GALTON, PEARSON), die die Messung gradueller Merkmale verbesserten, und den Mendelisten (BATESON), die sich mit den Verteilungsgesetzen erkennbarer Erbeinheiten beschäftigten, hat gleichfalls zum Verständnis der Vererbungslehre beigetragen.

Wir wissen jetzt, daß der Besitz verschiedener Erbeinheiten (alleler Gene) bei den einzelnen Individuen einer Bevölkerung nicht unbedingt zur Entwicklung scharf getrennter Klassen von Individuen führen muß, sondern daß infolge von Änderungen des Milieus und einer Kombination vieler alleler und nicht-alleler Gene, eine graduelle, fließende Variation eines Merkmals bestehen kann. Die Anwendung der aus der MENDELschen Vererbung abgeleiteten Konzepte wie Dominanz, Superdominanz und Unabhängigkeit auf die Analyse von graduell variierenden Merkmalen wie Körpergröße, Gewicht, Ertrag oder chemische Zusammensetzung stellt einen kleineren Triumph der Wissenschaft dar.

Der wichtigste Fortschritt im Studium der Genwirkungen während der Entwicklung, Erhaltung und der Lebensäußerungen der Organismen wurde durch die Entwicklung der modernen Biochemie möglich. Der im Jahr 1916 von GOLDSCHMIDT gemachte Vorschlag, den Genen Enzymeigenschaften zuzuschreiben, war bereits von GARROD im Jahre 1909 geäußert worden, als er eine Reihe von erblichen Stoffwechselstörungen beim Menschen studierte. Aus diesen Untersuchungen stammt die Erkenntnis, daß die Wirkung vieler mutierter Gene bei allen möglichen Arten von Organismen sich durch den Mangel eines normalerweise vorhandenen Enzyms erklären läßt, und daß dieser Mangel einen bestimmten Stoffwechselvorgang drosselt *(metabolic bloc)*. Die Beobachtung, daß ähnliche Stoffwechselblockaden bei außerordentlich verschiedenen Organismen vorkommen, hat viel zur Vereinheitlichung der Biochemie beigetragen und eine Anzahl genetischer Probleme aufgeklärt.

Die neueste Entwicklung der Chemie der Nukleinsäuren und die Theorien über die Übertragung der genetischen Information von Nukleinsäuren auf Eiweißstoffe wurden im 3. Kapitel beschrieben und sollen hier nicht wiederholt werden.

Dagegen soll ein kurzer Absatz einer abwegigen Entwicklung der modernen Genetik gewidmet werden, nämlich den Ansichten von LYSENKO. Mangel an Wissen, sowie außerwissenschaftliche Gründe haben LYSENKO und seine Anhänger, von denen die meisten in kommunistischen Staaten leben, dazu bewogen, die Auffassung von Erbeinheiten — obwohl diese eminent materialistisch ist — mitsamt dem ganzen Mendelismus zu verdammen und statt dessen pseudowissenschaftliche und hauptsächlich lamarckistische Ideen (s. S. 2) zu vertreten. Es wurde behauptet, daß es direktere Anpassungsmechanismen gibt, als sie das komplizierte Zwischenspiel zwischen zufälligen Mutationen und Auslese liefert. Leider muß man sagen, daß trotz der Anziehungskraft, die manche Lehren LYSENKOS auf Laien ausüben, wie die Erhaltung individueller Hochleistung oder die größeren Möglichkeiten zur Verbesserung von Kulturpflanzen und Haustieren, keine Grundlage für diese Behauptungen besteht, wenn sie auch Unwissenden einleuchtend erscheinen. Die durch LYSENKO verursachten Streitigkeiten, die sich seither ziemlich gelegt haben, hatten manche beklagenswerte Ereignisse zur Folge. Es ist jedoch möglich, daß sie geholfen haben, die Aufmerksamkeit der Mendelisten auf gewisse regulatorische genetische Vorgänge zu richten, die sie etwas vernachlässigt hatten.

31.

Den Menschen betreffende genetische und statistische Irrtümer

Der Fortschritt der Wissenschaft wird nicht nur von neuen Entdekkungen und Entwicklung neuer Konzepte begleitet, sondern er zerstört auch alte Ansichten, insbesondere auch pseudowissenschaftlichen Aberglauben. Da viele dieser Irrtümer recht hartnäckig weiterleben, besonders wenn es sich um die Biologie des Menschen handelt, sollen einige der weniger augenfälligen Irrlehren angeführt werden.

Eine reiche Quelle der Verwirrung bietet die Verwechslung von statistischer Korrelation und tatsächlicher Ursache. Es gibt viel mehr Störche in Dörfern als in Städten und die Geburtenzahl auf dem Lande ist auch höher; das beweist jedoch nicht, daß der Storch die Kinder bringt. Trotzdem werden derartige Schlüsse häufig gezogen, wenn man versucht, Unterschiede zwischen Volksgruppen oder sozialen Schichten genetisch zu erklären.

Eine einladende Falle, in die recht berühmte Leute gefallen sind, ist die folgende: viele Menschen beklagen das angebliche Aussterben des Talentes infolge einer unterschiedlichen Fortpflanzungsrate, die für unsere Gesellschaft charakteristisch sein soll. Dies ist möglicherweise richtig, obgleich z. B. direkte Messungen des Intelligenzquotienten in mehreren Bevölkerungen einen Anstieg dieser Größe ergeben haben und nicht eine Verminderung. Dagegen ist das folgende Argument, das man in diesem Zusammenhang oft hören kann, ganz offensichtlich falsch. Man hat behauptet, daß berühmte Musiker oder auch Maler stets weniger Kinder produzieren als ihre Eltern, und statistische Erhebungen scheinen dies zu bestätigen; das wird so ausgelegt, daß man sagt, diese Künstler seien weniger fruchtbar als die übrige Bevölkerung. Dabei hat man jedoch die Auslese übersehen, die man an dem Material vorgenommen hat: man kann nämlich die Eltern der Künstler nicht mit den Künstlern selbst vergleichen, weil die ersteren auf Grund der Tatsache, daß sie Eltern waren, ausgesucht wurden, d. h. daß mögliche Vorfahren begabter Künstler die aus irgendeinem Grunde kinderlos blieben, nicht mitgezählt worden sind. Kurz gesagt, während jeder Nachkomme Eltern haben muß, so müssen andererseits nicht alle Zeitgenossen der Eltern Kinder gehabt haben. Also kann es genau so viele kinderlose Menschen in der Elterngeneration gegeben haben, wie in der Generation der Künstler. Dieses Beispiel zeigt, daß, was man gemeinhin unter gesundem Menschenverstand versteht, durchaus nicht immer zu richtigen Schlüssen führt, und daß Statistik sehr wenig beweist, wenn man nicht genau versteht, worum es sich handelt.

Die Behauptung von der angeborenen Minderwertigkeit der Mischlinge und der Angehörigen der unteren Bevölkerungsschichten ist bereits besprochen worden. Als Stütze dieser These wird oft angeführt, daß die Bastarde bei Kreuzung sehr verschiedenartiger Hunderassen häufig deformiert und manchmal unfruchtbar oder sogar lebensuntauglich sind. Der Vergleich ist aber nicht stichhaltig. In erster Linie sind eine Anzahl von Hunderassen nicht Anpassungen an natürliche Verhältnisse sondern Produkte willkürlicher Züchtung und sind häufig physiologisch nicht ausbalanciert, besonders in bezug auf ihre innere Sekretion. Zweitens sind Merkmalsunterschiede wie Größe, Behaarung und Skelettform (Schädel und Becken), zwischen verschiedenen Hunderassen oft unvergleichlich größer als zwischen menschlichen Populationen, bei denen in zahlreichen Mischlingsbevölkerungen keinerlei Anzeichen eines Paarungshindernisses vorliegt.

Die Überzeugung, daß zwei blauäugige Eltern keine Kinder mit braunen Augen erzeugen können, hat in früheren Zeiten Zweifel an der ehelichen Zeugung vieler Kinder erweckt. Obgleich, wie wir gesehen haben, diese Regel im allgemeinen gilt, so ist sie doch nicht völlig verläßlich, weil helle und dunkle Augenfarben nicht durch ein Allelenpaar bestimmt werden, sondern durch eine ganze Anzahl von Genen.

Ein ziemlich merkwürdiges Phänomen, das die Schwierigkeit statistischer Erhebungen unterstreicht, ist der beobachtete zahlenmäßige Mangel von Kindern unter 5 Jahren. Amerikanische Soziologen haben gefunden, daß in gut erfaßten Bezirken häufig mehr Kinder von 10—15 Jahren lebten als 0—5jährige zehn Jahre vorher verzeichnet worden waren. Diese paradoxe Situation blieb unverändert, auch wenn Todesfälle und Bevölkerungsverschiebungen durch Zu- und Abwanderung berücksichtigt wurden; aber das Rätsel war schnell gelöst, als man in einzelnen Familien nachfragte — die Leute hatten einfach vergessen, den Säugling bei der Zählung anzugeben.

Es wird manchmal behauptet, sogar von Genetikern, daß beim Menschen keine MENDELschen Zahlenverhältnisse vorkommen. Bei Vererbungsexperimenten verwendet man meist besonders fruchtbare Organismen. Leider gehört der Mensch aber nicht zu diesen; und besonders in den westlichen Ländern sind die Familien so klein, daß genetische Schlußfolgerungen aus einem Material gezogen werden müssen, das sich aus vielen Familien zusammensetzt. Auf Grund dieser Methode wurden häufig unerwartete Abweichungen der MENDELschen Zahlen beobachtet, die den Untersuchern unverständlich waren. Die folgenden Überlegungen zeigen, daß es Faktoren gibt, welche die Häufigkeit rezessiver Gene scheinbar vermindern, und andere, die sie erhöhen. Wenn z. B. die Mehrzahl der untersuchten Familien aus zwei oder drei Kindern besteht und auf Grund der Tatsache gesammelt wurde, daß eines der Kinder eine bestimmte Abnormität aufweist, so entgehen alle diejenigen Familien, in denen kein homozygot rezessives Kind geboren worden ist, der Entdeckung und werden somit nicht in das Untersuchungsmaterial aufgenommen. Wenn in diesen Familien beide Eltern heterozygot für ein autosomal rezessives Gen sind, so ist die Wahrscheinlichkeit, daß keins von zwei Kindern homozygot ist, $^9/_{16}$, d. h. daß über die Hälfte der Familien dieser Art nicht entdeckt werden. Aus diesem Grund wird die Häufigkeit derartiger Defekte in einem Material, daß von kleinen Familien gewonnen wurde, viel höher sein als ein Viertel. Andererseits kann die größere Frühsterblichkeit vieler Homozygoter ihre Häufigkeit in solchen Erhebungen vermindern, und daher können unter Verhältnissen, die sich von den oben beschriebenen unterscheiden, weniger als ein Viertel gefunden werden. Wir haben keinerlei Grund zu der Annahme, daß die MENDELschen Gesetze nicht auch für den Menschen gelten (s. S. 136).

Obgleich die alten Theorien der Geschlechtsbestimmung endgültig durch die Chromosomentheorie, die wir in diesem Buch beschrieben haben, widerlegt worden sind, so sind sie doch noch immer weitverbreitet und es werden sogar noch neue erfunden. Jedoch sind alle diese so voll von Widersprüchen, daß sie niemand mit einer gewissen Kenntnis der Vererbungslehre ernst nehmen wird.

Nach einem anderen weit verbreiteten Aberglauben sind kongenitale Krankheiten dasselbe wie Erbkrankheiten. Aber es gibt keine hereditäre Syphilis oder Tuberkulose. Es gibt wahrscheinlich eine gewisse erbliche Bereitschaft für die Tuberkulose, doch entwickelt sich diese Krankheit nicht ohne massive Infektion; und wenn ein neugeborenes Kind Syphilis hat, so ist diese von der Mutter auf den Fötus als Infektionskrankheit übertragen worden.

Pferdezüchter und Genealogen halten an der Meinung fest, daß eine Stute durch einen minderwertigen Hengst auch für die spätere Zucht verdorben wird, oder daß „adliges Blut" gleichfalls durch eine nicht standesgemäße Heirat verunreinigt wird. Der in diesem Buch beschriebene Mechanismus der Vererbung entzieht solchen Annahmen jegliche Grundlage. Es kann natürlich vorkommen, daß ein weiblicher Organismus von seinem Geschlechtspartner auf dem Wege der Infektion oder seltener noch durch Sensibilisierung geschädigt wird. Wir haben schon erwähnt, daß die Bildung von Antikörpern gegen den Rhesus-Faktor bei rh-negativen Frauen für einen gewissen Prozentsatz von Totgeburten verantwortlich ist, oder zu schwerer Gelbsucht der Neugeborenen führen kann.

Einer der ärgsten Irrtümer, der wahrscheinlich ungeheuren Schaden angerichtet hat, ist die Idee von der „Degeneration", einer Art allgemeinen Verfalls „mythischer" Rassenqualitäten, die für den sozialen und politischen Niedergang von Klassen und Völkern verantwortlich gemacht wird. Der Glaube an derartige biologische Katastrophen entbehrt jeglicher Grundlage. Der Niedergang einer Familie ist nur ausnahmsweise auf eine spezifische genetische Schädigung zurückzuführen und wird meistens durch eine Verschlechterung der Bedingungen verursacht, in denen die Kinder aufwachsen und die Erwachsenen leben müssen.

Einem ähnlichen Irrtum verdanken wir den Begriff „Antizipation". Viele Ärzte glauben, daß manche Erbkrankheiten, wie der graue Star oder eine Muskeldegeneration (myotonische Dystrophie) von Generation zu Generation in jüngerem Lebensalter und in schwererer Form auftritt und so schließlich in den betroffenen Familien erlischt. Viele Stammbäume sind zur Unterstützung dieser Hypothese veröffentlicht worden, doch kann man sie alle durch Komplikationen bei der Erhebung der Informationen erklären; sie haben keine reale biologische Ursache.

Logisches Denken, kombiniert mit der kleinen Menge des Wissens, die das vorliegende Buch vermitteln kann, sollte es dem Leser ermöglichen, manche der Widersprüche und Verfälschungen auf dem Gebiet der Humangenetik zu entdecken, die Rassenpropaganda und Gegenpropaganda in der Vergangenheit so erfolgreich überall verbreitet haben. Es ist höchste Zeit, daß auch die wichtigsten Vererbungsgesetzmäßigkeiten in das Allgemeinwissen der Menschen aufgenommen werden und daß sich dieses Wissen dem gegenwärtigen Stand der wissenschaftlichen Genetik angleicht, einer Wissenschaft, in der die Gewißheit von der Richtigkeit erhobener Einzelheiten ständig zunimmt.

Erläuterung einiger genetischer und zytologischer Fachausdrücke

Abstoßung (repulsion): Die Chance, daß zwei nicht allele Gene, die im selben Chromosom liegen, in dieselbe Keimzelle geraten, ist größer, als wenn sie sich auf je einem der beiden homologen Chromosomen befinden; in diesem Fall geraten sie leichter in verschiedene Keimzellen (Abstoßung). Abstoßung und Koppelung zweier Merkmale zeigen an, daß beide Gene zu gleichen Koppelungsgruppen gehören und damit in gleichen Chromosomen liegen.

Allele: Gene, die in homologen Chromosomen homologe Loci einnehmen, aber phänotypische Unterschiede bedingen können.

Allele, multiple: Ein Gen kann mehr als zwei Zustandsformen haben, die alle den gleichen Genort einnehmen und je nach Anzahl drei und mehr verschiedene Phänotypen bedingen können; in einem Individuum können nur jeweils zwei gleichzeitig auftreten.

Allopolyploide: fruchtbare Hybriden mit zwei oder mehr haploiden Chromosomensätzen von jedem Elter.

Aminosäuren: Bausteine der Eiweiße.

Apogamie: Entstehung eines Sporophyten aus vegetativen Zellen des Gametophyten oder aus nicht bestäubter Eizelle.

Autopolyploide: Individuen mit vervielfachten Chromosomensätzen, die von Eltern derselben Art abstammen.

Autosomen: Chromosomen, die nicht Geschlechtschromosomen sind.

Auxotroph: ist ein mutierter Bakterien- oder Pilzstamm, der nicht mehr in der Lage ist, auf einem Minimalnährboden zu wachsen.

Basensequenz: die „Buchstaben"-Folge im genetischen Code (Pyrimidin- und Purinbasen).

Bakteriophagen: filtrierbare, infektiöse Körperchen, die sich in bestimmten Bakterien vermehren; sie besitzen Merkmale der Viren.

Biometrie: die Anwendung von Meßmethoden auf Lebewesen.

Centromer: die Spindelfaseransatzstelle oder das Bewegungszentrum (Kinetochor) des Chromosoms.

Centrosom: ein nahe dem Zellkern gelegenes Organell, das während der Zellteilung eine orientierende Funktion in tierischen Zellen bei der Bildung der Kernspindel ausübt und im Mittelstück der Spermatozoen liegt.

Chiasma: Überkreuzung homologer Segmente zwischen je zwei der vier Chromatiden während des Diplotäns der Meiose, die den Stückaustausch (Crossing over) zur Folge hat.

Chloroplasten: Blattgrünkörperchen in Pflanzenzellen.

Chromatiden: die Spalthälften eines Chromosoms.

Chromatin: stark färbbare feulgenpositive Substanz im Zellkern.

Chromomeren: kleinste lichtmikroskopisch noch sichtbare perlschnurartig angeordnete Körperchen im Chromosom.

Chromosomen: die Träger der Erbanlagen; permanente Strukturen im Zellkern, die während der Mitose und Meiose mit bestimmten Farbstoffen gut sichtbar gemacht werden können.

Cistron: gleichbedeutend mit Gen. Bei Bakterien, Pilzen und Drosophila wurde nachgewiesen, daß ein Gen aus verschiedenen funktionellen Untereinheiten bestehen kann, aus verschiedenen Mutationsorten (Mutone), die sich durch Crossing over voneinander trennen lassen.

Code, genetischer: „Geheimschrift des Lebens"; die genetische Information wird von der DNS auf die RNS übertragen, vom Zellkern in das Cytoplasma, in welchem aus den Aminosäurebausteinen spezifische arteigene Eiweiße synthetisiert werden entsprechend dem DNS-Code.

Coupling: Koppelungsphase während der zwei rezessive oder zwei dominante Allele zweier gekoppelter Gene im gleichen Chromosom liegen.

Crossing over: Austausch homologer Chromatidensegmente als Folge der Chiasmenbildung.

Cytoplasma: halbflüssige, eiweißhaltige Substanz, die den Zellkern, den Zellsaftraum und die Zellorganellen umhüllt.

Deletion: Verlust eines interkalaren Chromosenabschnittes (im Gegensatz zur Defizienz: Verlust eines Chromosomenendstückes).

Diploid: zwei homologe Chromosomensätze enthaltend.

DNS: Desoxyribonukleinsäure; Träger der genetischen Information in den Chromosomen. Hochpolymeres aus Mononukleotiden aufgebautes Kettenmolekül, dessen Bausteine Phosphorsäure, Pentose und Pyrimidin- bzw. Purinbasen sind.

Dominant: ist ein Merkmal, das bereits in Heterozygoten in Erscheinung tritt und das die Wirkung des — rezessiven — Allels überdeckt.

Eizelle: die weibliche relativ große nährstoffreiche und unbewegliche Keimzelle.

Enzyme: oder Fermente; Eiweißkörper, die eine chemische Reaktion fördern.

Expressivitiät: bezeichnet die Schwankung im Grad der Ausprägung eines Merkmales, das durch ein mutiertes Gen hervorgerufen wird.

Fortpflanzung, ungeschlechtliche: Erzeugung von Nachkommen durch vegetative Vermehrung und zwar durch mitotische Teilung von Körperzellen, die sich vom Elter loslösen; z. B. Knollen, Reiser oder Ausläufer.

Gametophyt: die haploide Generation einer höheren Pflanze, die Ei- und Samenzellen (generative Kerne) produziert.

Gen: oder Erbanlage: materielle Einheit der Vererbung. Gene haben spezifische Wirkung auf die Eigenschaften des Individuums; sie sind verdopplungsfähig und durch Mutation zu verändern; sie sind linear in den Chromosomen angeordnet und bestehen aus DNS-Molekülen.

Gendosis: ist die Häufigkeit, mit der ein bestimmtes Gen in der Zygote auftritt; in den Geschlechtschromosomen tritt es im homogametischen Geschlecht (XX) in doppelter und im heterogametischen Geschlecht (XY) in einfacher Dosis auf.

Generationswechsel: meist regelmäßiger Wechsel von sexueller und asexueller Fortpflanzung (z. B. Sporophyt — Gametophyt).

Genotypus: die Gesamtheit der Gene eines Individuums.

Geschlechtschromatin: 1—2 μ große feulgenpositive, linsenförmige Körperchen, die der Zellkernmembran anliegen und nur im homogametischen Geschlecht (weibliche Säugetiere) gefunden werden; sie entsprechen dem 2. — vermutlich weitgehend genetisch inaktiven — X-Chromosom.

Geschlechtschromosomen: die für die genotypische Geschlechtsbestimmung verantwortlichen Chromosomen (X, Y) .

Gleichgewicht, genetisches: Durch Mutations- und Selektionsdruck wird die Häufigkeit verschiedener Allele in einer Population ständig in einem labilen Gleichgewicht gehalten, solange sich die Umwelt nicht ändert.

Gyandromorphismus: bei Insekten auftretende Anomalie; ein mosaikartig aus männlichen und weiblichen Körperabschnitten bestehendes Individuum.

Hämophilie: Bluterkrankheit; ein geschlechtsgebundener rezessiver Defekt der Blutgerinnung.

Haploid: nur einen einfachen Chromosomensatz enthaltend (Gameten, Gametophyt).

Heterogametisches Geschlecht: bringt zwei Arten von Gameten (Keimzellen) hervor, nämlich männchen- und weibchenbestimmende.

Homozygot: ein bestimmter Genort auf homologen Chromosomen ist durch gleiche Allele besetzt; das Individuum ist für diesen Genort homozygot.

Hormone: Botenstoffe; sie werden von Drüsen innerer Sekretion direkt in das Blut oder die Lymphe abgegeben, um lebenswichtige Prozesse in u. U. entfernten Körperprovinzen in Gang zu halten.

Inversion: Umkehrung eines Chromosomensegmentes und damit der Genfolge, so daß z. B. ein Chromosom mit der Konstitution A B C D die Genfolge A C B D erhält.

Klon: genetisch einheitliche durch vegetative Vermehrung entstandene Nachkommenschaft.

Koppelungsgruppe: Alle Gene im selben Chromosom bilden eine Koppelungsgruppe.

Korrelation: gibt den Grad der Parallelität der beobachteten Variabilität zweier meßbarer Merkmale an, die gemeinsamen genetischen Einflüssen unterliegen; aber keineswegs jede Korrelation hat eine gemeinsame genetische Basis!

Letalmutation: durch Mutation entstandene Gene können den Tod des Individuums in einem frühen Entwicklungsstadium verursachen.

Locus: ein von einem bestimmten Gen besetzter Chromosomenort.

Luxurieren der Bastarde (Heterosis): besondere Üppigkeit der Heterozygoten gegenüber beiden Eltern hinsichtlich eines bestimmten Merkmales wie Größe, Wachstum oder Fruchtbarkeit. Dieser Effekt wird besonders beim Hybridenmais ausgenutzt; das Saatgut hierfür wird jedes Jahr wieder aus reinen Linien gewonnen.

Manifestation eines Merkmals: hängt ab von der Penetranz (Häufigkeit des Auftretens) und der Expressivität (Ausprägungsgrad) des Gens sowie vom Lebensalter.

Meiose: oder Reifeteilungen. Dabei kommt es zur Reduktion des diploiden Chromosomensatzes im Verlaufe zweier aufeinanderfolgender Kernteilungen; vor der Reduktionsteilung während der Chromosomenpaarung kann Crossing over stattfinden.

Merkmal: die Manifestation eines bestimmten Gens.

Mitose: gewöhnliche Kernteilung somatischer Zellen mit Längsspaltung der Chromosomen und gleichmäßiger Verteilung der Chromatiden auf die Tochterzellkerne.

Mutagene: Mutationen auslösende Agenzien, z. B. ionisierende Strahlen oder bestimmte chemische Verbindungen.

Mutante: ein Individuum mit einem mutativ veränderten Gen.

Mutation: die plötzliche Veränderung eines Gens, das sich von dem Zeitpunkt an in der veränderten Form fortpflanzt.

Mutationsrate: ist die Häufigkeit einer bestimmten Genmutation in einer Bevölkerung; sie ist halb so groß wie die auf einer Neumutation beruhenden Fälle z. B. einer Krankheit pro Kopf der Bevölkerung, da jedes Individuum aus zwei Gameten entsteht.

Muton: kleinste Einheit der Mutation innerhalb eines Cistrons.

Non-disjunction: oder Nichttrennung; Störung im normalen Ablauf der Meiose, indem sich zwei homologe Chromosomen während der Reduktionsteilung nicht trennen und in dieselbe Keimzelle geraten; in der Zygote ist dieses Chromosom dann dreifach vorhanden, es ist eine Trisomie entstanden.

Normalverteilung: eine besondere symmetrische Verteilungskurve zur Beschreibung von Variationen.

Nukleinsäuren: Desoxyribonukleinsäure vorwiegend im Zellkern, Ribonukleinsäure vorwiegend im Zytoplasma. Beide Nukleinsäuren sind hochpolymere Kettenmoleküle, die bei der Bildung und der Übertragung genetischer Information eine entscheidende Rolle spielen; beide sind aus Nukleotiden aufgebaut, die eine organische Base (entweder Adenin, Guanin, Cytosin oder Thymin bzw. Uracil), eine Pentose (Desoxyribose oder Ribose) und einen Phosphorsäurerest enthalten.

Nukleolus: ein aus RNS und Protein bestehendes Körperchen, das während der Mitose verschwindet; es scheint in engem Kontakt mit den satellitentragenden Chromosomen zu stehen.

Parasexualität: Übertragung von Erbsubstanz auf nicht meiotischem Wege.

Parthenogenese: „Jungfernzeugung"; Entwicklung der unbefruchteten oder haploiden Eizelle.

Penetranz: die Manifestationshäufigkeit eines Gens.

Phänokopie: durch Umweltfaktoren verursachte Merkmalsbildung, die einem genetisch bedingten Merkmal gleicht.

Phänotypus: das Erscheinungsbild eines Individuums als Resultat von Genotyp und Umwelt.

Pleiotropie: oder Polyphänie ist die gleichzeitige Beeinflussung mehrerer Merkmale durch ein Gen.

Polymorphismus: das gleichzeitige Vorkommen verschiedener genetisch bedingter Formen innerhalb einer Bevölkerung.

Polyploid: mehr als zwei Chromosomensätze enthaltend.

Recon: kleinste Einheit der Rekombination in einem Cistron, das sich in Mutone oder Subgene unterteilen läßt; die Mutone können durch Crossing over getrennt werden und sich wieder rekombinieren.

Rezessiv: ein Merkmal, das sich nur im homozygoten Zustand zeigt.

Ribosomen: kleine Körperchen im Zytoplasma, in denen die Eiweißsynthese stattfindet.

RNS: Ribonukleinsäure; ein langes Kettenmolekül, das als Zucker Ribose enthält (s. Nukleinsäure).

Rückkreuzung: Kreuzung eines Hybriden mit einem homozygoten Elter.

Spaltung: die Trennung von Merkmalen in der Nachkommenschaft von Hybriden, sie erfolgt gewöhnlich gemäß den Mendel'schen Zahlenverhältnissen.

Sporophyt: die diploide sporentragende Generation bei Moosen, Farnen, Gymnospermen und Angiospermen; bei den Samenpflanzen ist die Rückbildung der Gametophytengeneration am ausgeprägtesten (Embryosack und Pollen stellen den ♀ und den ♂ Gametophyten dar).

Tetrade: die vier Produkte einer Sporenmutterzelle nach der Meiose.

Tetraploid: vier Chromosomensätze enthaltend.

Translokation: die Übertragung eines Chromosomenabschnittes auf ein anderes, nicht homologes Chromosom oder auf dasselbe an anderer Stelle.

Triploid: drei Chromosomensätze enthaltend.

Übermännchen, Überweibchen: Individuen mit einem abnormen Verhältnis zwischen X-Chromosomen und Autosomen bei Drosophila.

Vererbung, polygene: ist eine Vererbung von Merkmalen wie Körpergröße oder Intelligenz, die unter dem Einfluß vieler Gene stehen.

Vererbung, unabhängige: die Übertragung eines Merkmals durch ein Gen unabhängig von der Anwesenheit eines Allels; Beispiel: A- und B-Blutgruppen.

Verhältniszahlen, mendelsche: die Proportionen der auftretenden Phänotypen in einer Nachkommenschaft, z. B. 1:1, 1:3 oder 1:3:3:9.

Viren: submikroskopische Zellparasiten, die vorwiegend aus Eiweiß und Nukleinsäuren bestehen; sie vermehren sich in Zellen anderer Organismen und haben außerhalb der Wirtszelle keinen eigenen Stoffwechsel.

Xenien: Bastardsamen; sie sind an Farb- oder Formunterschieden zu erkennen und entstehen entweder durch Bastardmerkmale des Embryos selbst oder durch Endospermmerkmale (Mais) als Ergebnis der zusätzlichen

Befruchtung des diploiden sekundären Embryosackkerns, der das Endosperm bildet.

Zwillinge, eineiige: entwickeln sich aus demselben befruchteten Ei durch vegetative Vermehrung.

Zygote: das Verschmelzungsprodukt zweier Gameten, z. B. einer Eizelle und eines Spermiums.

Literatur

Bücher

BECKER, P. E.: Humangenetik – ein kurzes Handbuch in 5 Bänden. Thieme, Stuttgart 1964

BRESCH, C.: Klassische und moderne Genetik – ein Lehrbuch. Springer, Berlin–Göttingen–Heidelberg 1964

FUHRMANN, W.: Taschenbuch der allgemeinen und klinischen Humangenetik. Wissenschaftl. Verlags GmbH, Stuttgart 1965

FRITZ-NIGGLI, H.: Vererbung bei Mensch und Tier – eine Einführung in die Genetik. 2. verb. Aufl. Thieme, Stuttgart 1961

GOLDSCHMIDT, R.: Theoretische Genetik, Ostberlin 1961, übersetzt v. F. SCHWANITZ

MÜNZING, A.: Vererbungslehre – Methoden und Resultate – übersetzt von D. v. WETTSTEIN. Fischer, Stuttgart 1958

KNIPPERS, R.: Molekulare Genetik. Thieme, Stuttgart 1971

LENZ, W.: Medizinische Genetik – Grundlagen, Ergebnisse und Probleme, 2. neubearbeitete Auflage. Thieme, Stuttgart 1970

RIEGER, R., A. MICHAELIS: Genetisches und cytogenetisches Wörterbuch, 2. Aufl., Springer, Berlin–Göttingen–Heidelberg 1958

STERN, C.: Principles of Human Genetics, 2. Aufl. Freeman and Company. San Francisco and London 1960

VOGEL, F.: Lehrbuch der allgemeinen Humangenetik. Springer, Berlin–Göttingen–Heidelberg 1961

Zeitschriften

Chromosoma,

Cytogenetics,

Humangenetik,

Zeitschrift für Vererbungslehre,

Der Züchter.

Sachverzeichnis

I

J

K

L

M

N

O

P

Q

R

S

T

U

V

W

X

Y

Z

Nucleinsäuren

Biochemie und Funktionen

Von Prof. Dr. E. HARBERS, Lübeck

2., stark überarbeitete und erweiterte Auflage
1975. XIV, 350 S., 221 Abb., 16 Tab.
⟨flexibles Taschenbuch⟩ DM 22,80
ISBN 3 13 449702 6
Einführung zur Molekularbiologie Band 1

Arthropodenviren

Von Dr. A. KRIEG, Darmstadt

1973. X, 328 S., 130 z. T. zweifarb. Abb.
14 Tab., ⟨flexibles Taschenbuch⟩ DM 17,80
ISBN 3 13 492701 2

Allgemeine Mikrobiologie

Von Prof. Dr. H. G. SCHLEGEL, Göttingen

4., überarbeitete Auflage
1976. XVI, 480 S., 217 z. T. zweifarb. Abb.
33 Tab., ⟨flexibles Taschenbuch⟩ DM 19,80
ISBN 3 13 444604 9

Regeneration

Probleme – Experimente – Ergebnisse

Von Prof. R. J. GOSS, Providence/Rhode Island
Übersetzt von Dr. K. Bergerhoff, Frankfurt
Zeichnungen von L. Russell

1974. VI, 288 S., 128 Abb. in 206 Einzeldarst.
⟨flexibles Taschenbuch⟩ DM 15,80
ISBN 3 13 501501 7

Georg Thieme Verlag Stuttgart